説明責任を果たせる
患者記録

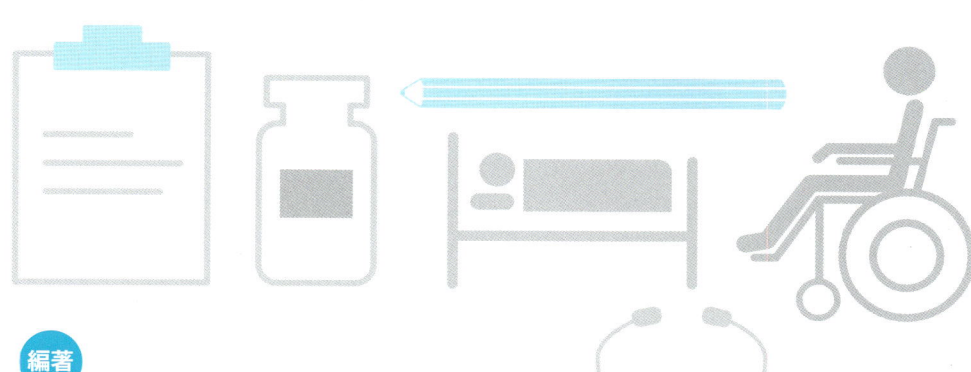

看護実践を証明する
フォーカスチャーティング®

編著
川上 千英子
（日本フォーカスチャーティング® 協会理事長・
JFCヘルスケアマネジメント研究所主席研究員）

著
山本 隆一
鈴木 真
入江 真行
阿南 誠

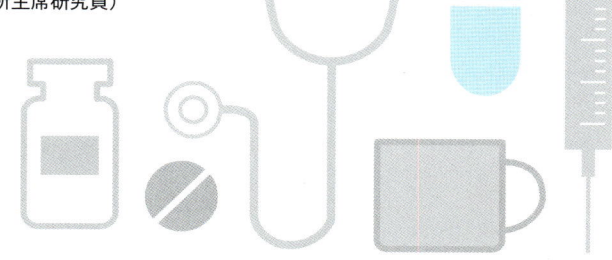

医歯薬出版株式会社

<執筆者一覧>

● 編著者
　川上千英子（かわかみちえこ）　JFCヘルスケアマネジメント研究所 主席研究員
　　　　　　　　　　　　　　　　日本フォーカスチャーティング®協会 元理事長　現在 清算人

● 執　筆（50音順）
　足立　裕子（あだちひろこ）　元総合新川橋病院
　新井　則子（あらいのりこ）　元春日部市立病院
　阿南　誠（あなんまこと）　川崎医療福祉大学医療福祉マネジメント学部准教授
　入江　真行（いりえまさゆき）　元公立大学法人和歌山県立医科大学　先端医学研究所
　岡室　優（おかむろゆう）　公立大学法人和歌山県立医科大学附属病院
　日下富美代（くさかふみよ）　元昭和大学横浜市北部病院
　桑島　裕子（くわじまゆうこ）　油山病院
　毛尾ゆかり（けおゆかり）　訪問看護ステーションこまえ正吉苑
　駒形由未加（こまがたゆみか）　日本医科大学武蔵小杉病院
　佐藤　早苗（さとうさなえ）　公益財団法人仙台市医療センター　仙台オープン病院
　鈴木　真（すずきまこと）　真法律会計事務所　弁護士
　竹園　輝秀（たけぞのてるひで）　秋田県立リハビリテーション・精神医療センター
　田中　明美（たなかあけみ）　医療法人社団仁慈会　安田病院
　田中　雅代（たなかまさよ）　大分県立病院
　原田　良子（はらだりょうこ）　元社会医療法人愛宣会ひたち医療センター
　本部　美和（ほんべみわ）　元医療法人財団松圓会東葛クリニック病院
　宮下　誠（みやしたまこと）　医療法人杏和会阪南病院
　山本　隆一（やまもとりゅういち）　一般社団法人医療情報システム開発センター
　吉田　弘美（よしだひろみ）　健康保険南海病院
　渡辺　里花（わたなべりか）　公立長生病院

This book was originally published in Japanese
Under the title of :

SETSUMEISEKININ-WO HATASERU KANJYAKIROKU
KANGOJISSEN-WO SYOUMEISURU FÔKASUTYÂTHINGU®

(Nursing Record to play an accountability : Focus Charting® to prove Nursing Practice)

Editor :

KAWAKAMI, Chieko
　Senior Researcher, JFC Health Care Management Research Institute

© 2012　1st ed.

ISHIYAKU PUBLISHERS, INC.
　7-10, Honkomagome 1 chome, Bunkyo-ku,
　Tokyo 113-8612, Japan

序　文

　わが国の医療技術の進歩や生活水準の向上により，患者や家族からの医療に対する要望は年々多様化しています．そして，キュア中心の急性期医療からケア中心の長期療養型医療へのシフト，施設中心の医療から在宅医療への流れ，自己完結型から地域連携システム型へと移行する中で，医療連携に必要な機能分化が求められる等，医療変革が続いています．その連携システムの1つといえる病院情報システム（電子カルテ）の取り組みが加速しています．
　一方，看護サービス提供を表す看護記録は，「看護過程を展開した実践を記録する」という概念が，インフォームド・コンセントやチーム医療の推進，個人情報保護法の全面施行，第5次医療法の一部改正等により，その内容は患者記録となり，また組織人，専門職として提供した看護サービスについて説明・同意・証明・説明責任を果たす記録として求められる等，変貌を遂げています．すなわち実践したが記録されていないと実践したことにならないという解釈です．

　筆者は，1994年に社会保険病院で看護情報支援システムの開発にあたり，看護記録の研究を行う等，看護記録はもとより，それを表す看護実践に課題・問題が山積している現状を目の当たりにしました．その際，課題解決策として，患者に説明・証明できる方法のフォーカスチャーティング®（フォーカスケアノート）に出会い，開発者が所属していたクリエイティブヘルスケアマネジメント社で，数年間にわたりフォーカスチャーティング®，プライマリーナーシング，コンピテンシーアセスメント，ケアマネジメント，エンパワーリーダーシップなどのコースを受講し，コンサルタントとして訓練を受けました．またメーヨークリニックやミネソタ州立大学病院等で数年間にわたり，視察研修に参加する等，フォーカスチャーティング®をはじめとして，病院・施設の看護コンサルタントとして15年間活動してきました．
　一方，臨床看護師を中心に，看護記録を考える会から，フォーカスチャーティング®研究会，2003年には特定非営利活動法人日本フォーカスチャーティング®協会を設立し，院内看護・介護記録指導者の育成や，フォーカスチャーティング®の啓蒙教育並びに看護・介護記録のあり方の臨床研究について活動してきました．そのような経験や得た知識から，医療の変革にともなう記録の変貌に対応する現任教育の指導書や，病院情報システム構築に際しての実務専門書が必須と思い，フォーカスチャーティング®認定指導士コースの講師，ミネソタ海外視察研修終了者，訪問病院先のフォーカスチャーティング®認定指導士のご協力により本書を発刊することとなりました．
　本書は臨床現場で活動されている看護師が看護記録を記載する上での疑問や課題の解決策としてフォーカスチャーティング®での看護記録の実際を具体的にわかりやすく解説しています．
　本書を通して，専門職として看護記録の役割や重要性を再認識し，医療人・組織人として，患者・利用者にわかる・みえる・説明・証明できる記録のあり方や，看護サービス内容について説明責任を果たせる記録であるかを振り返ってみましょう．
　また，病院電子情報システムの取り組みが加速する中で，看護実践とシステム構築の連動が一次利用のみにとどまることなく，二次利用できるシステム構築の参考にしていただければと

思います．

　つまり「実践がよくなれば，患者がよくなる．患者がよくなれば記録がよくなる」ということです．専門職は，生涯学習が必須といえます．その実務書・学習書として多くの方々が本書を活用されて成果をあげ，より質の高い看護サービスが提供できるよう期待しています．本書を発刊するにあたり，医歯薬出版株式会社編集担当に心より感謝を申し上げます．

　　　　学びの基本・指導の基本
　　　　　　調べる・　わかる・　生かす

　　　　　　　　　　　　　　　　　　平成 24 年 6 月　　川上千英子

日本フォーカスチャーティング®協会並びにフォーカスチャーティングに関するお問い合わせは，下記までお願いいたします．
JFC（日本フォーカスチャーティング®）ヘルスケアマネジメント研究所内 2 階
〒144-0033　東京都大田区東糀谷 5-15-23
E-mail：focus2013charting@cronos.ocn.ne.jp
＊お電話にての対応は行っておりませんのでご了承ください．
＊2020 年度を目途に清算活動を終了となりますのでご了承ください．

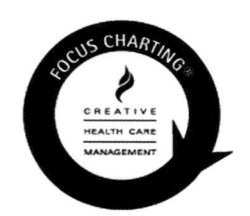

This trademark proves that Japanese Chieko Kawakami was registered.

フォーカスチャーティング®，フォーカスケアノートの商標および概念を開発者スーザン・ランピー氏が意図としたことからはずれて，他の人物，企業，会社，または協会が同一の書式または混乱を招く可能性のある類似の書式で，商業的に使用してはならない．
登録商標取得者　川上千英子（2000 年 4 月）

Creative Nursing Management is the owner of the Focus Charting® mark and concept©；it is our position and belief that no other person, firm, corporation or association has the right without permission, to use said mark or concept in commerce either in the identical form or in such near resemblance thereto as may be likely to cause confusion.
(Susan Lampe：Focus Charting：Documentation for Patient Centered Care. 7th Edition, p.431, Creative Health Care Management, 1997)

Contents

Chapter 1
変革する医療情勢と看護記録の重要性 （川上千英子） ... 1

1. 医療制度改革の変遷 ... 1
2. 看護記録の変遷 ... 3
3. 看護記録の重要性 ... 3

Chapter 2
病院の電子情報の個人情報保護と安全管理 （山本隆一） ... 5

1. プライバシーの歴史 ... 6
2. 医療と個人情報保護 ... 7
3. 医療情報システムと個人情報保護 ... 8
4. 医療情報の安全管理 ... 9
5. 安全管理の基礎 ... 9
6. 運用とシステム機能 ... 10
7. 医療情報システムの安全管理に関するガイドライン ... 11
8. 一般の医療従事者として守らなければならないこと ... 12
9. 個人情報保護における電子化の利点 ... 12

Chapter 3
説明責任と法と記録 （鈴木 真） ... 14

1. 医療従事者の有する法的責任 ... 14
2. 医療記録と法令上の規定 ... 19
3. 訴訟と医療記録 ... 20
4. 訴訟と看護記録 ... 22

Chapter 4
説明責任と看護師の役割 (川上千英子)　29

　1. 看護の仕事　29
　2. 看護とはなにか　30
　3. 専門職として看護師が持つ技能　32

Chapter 5
フォーカスチャーティング®の基本原則と活用の実際 (川上千英子)　34

　1. なぜフォーカスチャーティング®が誕生したか　34
　2. フォーカスチャーティング®の定義　35
　3. フォーカスチャーティング®のフォーマット　35
　4. フォーカスチャーティング®の構成要素　36
　5. フォーカスチャーティング®の基本的な書き方・表し方　38
　6. 看護過程とフォーカスチャーティング®の関係　41
　7. クリティカルシンキングとアセスメントのとらえ方　42

Chapter 6
各シート類との連動方法の実際 (川上千英子)　44

　1. 入院基本料等の各シート類との連動の必要性　44
　2. 地域連携計画を含めた患者参画型看護計画　49
　3. 患者参画型看護計画とのフォーカスチャーティング®の連動記載方法　54
　4. ヒヤリハット，事故・過誤発生時のフォーカスチャーティング®記載方法　56
　5. 看護必要度とのフォーカスチャーティング®連動記載方法　58
　6. クリニカルパスとのフォーカスチャーティング®の連動方法　64

Chapter 7

説明責任が果たせるフォーカスチャーティング® による看護記録の実際例　70

- Case 1　看護必要度との連動記録
（新井則子，吉澤衣絵，本田さお里，及川扶美子）　70
- Case 2　看護サービス実施の証明とその評価～看護必要度との連動
（足立裕子，下郡美香）　81
- Case 3　暴言・暴力にかかわる記録の実際（渡辺里花）　87
- Case 4　行動制限（隔離・拘束）の記録の実際（紙カルテ編）
（竹園輝秀，宇佐美政明）　95
- Case 5　行動制限（隔離・拘束）の記録の実際（電子カルテ編）（宮下 誠）　101
- Case 6　転倒・転落時の説明責任の果たせる看護記録
（新名里美，井上洋子，吉田弘美，疋田八千代）　110
- Case 7　転倒・転落を繰り返す患者の記録（原田良子）　115
- Case 8　急性期病院においてがん告知を受け，治療のため入院が長期化した患者の事例記録（田中雅代，森山祐佳，玉井保子，黒田なおみ，小野千代子）　121
- Case 9　介護福祉士とともに，ケアサービスを提供したことを証明する記録の実際
（田中明美）　129
- Case10　訪問看護記録のあり方—実態調査の結果から考える—（毛尾ゆかり）　136
- Case11　標準看護計画から，個別性のある患者参画型看護計画立案とフォーカスチャーティング® との連動を目指して（本部美和）　141
- Case12　助産録の意義とクリニカルパスとの連動方法（日下富美代）　147

Chapter 8

電子情報と記録　154

（1）電子カルテを取り入れる前に—導入の際の注意点（入江真行）
1. 電子カルテの現状　154
2. 電子カルテ導入のプロセス　156
3. システム開発過程での留意点　159
4. 電子カルテの運用と活用　161

（2）電子カルテ上での看護記録の現状 〈岡室 優〉

1. 電子カルテ導入に向けて　164
2. 電子カルテ上での看護記録の種類　165
3. フォーカスチャーティング®導入に向けて　168
4. 導入後に見えてきた電子カルテの利点, 問題点　169

Chapter 9
記録の評価・監査とその教育の実際 〈佐藤早苗, 遠藤貞子〉　174

1. 記録マニュアル改訂・作成の視点　174
2. 看護記録基準　175
3. 記録の監査基準　176
4. 記載マニュアル　176
5. 院内研修　181
6. 評価　182
7. 今後の課題　188

付録

患者・利用者記録として表現できない用語・熟語　1 急性期編
（駒形由未加, 高木 聡, 苅田明子, 川上 薫）　189

患者・利用者記録として表現できない用語・熟語　2 精神科編
（桑島裕子, 井上美穂）　200

Column

災害時の診療情報の管理とは 〈阿南 誠〉　204

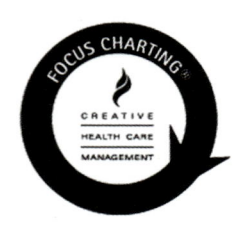

Focus Charting®（フォーカスチャーティング®）は,
Creative Health Care Management, Inc., Minneapolis, U.S.A. の登録商標です.

Chapter 1 変革する医療情勢と看護記録の重要性

日本フォーカスチャーティング®協会 理事長
JFCヘルスケアマネジメント研究所 主席研究員　**川上千英子**

1. 医療制度改革の変遷

　わが国の医療制度改革の加速に伴い，医療の実践を表す記録も変化している．これまでの医療制度は，①国民皆保険制度，②患者が医療機関を自由に選べる（フリーアクセス），③医療機関が医療行為を重ねるほど収入も増える診療報酬体系（出来高払い制），の3つの大きな特徴を有してきた．しかし，国民の医療費については，少子高齢化社会の到来による医療費の増大に加え，社会環境の多様化，風邪や軽傷でも大病院へ駆け込む患者の志向など医療機関の役割分担ができないこと，無駄な検査や投薬など，課題が多い．近年，医療費の抑制をめざした対策が取られているなか，病院経営の悪化，医師・看護師不足が起こり，患者が真に必要な医療サービスを受けられない状況になっている．

　一方，患者側からは情報開示や医療専門職としての説明責任が求められており，患者のニーズに合った，介護・地域との連携が図れる医療体制の再構築が急務となっている．

　医療制度改革の変遷を振り返ってみる（**表1**）．

　2006年の第五次医療法改正において，介護保険制度においては，介護保険料や医療費の削減を目的として，

- 地域包括支援センターの設置（介護予防サービスの実施）
- 要介護1・2を対象とした通所介護・訪問看護の強化
- グループホームと訪問看護との連携（24時間体制の訪問看護の拡充）

などが盛り込まれ，介護老人施設においては，

- 入居者の重度化・施設での看取りの増大
- 看護師の増員・看取りの指針

などがまとめられた．

　さらに，末期がんや難病患者への夜間訪問の対応策も取られた．筋萎縮性側索硬化症（ALS），末期がん，在宅で人工呼吸器やたんの吸引などの医療行為を受けている人の療養通所介護については，訪問看護ステーションがデイサービス施設として指定され，末期がんの人にはデイホスピタルの役割も担うといった介護サービスが始まった．

　また，増大する医療・看護サービスの対応として，医療機関の機能の明確化と連携の強化が

表1　医療制度改革の変遷

法の改正	特徴
第一次医療法改正 1985（昭和60）年	● 医療施設の量的規制 ● 地域的編成の整備　都道府県医療計画の導入 　　　　　　　　　　　二次医療圏の設定 　　　　　　　　　　　三次医療圏の設定
第二次医療法の改正 1992（平成2）年	● 医療施設機能の体系化 ● 患者に必要な情報の提供（機能分担と連携） 　　　　　　　　　急性期医療　特定機能病院 　　　　　　　　　慢性期医療　療養型病床群 医療の質の向上　競争原理の導入 社会的入院患者の問題
第三次医療法改正 1997（平成9）年	● 患者への医療情報の説明と同意（インフォームド・コンセント導入）　承諾書から同意書 ● 医療機関の機能分担の明確化　連携の促進 ● 診療所への療養型病床群 ● 地域医療支援病院の制度化 ● 急性期医療機関の外来抑制
第四次医療法改正 2001（平成13）年	● 入院医療提供体制の整備 ● 病床区分の見直し（平成15年8月まで選択し届出） 　　一般病床　120万床半減目標 　　一般病床から療養病床への転換 ● 情報提供の推進 ● 医療費負担増180日問題 ● 医療保険と介護保険の連携
第五次医療法改正 2006（平成18）年	● 医療保険制度抜本改正 　▶医療費適正化・抑制の総合対策 　▶生活習慣病の疾病予防 　▶都道府県単位の保険制度 　▶新たな高齢者医療制度 　▶在宅での看取りの推進 　▶療養病棟の大幅削減 第五次医療法一部改正

図られている．それぞれ，①急性期病床（急性期加算）：治療：平均在院日数19～20日，②一般病床：治療，③回復期リハビリテーション病棟：リハビリ，④亜急性期病床：治療，⑤緩和ケア病棟：ターミナルケア，⑥療養病床（医療保険，介護保険）：介護療養，⑦特殊疾患療養病床：重症患者療養の機能があげられる．

　地域システム連携の病病連携としては，地域連携室の設置や退院支援システムの構築が図られている．そのためには，患者本位の良質な医療の実現に向けて，社会的入院の解消，在院日数の短縮，医療機関の役割分担と連携の強化，患者・家族へのインフォームド・コンセントの徹底，情報提供と患者の選択の尊重といったことを目的として，病院内，病院外，在宅療養のためのシステム構築や，お互いの機能を理解した可視化できる．また，適切な情報の提供や共有ができるなどの医療・地域連携が必須となっている．

2. 看護記録の変遷

　看護記録は「看護実践の一連の過程を記録したもの」（日本看護協会：看護業務基準，1995年）といわれている．医療者同士の記録として，さまざまな看護理論の枠組みを使用し，アセスメント力を高め，ケアの視点を明確にしようと再考が繰り返されてきた．それが第三次医療法の改正により，インフォームド・コンセントの理念が推進され，開示できる記録が求められるようになった．その頃より病院では，より患者・家族を尊重しようと，それまで「承諾書」として呼ばれていたものの名称が「同意書」へと変わり，用紙内容も変更されるなど，記録は実践を証明する内容へと変革していった．

　一方，IT化の取り組みが加速する中で，2005年に個人情報保護法が施行された．これにより看護記録の内容は患者の個人情報であり，保有個人データとされたことで，それまでの看護記録から，「患者にケアサービス内容がわかり，看護師が専門職としてケアを実施したことが証明できる患者記録」へと変貌をとげた．つまり，実践したことが記録に記載されていなければ，実践したことにはならないということである．このように，看護記録は，記録内容を通して医療人，組織人，専門職としての，実践に対する説明責任が果たせる内容であることが必須となった．

　また，看護記録は診療記録等の一部であり，看護の実践を表す記録には，看護記録，助産録，指定訪問看護等の提供に関する諸記録等がある．助産師が記載する助産録については，保健師助産師看護師法第42条で記録が義務づけられている．

　看護記録は，「医療法施行規則」における施設基準，「保険医療機関および保険医療養担当規則」，および厚生省（現厚生労働省）からの通知「基本診療料の施設基準等及びその届出に関する手続きの取り扱いについて」に施設基準として記載されているのみで，法的な規定はされていなかった．しかし，第五次医療法の一部改正により，2007年4月より，医療法第21条9号「診療に関する諸記録」として法的に規定された．診療に関する諸記録とは，過去2年間の病院日誌，各科診療日誌，処方箋，手術記録，看護記録，検査所見記録，エックス線写真，入院患者および外来患者の数を明らかにする帳簿並びに入院診療計画書である．

3. 看護記録の重要性

　看護記録の変遷を述べてきたが，あらためてまとめると，社会の多様化，医療・看護の進展とともに単に看護過程を展開した実践を記載するものから，看護記録は以下のように役割が拡大し，重要性が増していった．

- 看護実践を証明する
- 個別的ケアの提供とケアの質向上に生かす
- チーム医療における医療チームメンバー間のコミュニケーションの手段にする
- 新看護体系，基準看護ならびに特定看護にかかわる看護記録の要件を証明する
- 法的意義のある公文書であり，裁判では，診療経過の重要な証拠物件として扱われる
- 看護師自身の説明責任能力が問われる

- 診療報酬請求の根拠となる
- 医療，看護，介護の継続を図る
- 地域連携のための情報ツールとなる
- 看護ケアの質評価に利用する
- 継続看護および看護研究の資料にする
- 看護師の能力の評価と向上に用いる

　このように看護記録は，専門職・医療人として，患者・利用者に看護サービスを提供した際に，説明，証明ができ，納得，同意が得られるように，その内容から自分の看護実践の説明責任が果たせる記録へと変貌をとげている．

　一方，日本看護協会2012年度教育計画の中では，専門職である看護師がもっている能力として，①専門的・倫理的・法的能力（説明責任，倫理的実践，医療法，保助看法，各ガイドラインにそった実践），②看護過程を展開できる能力（看護サービス内容を系統的アプローチに通して個別的に実践する），アセスメント力，患者参画型看護計画の立案・介入・評価を行う能力，③コミュニケーション力，対人関係能力，④マネジメント能力，が必要不可欠な技能であるとされている．当然，その実践を表す看護記録は，看護職としての資質の評価につながる．

Chapter 2 病院の電子情報の個人情報保護と安全管理

東京大学大学院医学系研究科医療経営政策学講座 山本 隆一

はじめに

2005年4月にわが国で個人情報保護法[1-3]が全面施行され2017年に改正された．しかしリスボン宣言[4]を引用するまでもなく，個人情報保護法とは無関係に，以前から医療現場ではプライバシーには相当の関心をもたれてきた．個人情報保護法は苦情の申し立てを制度化したが，国民生活センターの調べでは保健医療分野での個人情報保護に関する苦情は他分野に比べて著しく少なく，もともと医療機関や医療従事者が患者のプライバシーに関心が高かったことを示している．しかし，では問題がないとはいえない．2つの点を考慮する必要がある．1つはプライバシーという人権の概念そのものが流動的であることであり，もう1つは医療の情報化である．

プライバシーという人権は19世紀末に登場した．つまり生成後100年余りの新しい概念であり，さらに，現在にいたるまでその概念は変化を続けている．そのため現在でも確たる概念をすべての人が共有している状況とはいえない．また医療機関での情報の取り扱い方も大きく変化しつつある．電子カルテに象徴される診療情報の電子化が進められており，旧来の直感的に管理可能であった紙やフィルムから医療従事者にとって直感的に把握しがたい電子情報の管理に責任をもたざるを得なくなっている．電子化と個人情報保護法は一見偶発的にほぼ同時に問題になったように思われるが，実は歴史的にみても深い関係にあり，この点を理解することは，将来の問題を未然に防止するためにもきわめて重要と考えられる．さらに2017年5月に個人情報保護法が改正され，医療情報は扱いに特別な配慮を要する要配慮情報と規定され，また一定の条件を満たした遺伝子情報は，それだけで個人を識別可能な個人識別符号とされた．さらに曖昧な匿名化の概念が整理され，匿名加工情報の概念が導入された．

医療個別法の議論はすでに開始されており，2012年8月に中間まとめが行われ，2013年当初に国会に提出される予定であり，医療分野にとってはきわめて重要な法案であるために，読者はぜひ注視していただきたい．

1. プライバシーの歴史

　プライバシーは1890年にWarren, S. D.とBrandeis, L. D.がHarvard Law Reviewに寄稿した論文[5]に端を発する．しかし，人は太古から社会生活を営んでおり，私生活と社会生活の兼ね合いは常に問題となってきた．プライベートな生活を守ることは太古から一定の権利として認められており，これは例えば住居の不法侵入の罪を定めた日本の刑法130条のようなルールに表れている．一般的な感覚でいえばこれもプライバシーの権利のように思われるが，そうであれば19世紀末にわざわざ主張するまでもない．つまりプライバシーの権利の本質はこれとは異なる．ではプライバシーの権利とは何であろうか．

　まずプライバシーという人権は，個人情報が社会的な価値をもつことで認識されるようになった権利である．プライバシー権が19世紀に主張された直接の原因は新聞というマスコミの登場とマスコミによる社交界のゴシップ記事の氾濫であった．グーテンベルグが印刷技術を発明したのは15世紀であり，中国ではさらに早くから印刷技術が存在したことが知られている．しかし，大量に安価に印刷する技術は19世紀になって実用化され，米国東部からはじまるマスコミとしての新聞の登場につながった．安価な新聞は大衆にすみやかに受け入れられ多数の新聞社が誕生したが，その一部は社交界のゴシップ記事を中心に報道するようになった．このような新聞は紙面が黄色かったためにYellow paperまたはYellow Journalismと呼ばれている．マスコミによるゴシップ報道は個人情報を暴露することをビジネスとすることで，井戸端会議の噂話であるゴシップとは異なる．個人情報を暴露という利用で利益を得る社会的な仕組みが登場したことで，あらたな人権を主張しなければならなくなったと言い換えてもよい．この時点では大衆新聞という新興産業の利益と個人の損失に対処するための概念であり，「本人がそっとしておきたいと思っていることをむやみに暴きたてられない権利（Right to be let alone）」であった．これは義務と権利と裏表の関係であるが，医療従事者が古来認識している守秘義務と結果として得るものは同じである．したがって19世紀末には医療の現場ではプライバシーという新しい人権は少なくとも表面的には問題にならなかった．

　しかし，情報の取り扱いはこの100年間に大きく変化した．もっとも重要な変化はコンピュータと情報ネットワークによるIT化である．行政サービスでも商用サービスでも効率よくサービスを提供するためには，対象をIT技術で管理し，オンラインショッピングや電子政府に代表されるようにサービス自体もIT技術に大きく依存して提供される時代になりつつある．保健・医療・福祉サービスもしだいにIT技術に依存していくことも確実であろう．個人へのサービスを，IT技術を駆使し迅速かつ効率よく提供するためには，個人情報も情報技術を駆使して扱わざるを得ない．このことはオンラインショッピングで住所やクレジットカード情報をインターネットで送信することを考えれば容易に理解できる．これは個人情報を単純に「そっとしておく」ことを認める旧来のプライバシーの権利では個人情報の扱われ方をカバーできないことを意味している．さまざまなサービスを迅速かつ効率よく受けるためには一定の範囲でみずからの個人情報を活用せざるを得ない状況になり，また社会としての利益も個人情報の一定の利活用が必須な状況になった．そのような利活用にあたって，個人に不当な損害を与えないための権利概念の確立が必要になったといえる．そっとしておくことは簡単であるが，利活用にあたって損害を与えないような権利は単純には表現しがたい．なぜなら同じ種類の情

報でも人によって，利活用が損害を与えるかどうか異なる．そしてそれをあらかじめ知ることも困難である．したがって抽象的ではあるが，個人の情報はその本人がコントロールする権利があるとする権利概念がプライバシーに加わった．本人に自由な裁量権を与えると同時に本人に一定の責任を求める考え方で欧米的な個人主義を基礎にしていることは明らかである．この考え方も1970年代に米国で形成された[3]．2005年4月に実施された個人情報保護法もこのような考え方を基礎にしている．また今後もインターネットを中心とするIT社会の進展にともなってプライバシーの権利は常に再検討されつつあるといえる．

2. 医療と個人情報保護

前節で述べたようにプライバシーの概念は情報を取り扱う技術や個人情報の社会的価値の変化に深く関係している．一般には情報技術の進展が直接的にプライバシーの概念に影響を与えたともいえる．それでは医療ではどうであろうか．結論からいえば医療は若干特殊である．医療は本質的に情報を高度に利用する分野であり，情報技術の進展より利用の高度化が先行した．紙のカルテであっても，整然と整理されて保管され，必要時に迅速に利用できることを実現してきたし，スタッフ間での情報共有も紙やフィルムといった媒体の制限ぎりぎりまで進められてきた．クレジットカードの大規模な発展が電話線とコンピュータによる資格確認がなければなしえなかったのとは大きく異なる．また一方で診療情報はきわめてプライバシーに機微な情報とされている．これは診療情報でプライバシーの侵害が起こった場合に損害がきわめて大きくなる可能性があることを示している．これらがあいまって医療では情報技術の進歩とは独立してプライバシーの重要性が論じられるようになった．1985年に世界医師会で採択されたリスボン宣言[4]においても患者の尊厳に関する権利としてプライバシーの尊重は謳われており，わが国でも医療従事者の倫理目標として広く取り組まれてきた．ただ医療の特殊性は情報技術の進歩に先行して重要視されただけではない．プライバシーと部分的に重なる概念ではあるが，患者の自己決定権に関する議論も19世紀末からさまざまな国で議論され，リスボン宣言にも反映されている．ここでいう自己決定権は治療の選択にかかわるものではあるが，治療の選択を行うためには診療情報を利活用することが必須であり，その意味では情報の利活用の自己決定権，すなわち情報の自己コントロール権と強く関係している．この点でも一般のプライバシー権と異なる観点から，並行して，または若干先行して議論されてきたといえる．また最後に強固な守秘義務がはるか以前から存在してきた点も医療の特殊性といえる．前節で述べたように，守秘はプライバシー権の一部と強く関係している．

プライバシー権の保護の具体的な対策のあり方についても，医療と医療以外の分野には若干の相違がある．わが国の個人情報保護法は基本的に事業者，すなわち業を行う組織が対象であり，個人を直接の対象にしていない．医療でいえば医療機関に対する法規制であり，ここの医療従事者は原則として対象にはしていない．これは一般の社会ではプライバシー権が個人情報の社会的価値が変化し，さまざまなビジネスでの活用が生じたために発生した権利概念であることを考えれば当然で，法規制の対象はビジネスの主体である事業者になる．一方で医療では，医療従事者の個人の倫理が大きな比重を占めている．リスボン宣言も刑法などで定めている守秘義務も，基本的には個人としての医療従事者を対象としている．医療の現場においても個々

の医療従事者の責務として守秘や患者の尊厳の保護がなされてきた．もちろん組織，すなわち診療所や病院としても取り組まれてきたが，基本的には個々の医療従事者の意識の水準を保つためであり，また非医療専門職の職員に対する周知の意味合いが強いといえるだろう．これに対して一般の企業では企業としての取り組みが主体であり，従業者に対しては就業規則等の規則やマニュアルによる一種の規制として進められてきた．QC運動やISO9000シリーズの取り組みでは従業者によるボトムアップ手法も採用されてはいるが，対社会や対顧客よりも企業の発展や維持が主眼である．これに対して医療従事者，とくに医療専門職は事業者の発展や存続より自らの職業倫理が優先されることさえあり，自分の考える医療を実現するための転職も珍しいことではない．このように医療はプライバシーという観点からはやや特殊な分野であり，最初に述べたように現在個別法が検討されている理由である．現状は2017年4月個人情報保護委員会と厚生労働省がリリースした「医療・介護関係事業者における個人情報の適切な取扱いのためのガイダンス」がこの特殊性に対応する指針であり，すべての医療従事者は熟読する必要がある．

3. 医療情報システムと個人情報保護

　前節までに述べたようにプライバシーと医療の関係は他の分野と比べて少し異なり，情報技術の進展よりプライバシー権の議論が先行してきたが，1960年代にはじまった医療の情報化は最近急速に進行し，電子カルテという言葉に象徴される診療情報自体の電子化が普及の兆しをみせている．プライバシー権の観点からみれば情報技術の進歩が追いついてきたともいえる．初期の電子化は診療報酬請求の合理化が主目的であり，プライバシーに積極的な意味はもたなかったが，最近の診療情報の電子化の目的は単なる一施設内の合理化ではなく，医療自体の合理的発展であり，診療情報の高度利用が主目的といえる．地域連携医療での情報共有の密度を飛躍的に上げるためであり，個人の健康にかかわる情報を時間的制約や空間的制約を越えて高度に利用することを目指している．医療ではこれまで述べてきたようにプライバシー権は決して軽んじられてきたわけではなく，むしろ重視されてきたが，プライバシーに機微な情報を大量に扱う医療において，情報技術を導入し，さらなる高度利用を目指すので，他分野に比してプライバシー権に対する慎重な配慮が要求されるといえる．

　また医療従事者側からみても情報システムの導入は大きな変化をもたらす．まず負の面，すなわち注意しなければならない点について述べたい．これまでは，守秘義務の遵守やプライバシー権の尊重は主に個々の医療従事者が責務を全うすることで，確保されてきた．しかし，これが可能であったのは紙のカルテやフィルムといったメディアの特性による．カルテは常に存在が目視できるし，同時には1箇所にしか存在しない．したがって，誰かが注意していれば安全性は確保できた．それに比べて電子情報はデータベース上に存在し，ネットワークを介して同時に複数個所でアクセスできる．医療従事者があるディスプレイを監視しても安全管理上の意味は小さい．サーバの管理，ネットワークの管理および端末でのアクセス制限など，系統的で組織立った対策をとらないかぎり安全に管理することは難しい．情報が安全に管理されることはプライバシー権の確保にとっても基本的な要件であり，多くの医療機関は情報技術の導入にあたって情報管理の発想を転換することを迫られているといえる．厚生労働省も診療情報の電子化と個人情報保護法の実施にあわせて「医療情報システムの安全管理に関するガイドライ

ン」[7]を2005年3月に公表し，改版を重ねて2017年に第5版がリリースされている．このガイドラインは医療情報システムを管理する人向けで，一般の医療従事者向きではないが，法を施行するためのガイドラインである以上は通常の医療従事者も従わなければならない．一般の医療従事者にとって問題になる点に関して，次節で述べる．

4. 医療情報の安全管理

よく安全・安心とひとくくりに言われるが，安心と安全は異なる．安心は主観的な感覚であり，安全は客観的に評価できるものでなければならない．安全対策を施していたといくら主張しても客観的に評価できない安全対策であれば，事故があった場合に十分な安全対策をしていたとは認められない．その一方で完全な安全性は通常はありえない．旅客機は安全とされているが，不測の事態は起こりえるし，事故の確率はゼロではないことは多くの人が認識している．定められた手順に従った整備を怠ったための事故は許されないが，突然現れた鳥の大群に突っこみエンジンが停止して墜落した事故もある．医療情報も同様で，最大限の安全対策をとっていても，大規模な自然災害に巻き込まれれば，一時的にせよ，安全性が損なわれることは起こりうる．つまり安全対策には限界があることになる．

ではどこまでの対策をとればよいのであろうか．一般に資産の安全を確保するための対策にかけるべきコスト，つまり労力や費用は，安全が損なわれた場合の損失と，その確率から計算できる．しかし医療情報は正確な損失が計算できない．わずかな量の情報であっても，その情報が漏洩することで，人の一生を左右する損害を与えることもありうる．対価が計算できないために，法的に守秘義務が定められているともいえる．言い換えれば医療機関や医療従事者は情報の価値とは無関係に常に最大限の安全対策を要求されているといえる．

5. 安全管理の基礎

情報の安全性は可用性，機密性，真正性を確保することで達成されるとされている．本項でそれぞれの技術的な側面を詳細に述べることは紙数の関係でできないので概略を述べる．技術的には診療情報の特有なことは少なく，詳細は他分野で研究や実用化されている技術手法が参考になる．

可用性の確保とは，必要な時に情報が確実に利用できることを保障することであり，医療情報ではもっとも重要視される．診療情報は常に目的があって収集され，本来の目的である患者の健康の回復や維持に必要な時に利用できないことは基本的に許されない．しかし一方で，情報システムで可用性を厳密に追及すると冗長かつ高価なシステムを導入しなければならない．一概に必要といっても必要性には程度がある．紙で運用している場合，診療にカルテは必要であるが，例えば大規模な震災で，医療機関自体が破壊されているような場合，過去のカルテが取り出せないからといって診療しないわけにはいかない．一方で社会インフラや医療機関の設備に何も障害がないのに，前回受診時のカルテが取り出せず，そのために診療方針を誤れば医療過誤と言わざるを得ない．つまり可用性とは，状況に応じた診療に必要な情報が確実に利用

できることと考えることができる．医療情報システムを設計・導入する場合，状況を分類し，状況に応じた可用性の目標をしっかり定める必要がある．

　機密性は不要・不正なアクセスや漏洩を防止し，正当な権利を有する利用者や施設だけがアクセスできることである．守秘義務を達成するためには機密性の確保はきわめて重要である．職種や部署によって完全にアクセスできる情報が分類できれば後述する利用者の識別さえ確実にできれば技術的には問題はほとんどない．しかし診療情報の場合はいくつかの問題がある．それは正当な権利が動的に変化することで，特定の診療情報に誰がアクセスしてよいか，ということは単純ではない．平常時でスタッフもそろっている時間帯で，ある患者の診療情報にアクセスできるスタッフと，深夜に重症患者が多数いる場合のアクセスが許されるスタッフは大きく異なる．大規模災害が起こって患者が急増している場合も異なるであろうし，もっと局所的な理由で異なることもある．もしもシステムのアクセス権の管理を非常に厳密にすれば，管理者はさまざまな状況の変化でアクセス権を変更しなければならず，それができない場合は必要な情報にアクセスできない可能性もある．通常，医療機関には情報の管理に多くの人員を割くことは困難で，このような動的な状態に厳密に対応することは難しい．したがってアクセス権利の管理は緩めに設定せざるを得ない．しかし緩めに設定しただけで何もしなければ評価可能で説明できる安全対策にはならない．後述する運用上の対策が必須となる．

　真正性は情報操作の責任者が明確であり，いったん作成された情報が，不正または偶発的に内容が変更されないことを保障することである．電子化情報は1ビットでも違えば内容が大きく異なったり再現できなかったりするし，また手書き情報における筆跡のような作成操作の個性は検出が困難である．現在，責任者を明確にするためにデジタル署名を用いることが多く，またデジタル署名をうまく活用すれば短期間での不正な内容の変更は検出可能である．デジタル署名を解説するには紙数が足りないが，1970年に開発された公開鍵暗号という技術を用いた電子署名が電子政府では広く用いられており，日本の保健医療福祉分野でも厚生労働省が整備をはじめている．電子署名は間違いなく本人が署名したことを確認できると同時に，署名の対象の情報がわずかでも変更されると，確実に検出できる．ただ，電子署名は数年程度しか効力がないため，10年以上といった長期に真正性を確保する必要がある場合は1回書き込みだけできる媒体に保存し，監視運用を行うなどの工夫が必要になる．

6. 運用とシステム機能

　前項で述べたように，安全対策のいずれの項目も医療の現場に適用するためには単純な技術的対策だけでは困難である．では，どうすればよいであろうか．本来，診療情報は情報システム内にだけ存在すれば目的を達成されるものではない．情報システムの中に存在する情報が医療従事者に認識され，状況によっては患者や他の保健医療機関に伝えられてはじめて情報が存在する目的が達成される．診療情報がシステム内にある間も人が利用している間も同様に安全性が確保されている必要がある．

　つまり，システム内だけで安全管理を考えても意味がない．情報が使われる状況を，システム内外を含めて考慮する必要がある．また情報システムの安全管理は情報システム利用者の運用上の努力と相補的である．つまり運用上きびしい制限を設けて，それが確実に遵守されれば

システム機能は軽くて済むし，システム機能を充実させれば運用上の負担は減る．しかしどのような運用を行っても十分な安全性が達成される医療情報システムは存在しない．これは情報がシステム外でも活用されることを考えれば自明である．

したがって運用設計とシステム設計は密に連携して行う必要がある．運用設計が実施されるためのチェックの仕組みも必須である．一般に運用側に負担をかければ利用者はきびしい制限と規律の遵守が強く求められ，システム側に負担をかければ導入や維持経費が増加する．情報システムの導入や維持に利用可能な経費を十分に勘案しなければ経済的な面から安全性が破綻することもありうる．

7. 医療情報システムの安全管理に関するガイドライン[7]

ここまで基本的な情報の安全管理について述べてきた．しかし，実際は各医療機関に導入されているシステムは高度な電子カルテシステムもあれば医事システムだけのところもありさまざまである．またICカード職員証を用いて入退室管理やシステムの利用を行っている医療機関もあれば，ID番号とパスワードだけで管理しているところもある．つまり具体的な対策はそれぞれ大きく異なる．前述のように2005年の個人情報保護法の全面施行に際して厚生労働省は「医療情報システムの安全管理に関するガイドライン」をリリースした．このガイドラインは10個の章と3つの付表からなり100頁を超える大部である．しかし1〜5章はガイドラインの読み方や一般的な総論であり，7〜9章はそれぞれ特別なことをする場合の指針が示されている．7章はペーパーレスやフィルムレスの運用を例え一部でも行うための指針であり，8章は情報を外部の委託保存する場合の指針，9章はもともと紙に書かれた診療録やアナログで撮影されたX線フィルムを，スキャナを用いて電子化する場合の指針である．

したがって単純にレセプトコンピュータだけ導入している診療所や電子カルテは導入しているが日々の診療の記録は印刷して紙カルテで保存している場合は7〜9章は読む必要がない．ペーパーレス・フィルムレスで運用している場合でも外部に保存を委託していなくて，スキャナによる電子化も行っていない場合は8章，9章は読む必要がない．一方，10章は運用管理規定の作成に関する指針が述べられており，前節までに述べたように医療情報の安全管理には運用管理規定は必須であるために，何らかの情報システムを使っていれば読まなければならない．また付表は運用管理の要点を整理したもので，うまく使えば半自動的に運用管理規定のひな形を作ることができる．このガイドラインをすべて紹介することはとてもできないが，特徴としてはかなり具体的に記述されていることがあげられる．例えば利用者の認証をIDとパスワードで行う場合，ICカードを使う場合，指紋認証のような生体計測認証を使う場合といったように，具体的な技術的対策をあげ，それぞれについて運用上の留意点が述べられており，大部ではあるが比較的理解しやすいものとなっている．なお，このガイドラインは技術面でも比較的具体的に記載されており，そのために技術の進歩や，ITの整備状況によって，改訂する必要があり，現在は4.1版である．ガイドラインの遵守にあたっては最新版であることに留意する必要がある．

一般の医療従事者がこのガイドラインを読む必要はないが，医療機関で情報システムを管理する立場にある人は必ず読まなければならない．このガイドラインは個人情報保護法の全面実

施にあたって整備されたもので，ここで必須とされている事項を守らずに個人情報保護上の事故が起きた場合はきびしく責任を追及される可能性がある．

8. 一般の医療従事者として守らなければならないこと

　前述のように，100頁以上のガイドラインを一般の医療従事者が読む必要はない．しかし，オーダエントリシステムであれ電子カルテであれ，部門システムであれ，何らかの情報システムを使い，そこに患者の情報がある限り，必ず守らなければならないことが2点ある．まず，情報システムの管理者がガイドラインを遵守しようとすれば必ず医療従事者向けの運用マニュアルが作られる．このマニュアルをよく読んで理解することが必要である．人が作るものなので，完璧ではないかもしれないし，わかりにくいかもしれない．しかし，わかりにくいから理解しなくてよいというものではないので，わかりにくければ問い合わせて，かならず理解して遵守する必要がある．2点目はおそらく運用マニュアルに強調されているが，情報システムを使う際に自分自身が誰であるかをシステムに教えることである．親しい人であれば，後ろから近づく足音を聞いても誰かわかるかもしれない．しかし現在のコンピュータはそこまで賢くなく，泥臭い方法で教えてやらなければ理解できない．情報システムに利用しようとする人が誰であるかを教えることを認証と呼ぶ．

　認証にはいくつかの方法がある．もっと単純な方法はIDとパスワードである．IDは手で入力する場合もあれば，職員証のバーコードを読み取る場合もあるが，パスワードは必ず手で入力する．このような方法をパスワード認証と呼ぶ．パスワード認証は人の記憶を外から見る方法が現在はないことが，認証できる根拠である．つまりパスワードをメモ用紙に書けば，まったく意味がなくなる．記憶にだけとどめておかなくてはならない．またパスワードは時間さえかければ必ず破られるので，定期的に変更しなければならない．利用者にとっては負担が大きいが，情報システムを使う以上は避けられない．

　パスワード認証以外には指紋認証や手のひら静脈認証などの生体認証，ICカード等を用いる所持物認証があり，これらの組み合わせによる認証もある．厚労省のガイドラインでは2つ以上の組み合わせを推奨しており，パスワード認証だけの場合より，医療者の負担は少ないうえに，安全性が高まるとされている．どのような方法をとるにしても，運用マニュアルに従って確実に認証することがすべての安全管理の基礎であり，ここが疎かにされた場合，その医療機関の安全管理は間違いなく破綻する．

9. 個人情報保護における電子化の利点

　これまで電子化された医療情報における個人情報保護と安全管理について述べてきた．電子化情報を扱うためには，医療従事者にとっては，不慣れなルールを守らなければいけないことを強調してきたが，その一方でプライバシー権の観点から医療情報の電子化が好ましい面も大きい．管理が組織的になり，物理的な搬送が減少することは病院のような不特定多数の人が出入りする環境での不用意な情報露出を防ぐことを容易にする．また，カルテは一冊単位でしか

アクセスの制御や記録ができないが，適切に電子化された情報は理論的にはきめ細やかなアクセス制御および記録が可能であり，来院日時と病名のような性格の異なる情報のコントロール権の管理が容易になる．もっともこのような制御や記録はどのように電子化してもできるというものではなく，あくまでも適切に行わなければならない．また，匿名化も飛躍的に容易になる．カルテ1冊を匿名化することは一般的に非常に困難である．氏名や生年月日が焼き付けられたアナログ撮影のフィルムは塗りつぶすか切り取る以外には匿名化できない．それに比べて適切に電子化された診療情報ははるかに容易に匿名化が可能であり，プライバシー権にかかわる問題を飛躍的に少なくすることも可能である．これは研修・教育・研究といった診療以外の利用目的が存在する医療情報にとってはきわめて重要な利点といえる．

おわりに

　診療情報の電子化は情報の高度利用を可能にし，個々の患者にも社会にも大きな利益をもたらす．そのためにはプライバシー権の保護は必須の要件であり，従来の媒体管理に比べて異なる観点での注意が必要である．その一方で適切に電子化されればプライバシーに対してより細やかな配慮も可能になる．このような観点から適切な電子化を推進することが必要であろう．

引用文献

1) 個人情報保護に関する法律．個人情報保護委員会ホームページ（https://www.ppc.go.jp/files/pdf/290530_personal_law.pdf）[2018年5月1日確認]
2) 行政機関の保有する個人情報の保護に関する法律．電子政府総合窓口ホームページ（http://elaws.e-gov.go.jp/search/elawsSearch/elaws_search/lsg0500/detail?lawId=415AC0000000058&openerCode=1）[2018年5月1日確認]
3) 独立行政法人等の保有する個人情報の保護に関する法律．電子政府総合窓口ホームページ（http://elaws.e-gov.go.jp/search/elawsSearch/elaws_search/lsg0500/detail?lawId=415AC0000000059&openerCode=1）[2018年5月1日確認]
4) 世界医師会，患者の権利に関するWMAリスボン宣言（日本医師会訳）．日本医師会ホームページ（http://www.med.or.jp/wma/lisbon.html）[2012年3月31日確認]
5) Warren, L. D., Brandeis, S. D.: The Right to Privacy. Harvard Low Review, 4（5）: 193-220, 1980.
6) 医療・介護事業者における個人情報の適切な取扱いのためのガイダンス（https://www.ppc.go.jp/files/pdf/iryoukaigo_guidance.pdf）[2018年5月1日確認]
7) 医療情報システムの安全管理に関するガイドライン　第5版，厚生労働省ホームページ（http://www.mhlw.go.jp/file/05-Shingikai-12601000-Seisakutoukatsukan-Sanjikanshitsu_Shakaihoshoutantou/0000166260.pdf）[2018年5月1日確認]

Chapter 3 説明責任と法と記録

真法律会計事務所 弁護士 **鈴木 真**

はじめに

　最高裁判所発表の資料によれば，近年の医事関係訴訟事件の処理件数は，数年前に比べると，2倍弱の件数となっている．これは，近年患者側が適切な医療行為を受けることを，自己の権利として認識するようになったことの表れといえる．

　医療訴訟の内容を見ると，手術の手技上のミス，術式選択の誤り，診断の誤り，検査をすべきなのにしなかった，転院措置を怠った，経過観察を怠った等，医療従事者がなすべき適切な措置を怠ったことにより起きた事故に関する，損害賠償請求事件が多い．近年は，医療従事者は患者の自己決定権を尊重するため施術等のリスクを説明する義務があり，その義務を怠ったことにより起きた事故に関する損害賠償事件というのも多くなっている．いずれにせよ患者のほうの権利意識が高まってきているのは間違いない．

　そのような状況において看護記録は，患者という第三者に対し，説明責任を全うできるものでなくてはならない．そのため，どのような看護記録が求められるか．本章では，法的観点から見て，説明責任を果たせる記録とはどのようなものか検討する．

　まず，医療従事者が有する法的責任について説明する．次に，医療記録について，法律上はどのように規定しているかを概観する．その後，民事訴訟の中で医療記録がどのように取り扱われるかを見ていきながら，医療記録の中でもとりわけ看護記録が裁判で果たす役割を判例をもとに紹介し，説明責任の果たせる看護記録のあり方について考察していきたい．

1. 医療従事者の有する法的責任

　そもそも，医療ミス，看護ミスがあったとしても，全てが医療訴訟につながるわけではない．それでは，医療事故はどのように医療訴訟につながるのだろうか．患者が不満をもてば，どんな場合でも訴訟になるのだろうか．

　結論からいうと，医療訴訟は法的根拠がなくては提起できない．事故やミスが起こった際，損害賠償請求を起こされるのは，医療従事者がその法的責任を怠ったからである．本節では，

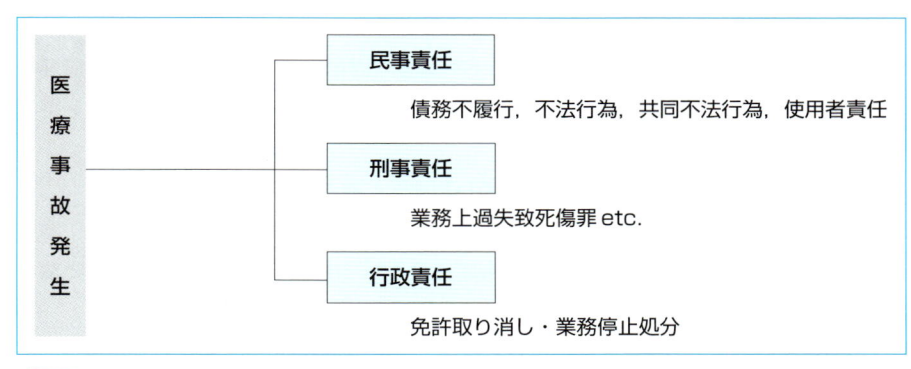

図1 医療従事者の法的責任

医療事故発生
- 民事責任：債務不履行，不法行為，共同不法行為，使用者責任
- 刑事責任：業務上過失致死傷罪 etc.
- 行政責任：免許取り消し・業務停止処分

医療従事者が有している法的責任を見ていく．

医療従事者は，大きく分けて3つの責任を負っている（図1）．

1　民事責任

民事訴訟では，以下の法的根拠をもとに，損害賠償の請求が行われる．損害賠償の根拠となる理由は1つのみではなく，複合して請求されることもある．医療従事者は，以下のような責任を負っていることを認識しておく必要があるだろう．

1）契約上の債務不履行による損害賠償責任（民法415条）

（債務不履行による損害賠償）
第四百十五条　債務者がその債務の本旨に従った履行をしないときは，債権者は，これによって生じた損害の賠償を請求することができる．債務者の責めに帰すべき事由によって履行をすることができなくなったときも，同様とする．

医療機関と患者の関係は契約関係にある．医療機関と患者との間で，文面で契約を締結するわけではないので「契約」を締結しているという意識はあまりないかもしれないが，診療契約が成立しているとされている．契約が締結されるとそれに基づく債権と債務が発生する．例えば，インターネットのショッピングモールでバッグを買い，売買が成立すると，購入者にはお金を支払う義務が生じ，売主にはきちんとバッグを納品する義務が生じる．バッグが届かなかったりすると，契約違反ということになる．同じように，診療契約が成立すると，患者は診療報酬を支払い，医療機関は適正な医療を行うという義務が生じる．適正な医療を行わないことは「契約違反」という側面を有する．右の肺を摘出すべきなのに，間違って左の肺を摘出する行為は，適正な医療行為を行うという「約束」に違反することになるのである．また，最近ではインフォームド・コンセントという言葉もすっかり定着したが，これも，適正な説明を行う義務が診療契約により発生するので，説明を怠ることは「契約違反」という考え方である．バッグの売買であれば，何が義務であるかは比較的簡単だが，医療の場合は，「何が義務なのか」という点が難しいところである．

では，契約に基づき，医療従事者が負っている「注意義務」および「債務」とはどのよう

なものか．それにつき，参考となる判例を紹介する．

（1）「いやしくも人の生命及び健康を管理すべき業務（医業）に従事する者は，その業務の性質に照し，危険防止のために実験上必要とされる最善の注意義務を要求されるのは，已むを得ないところといわざるを得ない」[1]

これは，医師の一般的注意義務の程度を判断した判例と解されている．

（2）「人の生命及び健康を管理すべき業務に従事する者は，その業務の性質に照らし，危険防止のための実験上必要とされる最善の注意義務を要求されるが（中略），右注意義務の基準となるべきものは，診療当時のいわゆる臨床医学の実践における医療水準である」[2]

（3）「ある新規の治療法の存在を前提にして検査・診断・治療等に当たることが診療契約に基づき医療機関に要求される医療水準であるかどうかを決するについては，当該医療機関の性格，所在地域の医療環境の特性等の諸般の事情を考慮すべきであり，右の事情を捨象して，すべての医療機関について診療契約に基づき要求される医療水準を一律に解するのは相当でない．そして，新規の治療法に関する知見が当該医療機関と類似の特性を備えた医療機関に相当程度普及しており，当該医療機関において右知見を有することを期待することが相当と認められる場合には，特段の事情が存しない限り，右知見は右医療機関にとっての医療水準であるというべきである」[3]

以上に紹介した判例から，医師の注意義務の程度は，最先端の学問のレベルや一般の医師が行っている慣行ではなく，それぞれの医療機関に相応しいと考えられる医療レベルが求められているといえる．そして，その医療水準に照らして相当かつ十分な診察，治療，説明をする法的義務を，医療従事者は負うことになる．これらは医師の判例だが，看護についても同様のレベルが求められるといえる．

医療水準に照らした相当かつ十分な診察，治療，説明をする義務を怠った時に，契約上の注意義務違反，債務不履行として，法的責任を追及される可能性があるということになる．

2）不法行為による損害賠償責任（民法709条）

（不法行為による損害賠償）
第七百九条　故意又は過失によって他人の権利又は法律上保護される利益を侵害した者は，これによって生じた損害を賠償する責任を負う．

例えば，車が歩行者をひいたという交通事故があったとする．運転手と歩行者は何の約束もしていない．すなわち，契約違反を主張することはできない．しかし，何の責任も負わないというのは明らかにおかしいと考えるのが一般的であろう．そこで，民法という法律で，不法行為責任というものが手当てされている．故意または過失によって患者の権利や利益を侵害したら，その侵害によって生じた損害を賠償する責任を負う，と規定されている．「故意」というのは，簡単に言うと「わざと」という意味である．また，「過失」は，すなわち「ミス」を意味する．

医療訴訟以外の訴訟でも，損害賠償を請求する根拠としては，「債務不履行による損害賠償責任」と，「不法行為による損害賠償請求」が主なものである（表1）．それぞれ時効等の面で違いがあるため，通常複合して請求される場合が多い．なお，次の（3）の共同不法行為も，（4）の使用者責任も，性質は不法行為責任である．

表1　債務不履行責任と不法行為責任の違い

	債務不履行	不法行為
帰責事由の有無の立証責任	債務者	被害者（債権者）
消滅時効	10年	（1）損害および加害者を知った時から3年 （2）不法行為時から20年（除斥期間）
消滅時効の起算点	本来の履行を請求できる時	損害・加害者を知った時
慰謝料請求	債権者のみ	被害者の近親者もなしうる（民法711条）

3）共同不法行為（民法719条）

（共同不法行為者の責任）
第七百十九条　数人が共同の不法行為によって他人に損害を加えたときは，各自が連帯してその損害を賠償する責任を負う．共同行為者のうちいずれの者がその損害を加えたかを知ることができないときも，同様とする．
2　（略）

　病院ではチームで医療行為を行うことも多いと思われる．チーム内の誰かにより不法行為が行われ，患者に損害が発生した場合でも，誰が行ったのかを特定できないと，前述の民法709条の不法行為責任の追及は難しくなる．共同不法行為は，その不都合を解消するために作られた規定である．チーム等で数人が共同して不法行為をして他人に損害を与えた時は，この規定により，全員が連帯して損害賠償をしなくてはならない可能性がある．

4）使用者責任（民法715条）

（使用者等の責任）
第七百十五条　ある事業のために他人を使用する者は，被用者がその事業の執行について第三者に加えた損害を賠償する責任を負う．ただし，使用者が被用者の選任及びその事業の監督について相当の注意をしたとき，又は相当の注意をしても損害が生ずべきであったときは，この限りでない．
2　（略）
3　（略）

　被用者によって不法行為が行われた場合，この規定により，使用者も責任を負うことがある．例えば，医療機関を経営している院長等（使用者）は，勤務医，看護師等（被用者）が不法行為を行った場合，その損害を賠償する責任を負うことになる可能性がある．被用者には，実際の雇用関係がなくても事実上指揮監督する関係があればよく，パートの医療従事者等も含まれるとされている．医師や看護師にミスがあったとして，病院全体で責任を負う必要があるのはなぜか．まず，会社と従業員の関係でも同じだが，会社や病院というのは，スタッフが働くことで利益を得ているという構造となっている．仕事がうまく行った場合に利益を得るのであれば，逆の場合，つまり，仕事がうまく行かなかったときの責任も負うべきという考え方が背景にある．また，現実的な理由として，個人の責任を認めても実際に財産

> **表2　医療に関係する刑法上の規定**
>
> （業務上過失致死傷等）
> 第二百十一条　業務上必要な注意を怠り，よって人を死傷させた者は，五年以下の懲役若しくは禁錮又は百万円以下の罰金に処する．重大な過失により人を死傷させた者も，同様とする．
> （虚偽診断書等作成）
> 第百六十条　医師が公務所に提出すべき診断書，検案書又は死亡証書に虚偽の記載をしたときは，三年以下の禁錮又は三十万円以下の罰金に処する．
> （証拠隠滅等）
> 第百四条　他人の刑事事件に関する証拠を隠滅し，偽造し，若しくは変造し，又は偽造若しくは変造の証拠を使用した者は，二年以下の懲役又は二十万円以下の罰金に処する．

がなければ損害の回復のしようがない．損害を回復するためには，病院や会社に賠償を行わせる方法も認めるべき，という背景があるのも事実である．

2　刑事責任

次に刑事責任を見ていく．刑法上の犯罪を犯すと，懲役や罰金等の刑を受けることになる．ところで，裁判には民事と刑事という2つの裁判がある．民事裁判というのは，主に民間対民間の事件を扱う．そこでは民法に基づく債務不履行や不法行為に基づく損害賠償請求等が求められ，争われる．刑事裁判は，国家対民間である．つまり，違法行為をした者について，国（検察官）と民間（個人，法人）とが裁判をするのである．一般的にはこの2つの裁判が混同されがちだが，別物であり，規制する法律も違うことに留意されたい．

刑事事件では，刑法等に記載される例えば表2の刑罰につき，裁判で争われる．

また，保健師助産師看護師法の第43条から第45条の2にも刑罰が規定されている．

3　行政責任

次に行政責任を見ていく．行政責任としては，行政処分がある．行政処分については各種業法に規定があり，これらの規定に違反すると，厚生労働省から，免許取り消し等の処分を受けることがある．

医師の場合，医師法第7条により，罰金以上の刑事処分または品位を損する行為等があった場合等に免許取り消し，業務停止となる可能性がある．

看護師も，保健師助産師看護師法第14条により，看護師としての品位を損するような行為のあったとき等に免許取り消し，業務停止の処分が下されることがある．なお，保健師助産師看護師法は2008年4月に改正され，「免許取り消し」「業務停止」に加えて，「戒告」が設けられた．また，行政処分を受けた場合，研修を受けることが義務付けられた．少し規制が厳しくなったといえる．

医療従事者の負うべき法的責任は以上の通りである．

では，これらの訴訟と医療記録がどのようにリンクするのであろうか．そこで，次に医療記録について，法はどのような定めをしているのかを見ていきたい．

2. 医療記録と法令上の規定

1　看護記録の法令上の規定

　まず，看護記録についての法令上の定めはどうなっているだろうか．日常的に記載していると思われる看護記録だが，何か規制があるのだろうか．

　2007（平成19）年の医療法の改正により，特定機能病院及び地域医療支援病院以外の病院についても，看護記録の記載・保存が義務化された．2006（平成18）年6月21日に公布された「良質な医療を提供する体制の確立を図るための医療法等の一部を改正する法律」（平成18年法律第84条）により改正された医療法は，順次施行され，「第5次改正医療法」といわれた．この改正では，従来の施設規制法の性格の強い医療法について，患者の視点に立って医療法の全体構造を見直すことが主眼とされていた．その構造の見直しの一環として，医療法第21条第1項の病院が備えておかなくてはならない「診療に関する諸記録」に看護記録が追加された．この改正の内容からも，看護記録は，患者が自己の治療に関する情報を取得する重要な手段として，その重要性が高まってきていることがわかる．ちなみに，他に「診療に関する諸記録」に含まれるのは，過去2年間の病院日誌，各科診療日誌，処方せん，手術記録，検査所見記録，エックス線写真，入院患者及び外来患者の数を明らかにする帳簿並びに入院診療計画書である．

　看護記録の保存期間は法定されていないが，一般的に医療記録の保存期間は3年もしくは5年である．ただし，その期間が経過しても，こうした書類の廃棄は非常に慎重に行わなければならない．例えば，慢性疾患など，長期継続治療を行わなければいけない疾患をもつ患者の診療録に関しては，例え10年前の診療録であっても廃棄できないということもあるだろう．各施設で判断基準を定めておくとよいと思われる．

　また，罰則については定めがあり，医療法第74条で，看護記録の備え置き義務に違法した者は20万円以下の罰金に処することとされている．

2　診療録の法令上の規定

　参考までに，診療録についてはどのような記載になっているだろうか．
　診療録については，医師法第24条第1項において「医師は，診療をしたときは，遅滞なく診療に関する事項を診療録に記載しなければならない．」として，記載の義務が書かれている．
　記載事項についても，医師法施行規則第23条で下記のように規定されている．
　①診療を受けた者の住所，氏名，性別および年齢
　②病名および主要症状
　③治療方法（処方および処置）
　④診療の年月日
　保存義務についても，医師法第24条第2項で「5年間保存しなければならない」と規定されている．
　また，上記の規定に違反した場合の罰則は，医師法第33条の2に書かれており「50万円以下の罰金に処すること」とされている．

以上，医療記録が法律でどのように定められているかを見てきた．

看護記録の記載事項や保存義務については，診療録ほど法令上細かく規定はされていないが，その重要性からみて，今後法令が整備されるかもしれない．

医療記録について法律で規定されているということは医療記録の重要性を示している．それでは，なぜ医療記録は重要なのか．患者の状態を把握し，適正な医療行為を行うためという理由はもちろんである．さらに，看護記録は，裁判において「証拠」という重要な役割を果たす場合がある．裁判の場面で看護記録は，「診療契約上の義務を果たした」ことや，「注意義務を尽くした」ことを示す重要な証拠となるのである．

次節では，訴訟において，看護記録が証拠としてどのように取り扱われるかを見ていく．

3. 訴訟と医療記録

1 民事訴訟手続きの流れ

まず，民事訴訟の一般的な流れは図2の通りである．

裁判所は証拠をもとに事実認定をする．医療訴訟においては，診療録や看護記録等が証拠として調べられ，患者の症状，医師が行った医療行為，医療行為の適否，医師の過失の有無を認定していくのである．

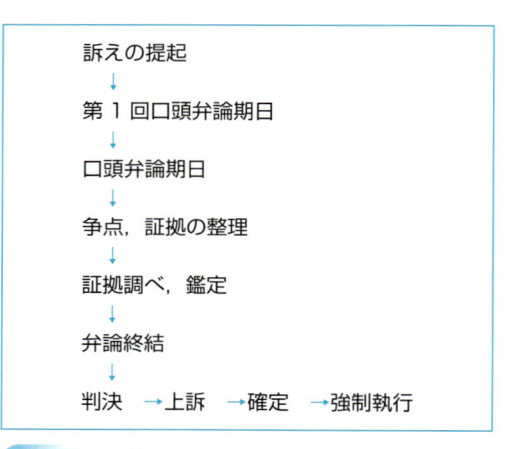

```
訴えの提起
  ↓
第1回口頭弁論期日
  ↓
口頭弁論期日
  ↓
争点，証拠の整理
  ↓
証拠調べ，鑑定
  ↓
弁論終結
  ↓
判決 →上訴 →確定 →強制執行
```

図2 民事訴訟の流れ

2 各種証拠収集手続き

看護記録等の医療記録は，原告や被告が提出するものだけではなく，訴訟手続の中で証拠として収集される．病院が自分の出したい証拠だけ出すというわけにはいかないのである．

証拠収集手続きには，主に以下の種類がある．
- 証拠保全手続
- 文書提出命令
- 文書送付嘱託
- 弁護士会照会　等

以下，それぞれの証拠収集手続きについて細かく見ていく．

1）証拠保全

　証拠保全とは，患者（申立人）が，裁判所に申し立てを行い，対象となっている患者のあらゆる医療記録を，医療機関から入手する手続きをいう．訴訟提起前にも申し立てをすることができる．訴訟提起中の証拠保全もありえるが，通常は証拠保全は訴訟提起前になされ，訴訟提起後は文書提出命令という手続きが使用される．民事訴訟法第234条に規定されている手続きで，「あらかじめ証拠調べをしておかなければその証拠を使用することが困難となる事情」が，申し立ての要件となる．医療事件においては「医療記録の破棄や改ざんのおそれ」等が事由となるだろう．医療訴訟の場合，患者の有する診断書等から事実認定するには証拠不足である．患者と医療機関が有している診療録や看護記録等との情報の格差が大きい．そのため，医療訴訟の場合，医療記録の証拠保全は，申し立てがあれば，かなり認められている．

　一般的な手続きの流れは，まず，患者側が裁判所に申し立てを行う．その後，裁判所の執行官が，突然医療機関を訪れ，証拠保全決定を送達する．そしてその数時間後に裁判官や書記官等が医療機関を訪れ，医療記録のコピーをし，持って帰ることになる．

　具体的に保全される書類には，次のようなものがある．

　（具体例）診療録，問診票，看護記録，医師指示票，診断書，処方せん，X線写真，レセプト控え等

2）文書提出命令

　文書提出命令とは，裁判所が，審理の上で必要な文書を持っている人や団体に対して，その文書を提出するように命令する手続きである．手続きとしては，まず裁判当事者が裁判所に対して申し立てを行い，裁判所が文書提出命令を出すかどうかを決定する．文書提出命令が出されると，文書の所持者に対して文書提出命令が届く．文書提出命令が届くと，文書所持者は検討の上，裁判所に文書の提出をする．被告医療機関の所有する医療記録は，証拠保全で入手するか，医療機関が証拠として訴訟に提出する場合が多い．文書提出命令は，第三者的な医療機関に対して出される場合が多いのである．

　それでは，当事者が文書提出命令に従わない場合，どうなるか．罰則はないが，民事訴訟法第224条に，「当事者が文書提出命令に従わないときは，裁判所は，当該文書の記載に関する相手方の主張を真実と認めることができる．」という規定があり，訴訟で不利になる可能性がある．

　また，第三者が文書提出命令に従わない場合は，民事訴訟法第225条により，20万円以下の過料を受けるおそれがある．

3）文書送付嘱託

　文書送付嘱託とは，裁判所が文書提出命令という方法を使わないで，文書を任意に提出するよう求める手続きである．文書の所持者が提出してくれそうな場合に利用される．主に第三者の医療機関から医療記録の提出を求めたい場合に利用されることが多い．任意の手続きのため，従わなかったとしても制裁はない．相手に対する強制力の点で文書提出命令とは差があるため，相手の出方次第で，文書提出命令か文書送付嘱託の手段を選択することになる．

4）弁護士会照会

　弁護士会照会とは，弁護士が受任している事件について，所属弁護士会に対し，公務所，または公私の団体に照会して，必要な事項の報告を求めることを申し出るという制度である．弁護士が受任している事件を処理するために，依頼者のみならず相手方や第三者に関わる情報を得る必要性を認めるものであり，弁護士法第 23 条の 2 に規定されている．弁護士が受任事件について，広く証拠資料を収集できるように定められた規定である．訴訟提起の前後で利用できる手続きとなっている．

　では，弁護士会照会に応じなかった場合どうなるだろうか．弁護士会照会は強制力を伴うものではなく，応じなかった場合の制裁もない．ただし，強制力を伴わないものの，一般に回答する義務があると解されており，同照会制度の目的に即した必要性と合理性が認められる限り，一般に回答をすべきであると考えられている．

　以上のように，医療訴訟ではあらゆる手段が使われ，医療記録が収集される．つまり，医療訴訟において，看護記録はかなりの確率で証拠として裁判の俎上に乗せられる可能性がある．

4. 訴訟と看護記録

1　看護記録の証拠能力と証明力

　繰り返しになるが，訴訟では医療記録は重要な役割を果たす．判例も明言している．
　「診療録は，その他の補助記録とともに，医師にとって患者の症状の把握と適切な診療上の基礎資料として必要欠くべからざるものであり，また，医師の診療行為の適正を確保するために，法的に診療の都度医師本人による作成が義務づけられているものと解すべきである．従って，診療録の記載内容は，それが後日改変されたと認められる特段の事情がない限り，医師にとっての診療上の必要性と右のような法的義務との両面によって，その真実性が担保されているというべきである．」[4]
　これは診療録に関する判例だが，診療録は法的に義務付けられている書類であるので，その記載事項は真実である可能性が高く，そのため重要な証拠となる．
　看護記録も，診療録と同様に法的に義務付けられるようになったので，その記載内容の信頼度は高まったといえる．また，医師が作成している診療録や指示書は継続性に欠けることが多いので，継続性を有するという点で，患者の看護記録は重視されている．例えば，不眠症の入院患者がいたとして，不眠症かどうかは，医師の判断であり，診療録を見ればわかる．しかし，具体的に何月何日，眠れないという訴えなのか，眠れないという申告がいつ行われたのか，診療録ではわからないことがある．まさに，看護記録のカバー分野であるといえる．

2　看護記録の判例

　それでは，実際に看護記録の記載事項が重要な事実認定の証拠となり，判決が下された例を紹介する．これにより，実際訴訟の中で，看護記録がどのように取り扱われるかについて，イメージが湧き，その重要性を再認識していただけると思われる．

1）看護記録に記載がなかったことが，適切な措置が行われなかったことについての決定的な証拠となり，病院側が敗訴した例[5]

> **＜事例＞**
> 　Y病院にて麻疹および重症の肺炎として診断され，即日入院した入院患者Xが，入院中に仙骨部や左踵部に褥瘡（じょくそう）が発症したことにつき，Y病院に対し，「褥瘡の予防および治療について必要とされる適切な措置を講じなかった診療契約上の債務不履行又は不法行為上の注意義務違反がある」として，慰謝料500万円の支払いを請求した．

　これは，民法第415条を根拠に患者側が訴えている．前述した契約上の債務不履行により損害賠償が請求された事案である．

　裁判では，2時間毎に体位変換を実施していれば，重度な褥瘡が発症することはまれであるとして，Y病院の看護師らが2時間毎の体位交換を中心とする褥瘡予防措置を行っていたか否かが争点となった．

　裁判所の事実認定で，看護記録の記載が多く引用されている．

　「被控訴人病院の診療録（乙1）中の看護記録には，平成13年3月19日から同月26日までの期間中の控訴人の体位変換について，同月21日23時の欄に『側臥位にすると腰部にかけての痛みup』，同月22日6時の欄に『体交にて全身痛訴う』，同月23日23時の欄に『体変時にも痛がるもすくみ痛の訴えである．側臥位とする．』，同月24日23時の欄に『体変時腰痛訴え』，同月25日3時の欄に『体変時腰＆両下肢痛あり』，同日21時の欄に『体位変換時腰背部痛あり』，同月26日14時の欄に『左側臥位ですごす』，同日21時の欄に『体変時の痛がり様軽減している』との記載があるが，上記以外に体位変換がされたことの記載がない．」

　このように看護記録の記載を細かく引用した後，「看護記録にもその記載がないので，被控訴人の主張する2時間毎の体位変換がなされたことを積極的に認めることは困難である．」と認定している．病院側の証人が「2時間毎の体位変換は，看護計画（引継ぎのためのカーデックス）に記載されていたので，体位変換をした際，痛みを訴える等異常があったときにのみ，その旨看護記録に記載し，異常がなかった場合は記載しなかった」と証言したが，「カーデックスも既に廃棄してしまって存在せず，上記証言を裏付けるものは他になく，」看護記録にもその記載がないため，体位交換の事実は認めがたいと認定した．

　上記の事実認定の結果，「被控訴人病院の医師や看護師らは，控訴人に対し2時間毎の体位変換を中心とする褥瘡予防措置を実施しなかった過失があったと認められ，被控訴人病院には，診療契約上の債務不履行に基づく損害賠償責任があると解される．」と判断して，病院に120万円の支払いを命じた．

2）看護記録の記載により，適切な措置が行われたことが証明され，病院側が勝訴した例[6]

> **＜事例＞**
> 被告医師による脳血管撮影検査の後に慢性的な頭痛に悩まされていると主張する原告が，被告医師に対し，「現在発生している頭痛やしびれの症状は，被告医師の手技の誤り」であるとして，不法行為による損害賠償金1,000万円を請求した．

これは，民法709条の条文をもとに損害賠償請求がされており，前述の不法行為による損害賠償請求となる．

原告は，「本件の血管内造影検査の前には慢性的頭痛に悩まされたことはなく，原告に現在発生している頭痛やしびれの症状は，被告医師による手技の誤り」であると主張した．

この事案では，原告に現在発生している頭痛は，本当に血管内造影検査が原因なのか，その因果関係の有無が争点となった．

これに対し裁判所は，まず原告の検査中の様子について，看護記録を引用した．「検査中の経過に関して，原告は，後頭部および頸部一帯に激痛を感じたので頭が痛いと看護師に伝えたにもかかわらず，看護師から無視されたこと，検査の翌日にも頭痛が継続していたことなどを供述している」「しかしながら，脳の血管にカテーテルを挿入する検査中において患者が頭痛を訴えた場合に看護師が特段の説明もなく無視すること自体が不自然である．検査中の看護記録によれば，同一の看護師が検査中の経過を逐次詳細に記載しており，8時50分の欄には『気分不快（－）』，10時03分の欄には『気分不快（－）』，10時05分の欄には『しびれ感（－）　痛み（－）』との記載がそれぞれ認められるところ，このように，同一の看護師が原告の状態についても記載をしていることからすれば，原告から身体状態の何らかの異常を訴えているにもかかわらずこれを記載しないことは通常は考え難い．」

また，検査後の経過についても看護記録を引用している．

「10時40分に病室に帰室した後，しびれや痛み，末梢冷感，吐き気などは訴えなかったのに対し，軽い頭痛がすると訴えたが，同55分には頭痛はほとんど気にならないと述べたことが看護記録に記載されており，同記録にはその後20時まで，頭痛を訴えた旨の記載がない．」

これらの記載から，裁判所は以下のように判断している．

「看護記録に上記原告の訴え（後頭部，頸部一体の激痛）の記載がない以上，上記の原告の訴え自体がなかったものと推認するのが合理的であって，これに反する証拠はないところ，後頭部や頸部の血管中にカテーテルという異物を挿入する検査中に，その部分一帯に激痛が走るというような強い不快及び身体状態の異常を感じながら，これを医療従事者に対して全く訴えないことは考え難いことに照らせば，さらに進んで，原告の後頭部及び頸部一帯に大きな激痛が生じたという事実の存在自体が疑わしいものといわざるを得ず，検査当日から翌日にかけての頭痛の状況も，看護記録に記載のとおりと認定するのが相当である．」

看護記録に記載がないことにより，検査中に患者が痛みを訴えたというのは事実ではないとされたのである．それほど看護記録には証拠としての信頼性があるのだ．

そして，「原告の主張する過失はいずれも認められないから，その余の争点について判断するまでもなく，被告らに不法行為に基づく損害賠償責任が発生しないことが明らかである」と判断し，原告の請求を退けた．

上記判例の通り，裁判における事実認定に関し，看護記録はかなり重要視されている．また，看護記録は医師の診療録と比べると，日本語で読みやすく経時的に書かれていることが多いので，裁判官の心証形成に対する影響力は，とても大きい．医師の診療録に記載がないが看護記録に記載がある場合や，診療録に記載があるが看護記録の記載と相違する場合，看護記録のほうが診療録より経時的，具体的，詳細に書かれているため，信憑性が高いとされる場合が多い．

3　看護記録の問題点

以上のように医療訴訟において重要な証拠として価値を有する看護記録は，その重要さゆえ，記録としての信頼性を保つことが必要である．しかし，実際医療訴訟に提出される記録には，問題点が多いものがよく見られ，訴訟においても争いとなる．問題点のパターンを見ていく．

1）不存在

看護記録が紛失等により不存在である場合である．法定保存期間内であるにもかかわらず医療記録が提出できない場合は，隠匿・毀損等が疑われてしまうだろう．また，ずさんな管理体制であるという事実自体が，不利益に働く可能性がある．不存在の場合，重要な事実認定の証拠である看護記録以外の記録に基づき，事実認定がされるため，適切な医療行為が行われたことを立証することが難しくなるだろう．

2）不十分な記載や不記載

一番よく見受けられる問題点である．ある事柄についての記載がまったくないという場合である．その理由としては，重要だと思わなかったから記載しなかったという場合が多い．先ほど見てきた事例も，このパターンである．看護記録に書かれていなかったことは，なかったこととして事実認定されてしまう場合がある．よって，正しく看護行為を行ったのであれば，きちんと記録をする必要がある．自分たちでは暗黙の了解の事柄であっても，第三者の評価を意識して記録を行うことが重要である．また，近年では患者への説明を行ったこと，行った内容について記載することの重要性が高まってきているが，従前の看護記録にはほとんどその記載はなかった．説明義務を果たさなかったことを理由とする訴訟も増えてきているので，説明したことについての記録も必要といえる．

3）偽造，変造，虚偽記載（改ざん）

「改ざん」とは，証拠隠滅の意図で，医師の認識している診療経過と異なる加除・修正を記録に加えることをいう．明らかに異なる字体で記載が追加されている等，体裁が不自然なところがあると，改ざんの主張をされ，裁判で争われる可能性がある．診療録等の医療記録一式を改ざんしたことにより，それらの証拠に証拠価値が認められなかった判例[7]もある．この事案では，医師が看護師に診療録等の一式を書き換えさせているが，医師側の主張としては，「診療録等の一部を改ざんしたことは事実であるが，その理由は，当夜の担当の准看護婦であったOによる記載内容には，花子に対して行った処置が十分に反映されていなかったた

めであり，被告には虚偽内容を記載する意図はなかった」というものだった．実際，診療録や看護記録には行った処置が記載されていない等，不十分なところがあったようである．確かに，自己の行った行為が記載されていないと，裁判等で不利に働くことがあるのは見てきた通りで，看護師をして書き直させた被告医師に同情すべき点もあるように思える．しかし，医師が記載が不十分だとして記録を書き換えさせたのは，事故から4カ月も経った後の，証拠保全決定を受けた後のことであった．裁判所は，医師が「自己が作成すべき診療録を正確に作成する義務があるのはもちろんのこと，看護師に作成させていた看護記録等の診療録以外の診療記録についても，不備がないかどうかを点検すべきことは当然であったといえる．」「被告は上記義務を怠り，記載内容不備の看護記録等をそのままにして放置した．」とし，その義務違反を認定した．この判例から，記録の不備を放置せず，日々点検することの重要性がわかる．

4）誤記

誤記がある場合，単なる誤記か事後的な改ざんかが争われる可能性がある．重要事項について誤記がある場合は，それが誤記であると主張しても，容易には認められない．誤記の存在自体が，医療記録の信用性を失わせることもありうる．誤記があると看護記録の証拠価値自体落ちてしまうので，気をつけたい．

5）不明確な意味内容

医療記録は，第三者に理解できる明確な意味内容を有している必要がある．症状に対する診断が確定できず迷っているのであれば，その通りに記載し，曖昧な記述は避けるべきである．医師に確認する等，意思の疎通を図ることも重要であろう．

4．看護記録記載上の注意点

以上を踏まえ，看護記録記載上の注意を述べる．医療訴訟という観点から注意すべき記録のあり方は，そのまま日常の看護記録を記載する際にも注意すべきことにつながるであろう．

①形式面

日本語を使用し，きれいな字で，鉛筆ではなくペンで記入する．読めない記録は疑念をもたれる．毎回同じ書式で記録し，記録の途中で無意味な行をあけない．記入されていないページがないかどうか確認する．

②記録のタイミング

真実をこまめに漏れなく診療が終わった都度記載する．相当の年月がたっている場合，日時・実施医・記入者も重要になる．また，事前にこれから行う処置やケアを記入しない．

③正確・明確・客観的

解釈の余地を残さない明確な記載をする．自己の備忘録ではないことを認識し，第三者が理解できる記載の仕方にする．批判・偏見・憶測・推測は避ける．患者の言葉等を直接引用する．日常的に誤記も点検する．漢字がわからない場合等は，間違えた漢字で記載するより，平仮名で書いたほうがよい．

④加除訂正の仕方

修正液は使用しない．改ざんを疑われる．2本線で訂正箇所に線を引き，修正をする．その際，日時と署名を記載する．また，証拠保全をされた後に，保全された記録の加除訂正を行うと改ざんを疑われ，他の記述部分の信憑性もなくすので，絶対に行わない．電子カルテの場合は，修正作業を行った人・日時の履歴が残るシステムが望ましい．

⑤患者への説明の記載

患者へ説明した内容・質問・回答を記載する．説明した医師名，立会い看護師，日時，患者氏名等も記載する．

なお，蛇足だが，最高裁判所の判例[8]で，診療において説明すべきことを4つあげた判例があるため，参考までに紹介する．「医師は，患者の疾患の治療のために手術を実施するにあたっては，診療契約に基づき，特別の事情のない限り，患者に対し，当該疾患の診断（病名と病状），実施予定の手術の内容，手術に付随する危険性，他に選択可能な治療方法があればその内容と利害得失，予後などについて説明すべき義務があると解される」

⑥その他

指示書は正確・明瞭に書く．略語・記号を使用するときは各施設のマニュアル等に記載されている略語のみ利用する．標準的なもののみ使用する．容量単位・数字・小数点の記載には注意する．

おわりに

以上の通り，看護記録をはじめとした医療記録は，訴訟において医療従事者が行ったことを証明する，重要な証拠であることを見てきた．しかし，医療記録がその重要性を有するのは訴訟の場面だけではない．訴訟では裁判官に対して，行ったことを証明するが，それは，そのまま患者およびその家族などに対して自己の行った診療行為等について証明するものにもなる．今まで医療界は閉鎖的とされることもあった．そこでは，医療記録も，内部資料としての役割しか有していなかった．しかし近年患者の権利意識も高まってきている．患者と医療従事者の関係は一方的に施しを受けるものではなく，契約であると認識する患者が多くなってきた．契約締結時や診療後に，患者に行うケア・行ったケアについて，正確・明確に診療について説明できることが必要となってきた．その際に重要となるのが，説明のもととなる記録である．個人情報保護法の施行等により，患者の記録へのアクセスは容易になった．これからの医療記録は，患者が見ることを前提とした，わかりやすく，自己の行ったことを正しく，簡潔に説明できるものが求められる．

医療事故それ自体は避けられない．しかし，事故後の不用意な言動が紛争の引き金となること，逆に事前・事後の適切な説明により，紛争にいたるのを阻止できることも事実である．患者と医療機関の良好な関係を築き紛争を防止するためにも，これからは行った医療行為，看護行為について「説明できる」ことがより重要になってくるだろう．

裁判官のみならず，患者及びその家族，市民に対して胸を張って自己の行った看護行為について説明できるよう，第三者の視点を意識しつつ，看護記録をつけていただきたいと思う．本稿がその一助になれば幸いである．

参考

1) 最判昭和 36・2・16 判タ 115 号 76 頁
2) 最判昭和 57・3・30 判タ 468 号 76 頁
3) 最判平成 7. 6. 9 判タ 883 号 92 頁
4) 東京高判昭和 56・9・24 判タ 452 号 152 頁
5) 高松高判平成 17・12・9 判タ 1238 号 256 頁
6) 東京地判平成 18・11・8 ウェストロー・ジャパン 2006WLJPCA11080001
7) 甲府地判平成 16・1・20 判タ 1177 号 218 頁
8) 最判平成 13・11・27 判タ 1079 号 198 頁

Chapter 4 説明責任と看護師の役割

日本フォーカスチャーティング®協会 理事長
JFCヘルスケアマネジメント研究所 主席研究員　川上千英子

1. 看護の仕事

　筆者は看護界に約40年間身をおいてきた．現場で患者とともに仕事を行い，臨床研究並びに看護の探求，ケアマネジメント指導を行って15年が経過した．その間，医療は量から質さらに根拠へと変化し，また，効率化を目的にIT化の取り組みが行われ，医療法をはじめとした法制度の度重なる改正により，看護の仕事はさまざまな変貌をとげている．

　しかし，看護師の教育体制はいまだ試行錯誤の状態である．看護師養成の中心が専門学校から看護大学となり，教育課程が移行し看護学の確立をめざしているが，いまだ准看護師教育も存続し，専門学校，進学コース，通信教育，大学と教育の場と内容はさまざまである．

　本来，看護師養成教育とは，臨床で対応できる看護技能（スキル（skill）：通常，教養や訓練を通して獲得した能力のこと．日本語では技能と呼び，生まれ持った才能に技術をプラスして磨き上げたものを指す）を身につけることが使命といえる．しかしながら，国家資格を取得するためのみの旧態依然とした教育方法が取られ，臨床現場のニーズと合致した教育とはいいがたいのが現状である．

　医学の進歩による医療技術の高度化や，超少子高齢社会の到来により，疾病構造が変化し，とくに慢性疾患による継続治療や認知症をはじめとした障害者が増加している．このような時代のニーズに合わせ，2006年には，診療報酬の入院基本料には「看護体制7対1」が導入されるなど手厚い看護体制が求められる一方，潜在看護師は増加し看護師の高い離職率は変わらず，看護師の需要と供給のバランスは崩壊している現状がある．

　では，社会に求められている看護職の技能とは何だろうか．①急性期医療の高度化と在院日数の短縮化に伴う最新の医療知識と技能，②クリティカルシンキングによるアセスメント技能，③災害・緊急・救急に対応する技能，④チーム医療として連携・協働できる技能，⑤療養病床の重症化に伴い，患者・家族のニーズに対応したさまざまな支援に必要な技能，⑥社会環境の変化に伴い，社会資源を理解・活用する技能，⑦在宅療養への移行支援を行う技能，⑧在宅における医療依存度の高まりにより，患者・家族の多様化する価値観の中で意見を調整する技能，⑨各年代の特有のニーズに応える技能，などがあげられる．

　その対応策の1つとして，2008年に，看護の統合と実践として看護基礎教育のカリキュラム

が改正され，基礎分野，専門基礎分野，専門分野の区分けのほかに，統合分野が位置づけられた．

改正カリキュラムでは看護の統合と実践として，チーム医療のある中でメンバーシップ・リーダーシップ・エンパワードリーダーシップを学んだり，卒後に複数の患者を受け持ちながらの夜勤実習を推奨するなど，ケアマネジメントができるように教育内容が変更された．さらに同年7月9日に議員立法が成立し，「保健師助産師看護師法」「看護師等人材確保法」が改正され，2010年4月に新人看護職員の卒後臨床研修が努力義務化された．つまり，専門職としての教育にとどまらず，医療人・組織人として，組織にあった現任継続教育の強化が求められている．

一方，社会環境の変化やニーズの多様化に伴い，チーム医療の推進とともに，看護の固有の力が明確になった．認定看護師・専門看護師の誕生や，医療安全の観点から看護師特定能力認定制度が議論されるようになるなど，看護師の役割が見直され，その資質や価値も変革されようとしてきている．

あらためて看護とはなにか，専門職としての看護師の役割を振り返ってみる．

2. 看護とはなにか

わが国において最も看護師たちに影響力のある看護理論として，ナイチンゲールとヘンダーソンの理論をみていこう．医療人ならだれもが知っていて，その概念を学習したことがあるであろう．

1 フローレンス・ナイチンゲールの看護理論

フローレンス・ナイチンゲールは，世界で初めて看護学の理論を提唱した人物であり，1859年『看護覚え書（Notes on Nursing）』において，看護に関する考え方を発表した．

その基本は，「環境は，生命および器官の発達に影響するすべての外的条件および作用」とするものであり，特に健康的な環境を構成するものとして，「適切な換気，適度な明るさ，暖かさ，悪臭の抑制，騒音の抑制」の5つの主要要素をあげている．

また，患者が治療を受ける場所として，快適な物理的環境は，疾患に対する精神的抵抗力を高め，対象者とのコミュニケーションは治療に役立つことから，換気，温度，清潔さ，採光，騒音，排水等の物理的な要素が重要であるとしている．逆にストレスを引き出すような有害な物理的環境は，患者に精神的影響を与える．

社会環境は，病気および予防に関するデータに影響し，きれいな空気，水，適切な排水などが，物理的な環境要素に含まれることを強調している．

また，ナイチンゲールは，「人間は病気に対処する回復力を持っている．回復に適した安全な環境を用意すれば，患者はその力の及ぶかぎり，自分で回復することができる」として，健康とは，「人間の力を最大限に発揮することによって，身体的に良好な状態を維持すること」であり，「病気は自然によって定められた回復の過程とみなされる」としている．

その具体的な内容として，看護実践における指針としての『看護覚え書』においては，換気

と保温，家屋の衛生，こまやかな配慮，物音，変化のあること，食事，食べ物の選択，ベッドなどの寝具，光，部屋と壁の清潔，身体の清潔，安易な期待や忠告を言う，病人の観察の13項目をあげ，できるだけよい環境を確保することによって，対象者の回復過程を促進できることを強調している．

2 バージニア・ヘンダーソンの看護理論

　バージニア・ヘンダーソンは1995年『看護の原理と実践（The Principles and Practice of Nursing）』という教科書の改訂版において，自分の考える看護の定義を発表している．その定義は，病人だけでなく，病気でない人に対する看護も重視しているのが特徴的である．看護師の役割は，「患者を補助して，健康を維持することや病気から回復するために，あるいは安らかな死を迎えるために欠かせない活動を行いやすくすることである」として，看護の構成要素として14の基本的欲求（ニーズ）をあげた．

　ヘンダーソンの基本的欲求（ニーズ）は，以下の通りである[1]．

1．正常な呼吸
2．適切な飲食
3．老廃物の排泄
4．体を動かし，望ましい姿勢を維持する
5．睡眠と休息
6．体にあった衣服の選択
7．体温を保つ
8．体の清潔さを保ち，身だしなみに気をつける
9．環境内の危険を避ける
10．他者とのコミュニケーションをとり，自分の感情，ニーズ，不安，意見などを伝える
11．自分の信仰に基づく祈り
12．達成感を得られるような仕事に従事する
13．さまざまなレクリエーション活動に従事あるいは参加する
14．学び，発見し，あるいは好奇心を満たす，これは正常な発達と健康につながる

　1〜7は生理機能，8と9は安全，10は自尊，また，10と11は愛情と帰属意識，11〜14は自己実現に関連している．ヘンダーソンは，健康および自立性を獲得し，安らかな死を迎えるために援助の必要な個人を考えている．個人と家族は1つの単位となり，身体や精神から影響を受ける．また体力，意志力，あるいは知識が不足している際には，健康な生活を送るために必要な活動を行うことができないとした．

　また，環境は健康に影響する．その個人的要因および物理的要因は，人の健康に大きな影響を与える．健康とは，14の基本的欲求（ニーズ）にかかわる機能を自立的に果たすための個人の能力であり，人間が機能する基礎となる生存のQOLであると定義される．

　ヘンダーソンによる看護の定義は，健康，不健康を問わず，各個人を手助けすることにある．では，どのような点で援助するのだろうか？　健康生活，健康への回復は，もし本人が必要なだけの強さと意志と知識とを兼ね備えていれば，他者の手を借りなくてもできるかもしれな

い．しかし，患者だけでなく，健康な人の場合でも，できるだけ速やかに自分の始末ができるように，その人を援助すること，この活動がヘンダーソンのいう看護の基本であった．

　以上，紹介したナイチンゲールとヘンダーソンの看護理論の枠組みが，看護の基本とされ，アセスメントする際の枠組みとして臨床現場で活用されてきた．
　その後，わが国にNANDA看護診断が紹介されたことにより，ゴードンの基本的健康パターンの枠組みを取り入れる施設が増加していったが，看護の基本理念は変わらないといえる．現在はチーム医療の推進に伴い，医療従事者が共通理解でき，患者・家族にもわかるデータベースとして，日常生活自立度，認知症自立度などのチェック項目がはいっている患者基礎情報で，患者もしくは家族に記載してもらい，入院当日に持参してもらうシステムへ変化している．

3. 専門職として看護師が持つ技能

1 専門職とは何か

　次に専門職看護師とはなにか，その看護師が必要とする技能とはなにかを考えてみよう．
　筆者は，いつもセミナーの中で，「看護記録は実践を表すが，その看護実践を行う看護師に必要なものとはなにか」と質問すると，受講者からは，「専門職として行う看護の提供」と返答がある．専門職とは，「専門性を必要とする職業」のことである．現代の日本においては，専門職とは，国家資格を必要とする職業を指すことが多いが，近年では高度な専門知識が必要となる仕事については，国家資格は不要な仕事でも，専門職と呼称することもある．また，国家資格を要する職業であっても職種により，専門職とは呼ばないこともある．法律，会計，医療系の専門職に就いている人は，氏名に「先生」を付けて呼ばれることも多い．もともと専門職（英 profession；独 Beruf）は，ヨーロッパにおいて聖職者，法律家，医師などを指す用語であった．それぞれの職業人は，大学の神学部，法学部，医学部で養成されていた．
　ちなみに，労働基準法第14条においては，「国（厚生労働省）が定める高度な専門知識を有する者としている」としている．この定義からすると看護師は専門職といえる．
　また，看護師とは「厚生労働大臣の免許を受けて傷病者や褥婦（じょくふ）に対する療養上の世話，または診療の補助を業とする者」をいう（保健師助産師看護師法における定義）．
　2001（平成13）年「保健婦助産婦看護婦法の一部を改正する法律」（平成13年法律第153号）により，それまでの「看護婦」「看護士」は「性別による相違をなくする名称の統一」として「看護師」と改められ，2002年3月より施行となった．
　すなわち看護師は，傷病者や褥婦（じょくふ）に対する療養上の世話，または診療の補助を業とする者としての看護サービス業であり，専門職である．

2 看護師が必要とする技能とは何か

　看護サービス提供の過程が看護過程である．そのプロセスは，①基礎情報の収集，②クリティカルシンキングにおけるアセスメント（看護診断），③患者参画型看護計画（入院診療計画

表1　看護過程を展開する際に必要不可欠な技能

基礎情報収集能力	患者の要求やニーズ・期待・日常生活動作の状況などのアセスメントデータ
アセスメント能力	クリティカルシンキング・フォーカスアセスメントを行い，看護診断・看護判断を行う．
参画型看護計画立案能力	患者とともにニーズや問題の明確化をはかり，看護サービス計画を立案し，入院診療計画書と合わせて説明し，同意を得る．
実践技能	看護計画に基づいて説明・同意・証明しながら，直接看護・間接看護・相談・指導を実施する．
評価能力	計画に基づいて実施した内容の評価・修正・再立案を行う．

以上の看護過程を展開する際には，対人関係調整力やコミュニケーション能力・説明・説得力が必要である．

書による）とケア提供の実践，④評価，というサイクルで，看護サービスを実施し，記録される．

看護過程を展開する際に，看護師として必要不可欠な技能は，**表1**である．

また，看護サービスを提供する際に専門職として最も守らなければならないことが，法に基づく実践である．つまり，医療法をはじめとして，医師法や保健師助産師看護師法，社会環境の変化に伴い増加した認知症，統合失調症・躁うつ病患者などのケアに際しては，精神保健福祉法や障害者自立支援法などである．また，人間の生命，人間としての尊厳および権利を尊重し，看護者の倫理綱領に基づいた看護実践を行い，専門職として，自己の責任と能力を的確に認識し，実施した看護について，説明責任を果たす能力が必須である．

そのほか，複数の患者への対応を余儀なくされることから，ケアマネジメント能力が必要であり，患者・家族，医療従事者などの対象となる人々に安全な看護を提供し，危機的状況にさらされたときには，保護し安全を確認する．具体的には，医療法の中でうたわれている医療安全，感染管理，褥瘡ケアマネジメントなどがある．これらを実践するための，専門職種間の協働や，自己および相手の能力と実践可能な業務を正しく判断し，委任し，マネジメントする能力も必要である．

看護師は，常に専門職として，臨床研究や看護実践を通して，専門知識・技能の探求・開発に努めることが求められる．さらに看護の質を向上させるために，看護実践の根拠や妥当性を明確にし，可視化できる能力の維持・開発に努めることも欠かせない．組織にあった現任教育の強化が必要となっている．

おわりに

社会環境が多様化する変化の中で，厳しい医療提供環境が強いられている．教育や指導なくして組織や専門職としての進化や発展はない．患者・利用者・家族のニーズにあった医療・看護を提供するには，医療を取り巻くさまざまな現状を把握し，基礎教育から継続的に組織人や専門職としての人材育成を行うことが必須といえる．

参考文献

1) ルビー・L・ウェズレイ著/小田正枝訳：看護理論とモデル．第2版，HBJ出版局，1987．

Chapter 5 フォーカスチャーティング® の基本原則と活用の実際

日本フォーカスチャーティング®協会 理事長
JFCヘルスケアマネジメント研究所 主席研究員　川上千英子

　法改正や社会環境の変化等で，医療現場の看護実践は大きく変革している．一方，それらを表現する看護記録は，看護者が記録する患者記録へと変わった．さらに，診療報酬では，実践を証明する記録，すなわち専門職として説明責任が果たせる記録が求められるようになった．
　あらためて，専門職である看護者として，ケアを提供したことが可視化でき，説明責任が果たせる記録方法として，フォーカスチャーティング® の基本から活用の実際までを学び，実践に活かしてもらいたい．

1. なぜフォーカスチャーティング® が誕生したか

　フォーカスチャーティング® は，1981年，米国ミネアポリスのエーテル病院，スタッフナースの特別委員会によって開発された．その理由は，従来の看護記録では，医師や他の医療従事者からみて患者の重要な出来事がわからない，ケア提供が可視化できない，記録に時間がかかる，患者のケアを判断するときに看護師の知識や問題解決思考過程（クリティカルシンキング）を活用しているかが示されていないなどの不満があったからである．また，従来の看護記録では，医学と看護の違いに対する理解を促すのに役立つ看護診断が表現できないなどが課題としてあげられた．
　医学診断と看護診断の定義を比べてみる．

> ・医学診断は，病因の記述で，解剖学的，生理学的見地から何が起こっているのか，また細胞のレベルで何が起こっているのか述べている．
> ・看護診断は，個人・家族・地域に現在起こっている，または，予測される健康問題や，生活過程への反応に対して行われる臨床判断である．看護診断は，看護の任務を達成するための看護実践の選択肢の基盤を与えてくれる．

（スーザン・ランピー，1999年　講演集より）

　フォーカスチャーティング® を開発するにあたっては，今までの記録の課題解決として，
①患者記録として法的な有効性を持つこと
②看護過程を反映していること
③重複記録を避け，患者の状態の最新情報が簡潔に記載され，漏れのないこと

④看護におけるすべての観察，治療，行われる医学的処置，ケアに対する患者の反応を記録すること
⑤医療従事者間のコミュニケーションの手段，情報伝達の手段となること
⑥記録システムとしてケア計画と実践を統合できること
⑦監査や研究のために情報検索できるような様式で，経過記録として記録できること

を記録の基準とした．

2. フォーカスチャーティング® の定義

フォーカスチャーティング® は，コラム形式で，患者の経過記録を系統的に記述する記録方法である．それは患者の現在の状態，目標に向かっての経過状況，治療・看護介入に対する反応を記録することに焦点を当てている．

患者中心の記録であり，患者の状態や変化によっては，日，時間の欄を正確に記載することで経時記録として使用することができる．

3. フォーカスチャーティング® のフォーマット

フォーカスチャーティング® はどのような看護・介護場面でも，以下のフォーマットを使用する．

フォーカスチャーティング® のフォーマットには，必ずフォーカスコラム（欄）を設ける．逆に言えば，「フォーカスコラムのない記録はフォーカスチャーティング® とは呼ばない」（スーザン・ランピー）ということである．

そのフォーカスコラムを利用することで，データを系統立てることができ，何が起こっているのかという情報や患者の状態の変化を見分け，重要な出来事を示すことができる．その方法として，フォーカスコラムを縦で読むこと（走り読み）を行う．

フォーカスを支持するD，A，Rを横読みという．走り読みと横読みで，医療者間のコミュニケーションツールとして活用でき，申し送りの短縮が図れる，現在の患者の状態を瞬時に把握できるというメリットがある．また，走り読みや横読みで，フォーカスチャーティング® の基本原則が守られているかを評価できる．

フォーカスチャーティング® の走り読み・横読み

日	時間	F	DAR	記載者

フォーカスコラムを縦で読むことを走り読みという．

フォーカスを支持するDARを横読みという．

フォーマット各欄の記載内容を述べる．

日　時間	F	DAR	記載者
●時間は，経過記録の際には，フォーカスを当てたおおよその時間でよい． ●経時記録で表現するときには，フォーカスもしくは，アクションを起こした正確な時間を記載する．	●フォーカスは，次の看護者に伝えたい患者の出来事や，次のシフトに伝えたい患者の出来事である． ●フォーカスは必ずしも1つではない．複数の場合もある． ●アセスメントはフォーカスで表現する．その際にアセスメントした最も強調したい用語・熟語がフォーカスである． ●看護診断名はフォーカスとなる．	●フォーカスを支持する（理由づける）系統的な経過記録を記載する． ●DARの各要素は，必ずしもDから始まらないし，Rで終わるとは限らない． ●看護計画を実施したことを記載する． ●看護必要度や看護計画の評価を記載する．	●ケアサービスを提供した人が記名するのを原則とする． ●急変等は，かかわった人全ての名を記載する．

　フォーカスチャーティング®は，フォーカスコラム（フォーカス欄）があることにより，患者の情報をひとまとまりの情報として系統立ててまとめているので，必要な情報が簡単にみつかる．

　看護過程やクリティカルシンキングによる問題解決思考過程を実践できる枠組みを提供してくれる上，看護師の看護判断・看護診断を記録するように促すなどの工夫でフォーマットや構成要素が開発されている．

　次に，フォーカスチャーティング®の構成要素をみてみよう．

4. フォーカスチャーティング®の構成要素

　フォーカスチャーティング®は，フォーカス（Focus），データ（Data），アクション（Action），レスポンス（Response）の4要素で構成されている．

　スーザン・ランピーによる定義は，以下の通りである．

フォーカス（Focus）：必須基本要素
- 徴候・症状や患者の行動
- 患者の状態の急激な変化
- 異常もしくは重大な出来事
- 患者ケアの目標にどのくらい到達したかを評価するために記録する場合は，その計画目標の中からの患者の問題点

データ（Data）：基本要素
- フォーカスを支持する（理由づける）主観的・客観的情報および重大な出来事が起こった際の観察事項

アクション（Action）：基本要素
- 看護ケアの内容，診療の補助・介助を行った際はその内容
- 医療スタッフの介入内容

レスポンス（Response）：基本要素
- 患者の治療・看護目標，介入による患者の反応，看護計画の達成

以上を具体的に展開すると，次のようになる（川上千英子）．

①フォーカス

- 患者を全人的にとらえた出来事
- 患者の健康障害での出来事
- 患者の療養上の出来事
- 患者の問題（共同問題を含む）
- 根拠に基づいた症状，徴候，患者の行動
- 患者の状態の急激な変化
- 根拠に基づいた患者の異常なもしくは重大な出来事
- 標準フォーカス用語（EBN＋患者の出来事）
- 看護診断名
- クリニカルパスのバリアンスの根拠

> ここでいう出来事とは，患者・家族の問題点を含む，療養上での出来事を指す．例えば，うれしいこと，楽しいことなど

②データ

- フォーカスを支持する主観的・客観的な情報
- フォーカスを支持する諸検査データ
- 患者・家族の言ったこと
- フォーカスを説明する情報
- フォーカスを支持する聞いたこと，見たこと，観察したこと
- フォーカスの裏づけ

> フォーカスを支持するD（データ）を記載する．支持しない，つまり記録に残しておくのみのデータは支持したデータの後に記載する．

③アクション

- 医療従事者が実施したフォーカスを支持するケア内容
- 医師やコメディカルスタッフの依頼で実施した内容
- 一時的計画に沿って実施したこと（P/A）
- 実践した一時的計画（A/P）
- 看護計画との連動記載（P1−1/A）
- 看護必要度の実施記載（P1−1/●●A）

> A（アクション）の種類は，A，A/P，P/A，P1-1/A，P1−1/●●A（5種類）／（スラッシュ）の種類はA/P，P/A，P1-1/A，P1−1/●●A（4種類）である．

④レスポンス

- フォーカスを支持する患者の反応
- アクションに対しての患者の反応
- 看護計画の評価（評価の文章は枠で括るのが原則）

> R（レスポンス）の種類は患者の反応のRと，看護計画・一時看護計画，看護必要度の評価を記載するRとの2種類がある．

- 看護必要度の評価

5. フォーカスチャーティング®の基本的な書き方・表し方

フォーカスチャーティング®の，基本的な書き方と表し方の実際を述べる．

● 1　基本的な書き方

①フォーカス（F）の当て方

フォーカスは，患者の最も強調したい出来事や，臨床の中で次のシフトに伝えたい患者の出来事に当てる．さらにフォーカスは，根拠のある用語・熟語で表現する．

日	時間	F	DAR	記載者
●/1	◎時◎分	・患者の最も強調したい出来事 ・次のシフトに伝えたい患者の出来事 ・フォーカスは根拠のある用語・熟語		●●

②フォーカスとして使用してはいけない用語

フォーカスチャーティング®には，フォーカスコラムの走り読みで患者の状態が瞬時に把握できるというメリットがある．つまり，患者の出来事として抽象的な用語・熟語はフォーカスとして適当でない．

日	時間	F	DAR	記載者
●/1	◎時◎分	・サマリー ・看護介入・行為 ・身体器官 ・状態 ・一般 ・まとめ ・勤務帯アセスメント		●●

③フォーカスチャーティング®の日・時間の表し方

フォーカスチャーティング®は経過記録を系統的に記述する記録方法である．よって日，時間はフォーカスを当てた日，おおよその時間となる．

ただし，経時記録としても使えるメリットがあるので，その場合は正確な時間を記載する．

日	時間	F	DAR	記載者
●/1	◎時◎分 フォーカスを当てた日，おおよその時間経時記録として使用する場合は，正確な時間を記載する．			●●

④フォーカスチャーティング®のアクション（A）と　/　スラッシュの種類

フォーカスチャーティング®のアクション（A）は5種類の記載方法がある．
フォーカスチャーティング®のスラッシュ（　/　）は4種類がある．

日	時間	F	DAR	記載者
●/1	◎時◎分		アクションの種類 • 看護介入（A） • 一時的計画の実施（P/A） • 実践した一時的計画（A/P） • 看護計画との連動記載（P1—1/A） • 看護必要度の実施記載（P1—1/●● A）	●●

2　実践した一時的計画（A/P）と一時的計画の実施（P/A）の例

日	時間	F	DAR	記載者
●/1	◎時◎分	乏尿 バック内2cc	D：「尿道の先端が痛い．お腹がはるよーーへんな感じだ」 腹部膨満，腹痛軽度2/5　ハルンバック内濃縮尿あり 尿道周囲　発赤あり A/P：電話にて●●医師に尿量など報告する． 　　　陰部洗浄，尿道周囲ワセリン塗布　水分400 mL摂取 　　　30分おき尿量チェック　0時まで尿量30 cc以下はラシックス1A IV	●●
	0時0分	尿量増量なし	R：腹部膨満，腹痛軽度自制内　尿道周囲不快感なし 尿量23 cc 「お腹がはる．なんだか下腹がくるしい」 P/A：ラシックス1A IV	●●

実際に指示のあった事柄
• 医師の指示すぐに水分を400 mL飲ませてください．
• 0時まで尿量が30 cc以下であればラシックス1A IVをしてください．

3 表し方の基本

①患者・家族との対話や面談の中で，アセスメントとして最も強調したい用語・熟語にフォーカスを当てる（つまり，次のシフトに伝えたいことにフォーカスを当てる）．その際，フォーカスチャーティング®は系統的な経過記録方法であるため，フォーカスは必ずしも1つという原則はなく，複数の場合もある．

フォーカスを当てた時間（コンピュータでも同様である）は，経過記録方法から，おおよその時間でよい．ただし，ヒヤリハットや事故発生時，薬剤等を投与した場合等，経時記録として表現しなければならない時は，時間は正確に記載する．つまり経時記録としても使えるということである．

日	時間	F	DAR	記載者
12/1	13時15分（おおよその時間）	便秘による腹部膨満 アセスメント （3日間排便がみられないための腹部膨満と考える）		●●

②次に，フォーカスを支持するデータ（D），アクション（A），レスポンス（R）を記載する．フォーカスが複数あがっている場合でもフォーカスを支持する各要素のD，A，Rは要素ごとにまとめて書く．また，記録の重複を避けるため，フォーカスにあげた用語をそのままDARの欄には，引き写さないようにする．

日	時間	F	DAR	記載者
12/1	13時15分	水様便 腹痛　3/5 歩行時下肢痛　2/5	D：6時ごろより水様性の下痢がみられ，腹痛の訴えあるが自制内，10時頃よりトイレ歩行時ふらつきあり下肢痛が出現する． A：陰部洗浄，清拭，両下肢に冷湿布施行．	●●

③記載者の欄は，原則はアクションを起こした人が記載する．ただし患者・家族からの情報や担当看護師不在時にケアや処置が実施され，その報告を受けた際には，担当看護師は，聞いたことを，フォーカスを支持するデータとして記載する．

また，患者の急変時などは，担当看護師以外の応援看護師などかかわった全ての人の名を記載者欄に記載し，患者・家族に対する説明・証明とする．

日	時間	F	DAR	記載者
			（川上が担当看護師で応援看護師が佐藤・伊藤となる．）	佐藤 伊藤 川上

④フォーカスチャーティング®は，フォーカス，データ，アクション，レスポンスの4要素で表すが，必ずしもデータからは始まらないし，レスポンスでは終わらない．看護場面によって異なる．

```
フォーカス（Focus） ─→ データ（Data）
              ─→ アクション（Action）
              ─→ レスポンス（Response）
```

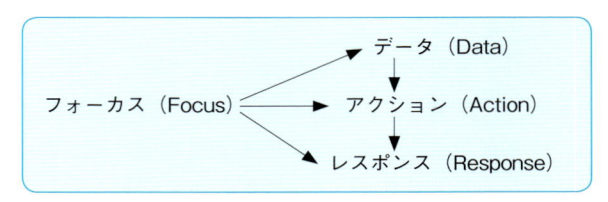

例えば，以下のようになる．

日	時間	F	DAR	記載者
12/3	10：10	3日間の便秘	**D**：「おなかがはって，便がでそうででない」 腹部膨満あり，便意あり，腹痛なし **A**：レシカルボン坐薬挿入　腹部マッサージ	佐藤
	13：00	下肢痛　3/5	**D**：「足が痛い，ツル感じする．」 歩行時ひきずりながら歩く． **A**：両下肢冷湿布施行	佐藤
	14：00	下肢痛　2/5	**R**：「すこし軽くなり痛みは和らぎました．」	伊藤
	14：30	反応便	**R**：「やっと便がでました．すっきりしました．」 硬便　中等量204グラム	伊藤

「3日間の便秘」についての患者の反応に時間差があったため，あらためてフォーカスを当て，そのおおよその時間を記載する．その際は，フォーカスは相対用語が同義語となる．

6. 看護過程とフォーカスチャーティング®の関係

　看護記録とは，「看護過程を展開した看護実践を記載する」と定義づけられてきた．その看護過程とは，「目標に向かって人間的なケアを効果的かつ効率よく行う組織的・系統的な方法である」（看護過程の定義，アルファロ，1994）．

　それは，看護サービス業として仕事を進める方向・手順や過程経過を指す．その段階は3段階から5段階となり，アルファロは看護過程の各段階を，①アセスメント，②看護診断・判断，③看護計画，④実施，⑤評価の5要素とした．

　それでは，なぜ看護過程を使用するのだろうか．それは，看護を組織的・系統的に提供することができるからである．看護過程を使用することにより，患者ケアにおける見落としや重複が少なくなり，看護の質の向上につながる．また，患者と看護師がケア計画全体に参画し，ともに目標設定や計画立案ができる．それによって，患者は共通の目標をもった医療チームの重要な一員だと感じることができ，自分のヘルスケアに関する決定にも参画するようになる．

　また，看護過程により，人間の反応に焦点をおいて看護計画を立案できる．疾病の治療に重

点を置いた医学的治療計画とは異なり，人間を全人的にケアする看護計画を作成できる．疾病に対する介入を行うのではなく，患者のニーズに合わせた看護介入を行う必要がある．看護過程のメリットは，次の通りである．

①看護ケアを系統的に行える．
②見落としやむだをなくし，重複を防ぐ，円滑にコミュニケーションが図れる．
③個別性ある患者の反応に重点をおき，個別的な看護ケアが柔軟に行える．
④患者の参画を促し，成果が上がるたびに看護師や患者の満足度が高くなる．

看護過程とフォーカスチャーティング®の関係は次の通りである．

看護過程	フォーカスチャーティング®
情報収集	データ（Data）
アセスメント	フォーカス（Focus）
計画立案	計画または行為（Plan of Care or Action）
実施	行為（Action）
評価	評価（Response）

フォーカスチャーティング®との関係をよく理解し，看護過程の実践をフォーカスチャーティング®に反映しよう．

7. クリティカルシンキングとアセスメントのとらえ方

1 クリティカルシンキングとは何か

クリティカルシンキング（Critical thinking）とは，批判的思考といわれ，物事や情報を批判的に解釈する思考技能である．すなわち，対象物を見聞きしたままに受け取るのではなく，客観的，かつ分析的に理解するものである．「批判」という言葉は，「反対する，受け入れない」等のイメージから「否定」という言葉と同義で用いられるケースが少なからず存在する．しかし，ここでいう「批判」とは「情報を分析，吟味して取り入れること」を指しており，客観的把握をベースとした正確な理解が必要である．「否定」という言葉は，情報自体を拒絶するという意味合いが強く，また主観的要素を含んでおり，「批判」という言葉の意味とは隔たりがあることをあらためて述べておきたい．

2 アセスメントとは何か

アセスメントとは，解釈，分析，統合，評価という思考プロセスであるが，現在では根拠，証拠があるアセスメントとして，データベースアセスメント，重点アセスメント，フィジカルアセスメント，フォーカスアセスメントなどが使われる場合がある（**表1**）．

しかし，臨床現場はアセスメントをうまく表現できず，開示記録として診療録との整合性が問題となっている．看護者の思い，憶測，推測の表現が多く，根拠・証拠が見い出せるアセスメントとはいえないのが現状である

また，医療現場の中ではアナムネーゼとして，ヘンダーソンやコードンなどの著名な看護理論の枠組みを用いているデータベースアセスメントを使用してきた．

　看護理論は，2000年4月現在までに，米国においては，30余り誕生している．

　看護理論（セオリー）とは，看護の現象について説明し，その特徴を明らかにするために書かれた一連の記述である．構造化された，凝縮した，系統的な一連の陳述の明確な表現である．その分類は大理論・中範囲理論・実践理論で，その中でも実践理論については，カリスタ・ロイ看護理論，ドロセア・オレム理論，バージニア・ヘンダーソン理論が代表的である．

　それでは，なぜ看護師は看護理論を学ぶのだろうか．その理由としては，看護過程を使用する看護師の看護観の発展や能力開発・自己開発・人間関係スキル・研究教育のサポートなどが考えられる．

3　フォーカスチャーティング®でのアセスメント

　フォーカスチャーティング®の記載方法にアセスメントという要素はない．

　スーザン・ランピーによると，「アセスメント」をデータの収集として定義し使用している場合と，データの収集からデータの分析（看護診断）までを含めて使用している場合がある．現状での使用上の定義が不明確といえる．

　そこで，スーザン・ランピーはフォーカスチャーティング®では，意図的にアセスメントという用語を避けている．したがって，アセスメントの要素を設けて記載することは，フォーカスチャーティング®では行われていない．

　わが国においても，同様のことがいえる．現在使われている看護用語のアセスメントの定義は明確ではない．例えば，アセスメント（英語では看護用語としてのassessment）の定義には，①評価または査定を行うこと，②患者の問題点や考慮すべき点を抽出し，明記した文，という2種類がある．これでは文章表現をする際に混乱を招いてしまう．

　一方，フォーカスチャーティング®では，アセスメントは患者の問題点であり，看護判断，看護診断であることから，フォーカスとして表現されるという解釈になる．つまり，フォーカスチャーティング®のアセスメントは，フォーカスとして表現するということである．

　ところで，わが国の臨床現場では，なぜアセスメントをうまく表現できないのだろうか？筆者はさまざまな文献を参照し，また米国でフィジカルイグザミネーションの実際を見聞きしたり，学習をした結果，「アセスメントとは，クリティカルシンキングを十分に考慮したうえでの解釈，分析，統合という思考プロセスである」と考えている．

表1　アセスメントの種類

データベースアセスメント	初めて患者に接したときに，その人の健康状態についてあらゆる側面から収集した情報で，各現場は著名な看護理論の枠組みを用いている．
重点アセスメント	問題が現に存在していることを示す根拠・証拠の有無，問題が完治する状態，問題の要因やコントロールの方法，問題への対処や予防などについて，1つの問題へと絞り込むアセスメントである．
フィジカルアセスメント	五感を働かせて，ボディランゲージや対人関係のパターンに注目して観察・面接を行い，それらを系統的に表現する問診，視診，聴診，触診，打診によるアセスメントである．これにより，患者を主体として，医師と対話が図れるようになる．
フォーカスアセスメント	ある問題や状態に絞って，さらに詳細な情報を収集すること．

Chapter 6 各シート類との連動方法の実際

日本フォーカスチャーティング®協会 理事長
JFCヘルスケアマネジメント研究所 主席研究員　川上千英子

1. 入院基本料等の各シート類との連動の必要性

　近年，効率化や標準化，合理化を目標としてIT化を進める医療施設は増加する傾向にある．一方，患者中心の医療・看護をめざして，「承諾書」から「同意書」への名称の変更や，「入院診療計画書」をはじめとした各アセスメントシート類などの記録も増えており，それらは，患者・家族に開示・説明できることが求められている．また，これらの変化に対応するために，各施設では多くの委員会が設置されている．
　そこで，看護師が入院診療計画書をはじめとした各シート類への記録を実施し，連動記載するときに求められること，専門職・組織人として説明責任を果たすこととはどのようなことなのかを考えてみよう．

1　診療報酬と入院基本料

　従来，管理者以外はあまり考えることがなかった診療報酬や入院基本料は，数年前より組織のマネジメント力をつけようと入院基本料や看護体制，それらを表現する看護体制の見直しや看護記録の現任教育の強化が図られている．その入院基本料とは，一般病棟入院基本料・特別入院基本料から構成され，療養病棟入院基本料，結核病棟入院基本料，または精神病棟入院基本料であっても，看護配置，看護師比率，平均在院日数その他事項につき，別に厚生労働大臣が定める施設基準に適合しているものとして，保険医療機関が地方厚生局長等に病棟に入院している患者について，当各基準に係る区分に従い，それぞれが所定点数を算定している．
　また，入院基本料等の施設基準に，入院診療計画書，院内感染防止対策，医療安全管理体制および褥瘡対策および栄養管理体制が別に厚生労働大臣が定める施設基準を満たす場合に限り，入院基本料・特定入院料が算定できること，それらを表す看護記録は，専門職・組織人として看護サービスの評価を受ける場合の証拠として，また専門職として説明責任を果たす看護記録を残す必要があることが入院基本料に関する施設基準で規定されている．逆に，看護記録の記載がないということは，看護サービスを提供した証明にならないということである．これは，専門職・組織人として，看護の実践に対する説明責任が果たせないということになる．

> **表1　入院基本料に係る看護記録**
>
> ○患者の個人記録
> 　（1）経過記録
> 　　　個々の患者について観察した事項および実施した看護の内容等を看護要員が記録するもの．
> 　　　ただし，病状安定期においては診療録の温度表等に状態の記載欄を設け，その要点を記録する程度でもよい．
> 　（2）看護計画に関する記録
> 　　　個々の患者について，計画的に適切な看護を行うため，看護の目標，具体的な看護の方法および評価等を記録するもの．
> ○看護業務の計画に関する記録
> 　（1）看護業務の管理に関する記録
> 　　　患者の異動，特別な問題を持つ患者の状態およびとくに行われた診療等に関する概要，看護要員の勤務状況並びに勤務交代に際して申し送る必要のある事項等を各勤務帯ごとに記録するもの．
> 　（2）看護業務の計画に関する記録
> 　　　看護要員の勤務計画および業務分担並びに看護師，准看護師の受け持ち患者割当等について看護チームごとに掲げておくもの．看護職員を適正に配置するための患者の状態に関する評価の記録．

2　入院基本料に係る看護記録

　現場の中での看護記録は，入院基本料の届出を行った病棟において看護体制の1単位ごとに，次に掲げる記録がなされている必要がある．ただし，その様式，名称等は各保険医療機関が適当とする方法で差し支えないと**表1**の規定がある．

　その入院基本料に係る看護記録は，2006年度の診療報酬改定では，病院の入院基本料等に関する施設基準として，各病棟における入院患者の重症度・看護必要度に係る評価を行い，実状に合わせた適正な配置数が確保されるよう管理することを厚生労働省保険局医療課長が通達している．

　2008年度の診療報酬改定により，7対1入院基本料を取得する医療機関に対して，一般病棟用の重症度・看護必要度に係る評価票を用いて調査を行い，一定の要件を満たすことが施設基準として求められた．さらに，回復期リハビリテーション病棟の要件に日常生活機能評価が導入される等して，評価票を用いて患者の状態をチェックし，看護記録に評価を記載することが規定された．

　2010年の診療報酬改定では，10対1の入院基本料が追加され，急性期補助加算が新設され，施設基準の評価とされた．2010年度からは，入院基本料の施設基準に看護職員を適正に配置するための患者の状態に関する評価の記録が追加され，評価票でのチェックのみだけでなく，チェック項目として根拠のある評価を記録することが追加された．

　2012年の診療報酬改定では，入院基本料の7対1・10対1の点数は上がり，13対1に看護必要度が新設された．また，回復期リハビリテーション病棟入院Ⅰは，評価のA項目を入院時評価することが追加となった．

　しかし，厳しくなった施設基準のもう1つに平均在院日数基準がある．一般病棟入院基本料7対1の施設基準については平均在院日数が「19日以内」であることが「18日以内」に，特定機能病院入院基本料7対1については「28日以内」であることが「26日以内」に，専門病院入院基本料7対1については「30日以内」であることが「28日以内」に改定された．もう1つの看護必要度基準で，一般病棟入院基本料7対1と専門病院入院基本料7対1の施設基準につい

表2　各要件の比較

入院基本料に係る看護記録の基準	医療安全の証明記録	フォーカスチャーティング®
患者の経過記録	起きた時の経時記録	経過記録方法だが，経時記録として記載できる．
看護計画と評価	シートとチェックと実施記録	連動し看護計画の実施や評価を記載する．アクションで実施したことが記載できる．
各勤務帯の記録が不可欠	ヒヤリ・ハットや事故発生はあるがまま（発見時の患者の状態）で記載する．	各勤務帯看護計画を連動記載する．フォーカスコラムに発見時のあるがまま（発見時の患者の状態）で記載する．

ては看護必要度の基準を満たす患者を「10％以上」入院させる病棟であることが「15％以上」に，特定機能病院入院基本料7対1についても「看護必要度について継続的に測定を行い，その結果に基づき評価を行っていること」が「看護必要度の基準を満たす患者を15％以上入院させる病棟であること」に改定された．新しい施設基準をクリアするために看護必要度が低い患者を転院・転棟させることになり，また病棟に残された看護必要度が高い患者は低い患者より在院日数が長く，平均在院日数の短縮のため，よりいっそうの努力を強いられることになる．

　このように，多くの基準に適合することが求められている入院基本料に係る看護記録と，医療安全の証明として必要な記録，フォーカスチャーティング®での記録の各要件を比較してみよう（**表2**）．

　表2に示す各要件の比較からみても，フォーカスチャーティング®は，入院基本料に係る看護記録の基準や医療安全の証明としても適合する記録方法といえる．

3　入院基本料の施設基準等で使用される各シート類

　「入院基本料等の施設基準等」では，入院基本料（特別入院基本料（7対1特別入院基本料及び10対1特別入院基本料を含む））及び特定入院料に係る入院診療計画，院内感染防止対策，医療安全管理体制・褥瘡対策及び栄養管理体制の基準が定められている．また，病院である保険医療機関の入院基本料等の施設基準として，「病棟の概念は，病院である保険医療機関の各病棟における看護体制の1単位をもって病棟として取り扱うものとする．1病棟当たりの病床数については，①効率的な看護管理，②夜間における適正な看護の確保，③当該病棟に係る建物等の構想の観点から，総合的に判断した上で決定されるものであり，原則として60床以下を標準とする．ただし，精神病棟については，70床まではやむを得ないものとする（基本診察料の施設基準等及びその届出に関する手続きの取り扱いについて　保医発0305第2号　平成24年3月5日）」とある．その実践を表す看護記録は，医療法施行規則などで規定されている（**表1**）．

　かつては，患者が入院してくると看護者は，看護理論の枠組みを使用して「アナムネーゼ」を収集して，看護計画を立案してきた．しかし，チーム医療や地域連携の推進，患者記録の標準化やIT化の進展，1997年からの入院診療計画書の義務化，インフォームド・コンセントの推進など，さまざまな医療環境の変化によって，アナムネーゼからデータベースとなり，「患者・利用者基礎情報」等と名称は変更され，組織によって異なった様式が使用されていた入院診療計画書（**図1**）は，チーム全体で情報の活用を図り，地域連携計画としても用いられるものとして，退院支援計画書（**図2**）とも連動できる内容に変化した．

図1 入院診療計画書

(基本診療料の施設基準等及びその届出に関する手続きの取扱いについて 平24 保医発 0305-2 別添 6)

別紙2

(患者氏名)　　　　　殿

入　院　診　療　計　画　書

平成　　年　　月　　日

病棟（病室）	
主治医以外の担当者名	
在宅復帰支援担当者名 *	
病名（他に考え得る病名）	
症状	
治療計画	
検査内容及び日程	
手術内容及び日程	
推定される入院期間	
特別な栄養管理の必要性	有　・　無　（どちらかに○）
看護計画 ・リハビリテーション 等の計画	
在宅復帰支援計画 *	
総合的な機能評価 ◇	

ここに患者参画型看護計画を患者とともに立案し、要約を記載する

注1) 病名等は、現時点で考えられるものであり、今後検査等を進めていくにしたがって変わり得るものである。
注2) 入院期間については、現時点で予想されるものである。
注3) *印は、地域包括ケア病棟入院料を算定する患者にあっては必ず記入すること。
注4) ◇印は、総合的な機能評価を行った患者について、評価結果を記入すること。
注5) 特別な栄養管理の必要性については、電子カルテ等、様式の変更が困難な場合、その他の欄に記載してもよい。

(主治医氏名)　　　　　　印

(本人・家族)

別紙2の2

(患者氏名)　　　　　殿

入　院　診　療　計　画　書

平成　　年　　月　　日

病棟（病室）	
主治医以外の担当者名	
病名（他に考え得る病名）	
症状（治療により改善すべき点等）	
治療計画 （定期的検査、日常生活機能の保持・回復、入院治療の目標等を含む）	
全身状態の評価 （ADLの評価を含む）	
リハビリテーションの計画 （目標を含む）	
栄養摂取に関する計画	
感染症、皮膚潰瘍等の皮膚疾患に関する対策（予防対策を含む）	
看護計画	
退院に向けた支援計画	
入院期間の見込み等	
その他	

(特別な栄養管理の必要性　：　有　・　無)

ここに患者参画型看護計画を患者とともに立案し、要約を記載する

注) 上記内容は、現時点で考えられるものであり、今後、状態の変化等に応じて変わり得るものである。

(主治医氏名)　　　　　　印

(本人・家族)

(別紙様式6)

退院支援計画書

(患者氏名)＿＿＿＿＿＿＿＿＿＿殿

平成　　年　月　日

病棟(病室)	
病名 (他に考え得る病名)	
患者以外の相談者	家族・その他関係者(　　　　　　　)
退院支援計画を 行う者の氏名 (下記担当者を除く)	
退院に係る問題点、 課題等	
退院へ向けた目標設定、支援期間、支援概要	
予想される退院先	
退院後に利用が予想される社会福祉サービス等	

注)　上記内容は、現時点で考えられるものであり、今後の状態の変化等に応じて変わり得るものである。

(退院支援計画担当者)＿＿＿＿＿＿＿＿＿＿印

(本人)＿＿＿＿＿＿＿＿＿＿

図 2　退院支援計画書

(診療報酬の算定方法の制定等に伴う実施上の留意事項について 平 20 保医発 0305001)

現在では，地域連携計画を含めた患者参画型看護計画が求められるため，一般的には，患者が入院してくると，各種のアセスメントシートを用いて情報収集，看護必要度のチェックなどを行い，患者・家族に説明し，患者参画型看護計画に反映させて「入院診療計画書」に記載し同意・署名をもらうという方法がとられている．また，患者基礎情報に関しても，根拠に基づいた患者情報を収集するために，障害老人の日常生活自立度や認知症高齢者の日常生活自立度などのシートでの評価が必須となっている．

次に，具体的に入院診療計画書と院内感染防止対策，医療安全管理体制，褥瘡対策に関する各種のシート類をどのように看護計画に反映させて，連動させていくのかを述べる．

1) 入院診療計画書の基準

1　医師，看護師，その他必要に応じた関係職種が共同した総合的な診療計画書であること．

2　病名，症状，推定される入院期間，予定される検査及び手術の内容並びにその日程，その他入院に関し必要な事項が記載された総合的な入院診療計画であること．

表3　障害高齢者の日常生活自立度（寝たきり度）判定基準

生活自立	ランクJ	何らかの障害等を有するが，日常生活はほぼ自立しており独力で外出する 1. 交通機関等を利用して外出する 2. 隣近所へなら外出する
準寝たきり	ランクA	屋内での生活はおおむね自立しているが，介助なしには外出しない 1. 介助により外出し，日中はほとんどベッドから離れて生活する 2. 外出の頻度が少なく，日中も寝たり起きたりの生活をしている
寝たきり	ランクB	屋内での生活は何らかの介助を要し，日中もベッド上での生活が主体であるが，座位を保つ 1. 車椅子に移乗し，食事，排泄はベッドから離れて行う 2. 介助により車椅子に移乗する
	ランクC	1日中ベッドで過ごし，排泄，食事，着替において介助を要する 1. 自力で寝返りをうつ 2. 自力では寝返りもうたない

＊判定に当たっては補装具や自助具等の器具を使用した状態であっても差し支えない．（平成3年11月18日　老健第102-2号　厚生省大臣官房老人保健福祉部長通知を改訂）

　3　患者が入院した日から起算して7日以内に，当該患者に対し，当該入院診療計画が文書により交付され，説明がなされるものであること．
　　とされている．

2) 患者基礎情報として重要な各種のアセスメントシート

　代表的なものとしては，医療安全のための「転倒・転落アセスメントシート」や栄養管理において栄養状態の確認とともに「摂食・嚥下アセスメントシート」などがある．それぞれをチェックして危険度が高い場合は，防止策としての看護計画を立案し，患者・家族へ説明する．

　療養生活の中で看護の責任が最も大きいともいえる褥瘡対策については，全入院患者を「褥瘡に関する危険因子評価票（図3）」の評価対象とする．

　日常生活自立度の判定結果のランクがJ1～A2（「生活自立」および「準寝たきり」）の患者（表3，4）は「褥瘡対策に関する診療計画書」（図4）そのものの作成は不要である．「褥瘡に関する危険因子評価票」において「できない」もしくは「あり」が1つ以上ある患者に対しては，「褥瘡対策に関する診療計画書」の作成・実施・評価を行う．その際にも，連動した看護計画，実施・評価の記録が不可欠である．

2. 地域連携計画を含めた患者参画型看護計画

　現在では，患者が自身の健康問題に主体的に取り組めるように，患者と看護者が一緒になって考え，ともに協力しあう関係性が大事であるとされ，質の高い看護を提供するために患者参画型看護計画への取り組みは不可欠となっている．

1　なぜ「患者参画型看護計画」なのか

　価値観が多様化している現代において，IT化の進展とも相俟って，患者一人ひとりが必要な情報を自ら集め，きちんと理解し，個人の価値観を尊重して自己判断できる看護サービス計画が求められている．

表4 認知症高齢者の日常生活自立度判定基準

ランク	判断基準	見られる症状・行動の例	判断にあたっての留意事項
I	何らかの認知症を有するが、日常生活は家庭内および社会的にはほぼ自立している。		在宅生活が基本であり、一人暮らしも可能な場合もあるので、相談、指導等を実施することにより、症状の改善や進行の阻止を図る。
II	日常生活に支障を来たすような症状・行動や意思疎通の困難さが多少見られても、誰かが注意していれば自立できる。		在宅生活が基本であり、一人暮らしは困難な場合もあるので、日中の居宅サービスを利用することにより、在宅生活の支援と症状の改善及び進行の阻止を図る。
IIa	家庭外で上記IIの状態が見られる。	たびたび道に迷うとか、買い物や事務、金銭管理等それまでできたことにミスが目立つ等	
IIb	家庭内でも上記IIの状態が見られる。	服薬管理ができない、電話の応対や訪問者との対応等一人で留守番ができない等	
III	日常生活に支障を来たすような症状・行動や意思疎通の困難さが見られ、介護を必要とする。		日常生活に支障を来たすような行動や意思疎通の困難さがランクIIより重度となり、介護が必要となる状態である。「ときどき」とはどのくらいの頻度を指すかについては、症状・行動の種類等により異なるので一概には決められないが、一時も目を離せない状態ではない。在宅生活が困難な場合もあり、夜間もこのためのサービスを組み合わせることにより、在宅での対応を図る。
IIIa	日中を中心として上記IIIの状態が見られる。	着替え、食事、排便、排尿が上手にできない、時間がかかる。やたらに物を口に入れる、物を拾い集める、徘徊、失禁、大声、奇声をあげる、火の不始末、不潔行為、性的異常行為等	
IIIb	夜間を中心として上記IIIの状態が見られる。	ランクIIIaに同じ	
IV	日常生活に支障を来たすような症状・行動や意思疎通の困難さが頻繁に見られ、常に介護を必要とする。	ランクIIIに同じ	常に目を離すことができない状態である。症状・行動はランクIIIと同じであるが、頻度の違いにより区分される。家族等の介護力等により、居宅でサービスを利用しながら、在宅基盤の強化により居宅生活を続けるか、または特別養護老人ホーム・老人保健施設等の施設サービスを利用するかを選択する。施設の特徴を踏まえた選択を行う。
M	著しい精神症状や問題行動あるいは重篤な身体疾患が見られ、専門医療を必要とする。	せん妄、妄想、興奮、自傷・他害等の精神症状や精神症状に起因する問題行動が継続する状態等	ランクI〜IVと判定されていた高齢者が、精神病院や認知症専門棟を有する老人保健施設等での治療が必要となったり、重篤な身体疾患が見られ、専門医療機関を受診するよう勧める必要がある。

（平成18年4月3日 老健第0403003号 厚生省老人保健福祉局長通知）

別紙3

褥瘡に関する危険因子評価票

氏名　　　　殿　男　女　　病棟　　　　評価実施日　．　．

明・大・昭・平　年　月　日生（　歳）　　記入担当者名

褥瘡の有無　1. 現在　なし　あり　（仙骨部,坐骨部,尾骨部,腸骨部,大転子部,踵部）　　褥瘡発生日　．　．
　　　　　　2. 過去　なし　あり　（仙骨部,坐骨部,尾骨部,腸骨部,大転子部,踵部）

危険因子の評価	日常生活自立度　J（1,2）　A（1,2）　B（1,2）　C（1,2）		
	・基本的動作能力（ベッド上　自立体位変換）	できる	できない
	（イス上　坐位姿勢の保持、除圧）	できる	できない
	・病的骨突出	なし	あり
	・関節拘縮	なし	あり
	・栄養状態低下	なし	あり
	・皮膚湿潤（多汗、尿失禁、便失禁）	なし	あり
	・浮腫（局所以外の部位）	なし	あり

［記載上の注意］
1　日常生活自立度の判定に当たっては「「障害老人の日常生活自立度（寝たきり度）判定基準」の活用について」（平成3年11月18日　厚生省大臣官房老人保健福祉部長通知　老健第102-2号）を参照のこと。
2　日常生活自立度がJ1～A2である患者については、当該評価票の作成を要しないものであること。

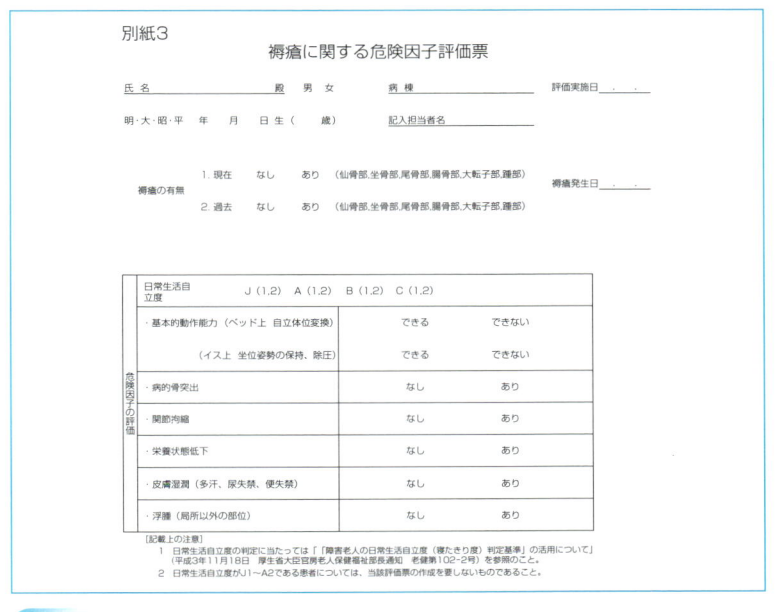

図 3　褥瘡に関する危険因子評価票
（平 20 保医発第 0305002 号別添 6）

時代の要請により，看護記録の内容は患者記録となり，看護者は，患者の医療・看護に関する情報（病状や治療法・ケアなど）について十分な説明を行う責任と，患者が十分に理解できるように工夫する努力が不可欠となった．患者は理解し納得した上で，自らふさわしい医療・看護を選択することが望まれている．

医療や看護の安心と安全は，医療者と患者相互に情報が共有され，互いの信頼が形成されることによって達成される．患者参画型看護計画とは，患者と看護師が互いの情報を共有し，合意に基づき看護の全過程（目標・計画・実践・評価）をともに進めていくことである．具体的には，患者の意向を踏まえた目標設定を行い，アウトカム指向による看護計画を立案し，個別性を考慮したケアを実践し，その計画の調整や評価を患者と一緒に行う．

2「患者参画型看護計画」の利点

「患者参画型看護計画」の実施においては，理解しやすい言葉や表にしてベッドサイドに提示する等，各病院や施設で創意工夫が行われている．また，患者を交えてベッドサイドで申し送りを行う形態を導入している施設もある（ウォーキングカンファレンス）．そこで，症状の変化や不安・困ったこと等を確認し，患者の要望や意見を聞きながら，検査や看護ケアの説明を行い，同時にベッドサイドの安全確認を複数の視点で行っている．特に「転倒・転落予防」や「療養環境の整備」「医療機器の設定」等はシートを用いてチェックを行い，患者や家族にも安全確認が可視化されている．

さらに，患者参画型看護計画によって看護者の役割は明確となり，患者の目標達成をチーム全体で支援する体制の強化につながる（プライマリーナーシング）．

このように，患者参画型看護計画は，患者や家族が参画することで個別性が反映され，患者

別紙3

褥瘡対策に関する診療計画書

氏 名　　　　　　　　　　　　　殿　男 女　　病 棟　　　　　　　　計画作成日　　.　　.

明・大・昭・平　年　月　日 生　　（　　歳）　　記入医師名

記入看護師名

褥瘡の有無　1. 現在　なし　あり（仙骨部、坐骨部、尾骨部、腸骨部、大転子部、踵部、その他（　））　褥瘡発生日　　.　　.

2. 過去　なし　あり（仙骨部、坐骨部、尾骨部、腸骨部、大転子部、踵部、その他（　））

<日常生活自立度の低い入院患者>

危険因子の評価	日常生活自立度　J（1,2）　A（1,2）　B（1,2）　C（1,2）			対処
	・基本的動作能力　（ベッド上　自力体位変換）	できる	できない	「あり」もしくは「できない」が1つ以上の場合、看護計画を立案し実施する
	（イス上　坐位姿勢の保持、除圧）	できる	できない	
	・病的骨突出	なし	あり	
	・関節拘縮	なし	あり	
	・栄養状態低下	なし	あり	
	・皮膚湿潤（多汗、尿失禁、便失禁）	なし	あり	
	・浮腫（局所以外の部位）	なし	あり	

<褥瘡に関する危険因子のある患者及びすでに褥瘡を有する患者>

褥瘡の状態の評価（DESIGN－R）	深さ	(0)なし	(1)持続する発赤	(2)真皮までの損傷	(3)皮下組織までの損傷	(4)皮下組織をこえる損傷	(5)関節腔、体腔に至る損傷	(U)深さ判定が不能の場合	
	滲出液	(0)なし	(1)少量：毎日の交換を要しない		(3)中等量：1日1回の交換		(6)多量：1日2回以上の交換		合計点
	大きさ(cm^2) 長径×長径に直行する最大径	(0)皮膚損傷なし	(3)4未満	(6)4以上16未満	(8)16以上36未満	(9)36以上64未満	(12)64以上100未満	(15)100以上	
	炎症・感染	(0)局所の炎症徴候なし	(1)局所の炎症徴候あり（創周辺の発赤、腫脹、熱感、疼痛）		(3)局所の明らかな感染徴候あり（炎症徴候、膿、悪臭）		(9)全身的影響あり（発熱など）		
	肉芽形成 良性肉芽が占める割合	(0)創閉鎖又は創が浅い為評価不可能	(1)創面の90%以上を占める	(3)創面の50%以上90%未満を占める	(4)創面の10%以上50%未満を占める	(5)創面の10%未満を占める	(6)全く形成されていない		
	壊死組織	(0)なし	(3)柔らかい壊死組織あり		(6)硬く厚い密着した壊死組織あり				
	ポケット(cm^2) （ポケットの長径×長径に直行する最大径）－潰瘍面積	(0)なし	(6)4未満	(9)4以上16未満		(12)16以上36未満		(24)36以上	

看護計画	留意する項目		計画の内容
	圧迫、ズレカの排除 （体位変換、体圧分散寝具、頭部挙上方法、車椅子姿勢保持等）	ベッド上	
		イス上	
	スキンケア		
	栄養状態改善		
	リハビリテーション		

［記載上の注意］

1　日常生活自立度の判定に当たっては「「障害老人の日常生活自立度（寝たきり度）判定基準」の活用について」（平成3年11月18日　厚生省大臣官房老人保健福祉部長通知　老健第102-2号）を参照のこと。

2　日常生活自立度がJ1～A2である患者については、当該評価票の作成を要しないものであること。

図 4　褥瘡対策に関する診療計画書

（基本診療料の施設基準等及びその届出に関する手続きの取り扱いについて 平 24 保医発 0305-2 別添 6）

と看護者相互の情報共有ができることで，より安心で安全な看護の提供につながる．

3　患者参画型看護計画の立案

患者の入院に伴い，看護者は「患者基礎情報」を確認して，入院時の状況のチェックなどを行い，患者・家族とともに「患者参画型看護計画」を作成して，「入院診療計画書」に要約し説明・同意，署名してもらう．

スーザン・ランピーは「看護過程は，問題解決思考過程である．それをクリティカルシンキングと呼ぶこともある」と述べている．その概念には５段階がある．①情報収集，②問題を抽出し看護判断・診断をつける，③期待されるアウトカムの明確さも含まれる看護計画の立案，

表5 期待されるアウトカムが明確な計画の立案

患者問題	期待される結果	看護計画	評価日
患者の問題点 看護判断 看護診断 共同問題 各シートによる根拠のある問題点	短期目標 現実的目標 測定可能な目標 患者自身にとっての目標 治療計画に沿った目標	医療従事者が行うこと モニターすること	

④ケアサービスの実施の決定（看護介入），⑤患者の反応を評価する，の5つである．

以下，これに沿って患者参画型看護計画の具体的なプロセスを説明する．

❶情報収集には，入院時対話面接・病歴・過去の診療記録等・家族後見人・フィジカルアセスメントがある．近年は，入院時までに患者にあらかじめ患者基礎情報を渡して記載してもらい，入院時に看護者との面接の中で確認するというシステムを取っている施設が増加している．

❷問題を抽出し，看護判断・診断をつけるときには，患者参画型で実施する．患者・家族ともに問題点や看護サービス内容の説明をすることである．

❸期待される結果（アウトカム）も明確になっている看護計画の立案とは，医療安全の観点から，転倒・転落アセスメントシートのなど各シートをチェックした後に，期待される結果や看護計画を患者とともに立案し，入院診療計画書の看護計画の欄に要約記載をし，同意してもらうことである．

ここで表5に示す期待される結果とは，①短期目標であること，②現実的であること（資源がすぐ入手できる，与えられた時間内で看護計画が達成できる等）が必要である．例えば，白内障と診断されたばかりの患者に対して，必要な知識を入院中にはすべて教育することができない．すると実行可能な期待される結果は，「患者に白内障とは何か，現在の症状の改善や日常生活状況などを見極めて，どのように対処したらよいかを指導する」ことになる．

また，期待される結果は，③測定可能であることが最適である．患者が脱水などで，水分制限をしている場合などは「1日水分を2,000 cc摂取する」というように，結果が測定可能であれば，看護サービス提供者は，科学的根拠をもって結果の達成を評価できる．

さらに，看護の問題点はイコール患者の問題であるので，④患者自身にとっての目標を患者とともに立案して評価することが，これからの専門職としての看護サービス提供といえる．「患者が何をしたいのか」と同時に，治療として医師が何を決定していくかなど，⑤治療計画に沿った目標も期待される結果として含まれることに留意する（**表5**）．

❹ケアサービスの実施の決定（看護介入）では，実行可能で患者・家族が理解できる個別性のある看護計画を患者とともに立案したものを，入院診療計画書の看護計画（**図1**）の欄に患者参画型看護計画の要約を記載して同意をしてもらうことである．

❺最後に患者の反応を評価する．

実施した結果の記述方法は後述する．

3. 患者参画型看護計画とのフォーカスチャーティング®の連動記載方法

1　患者参画型看護計画の実際

　患者が持参する基礎情報を確認しながら，標準看護計画を患者・家族とともに個別性のあるものに修正する．その際，患者・家族の意向を十分に反映させる．各アセスメントシート類を看護計画にも反映していることを患者へ説明しながら，確認していく．
　患者参画型看護計画の連動記載の実際を示す．

1）患者紹介
　　○○▼子　　53歳

2）病名　糖尿病
　　細菌性肺炎

3）入院までの経過
　　糖尿病・心房細動などで外来通院中であった．最近，動作時に息切れや呼吸困難があり，外来にて診察の結果，浮腫増強，X-Pの結果，右胸水を認め，車椅子にて入院となる．

4）看護計画
　患者の問題
　＃1　右胸水貯留による呼吸困難がある．

看護計画

月/日	期待される結果	看護計画	評価
○/○	右胸水貯留の原因・誘因がわかる． 呼吸に伴う苦痛や，随伴症状が軽減・消失する．	OP　1 （1）バイタルサインチェック　各勤務帯 （2）呼吸状態 　　呼吸数・喘鳴・肺雑音の有無・肺音の左右差，呼吸パターン，努力呼吸の有無，SpO$_2$ （3）随伴症状の有無と程度 　　チアノーゼ，発汗，冷感，胸部圧迫感，胸内苦悶，バチ状指，頸部の表在性静脈の怒張，不安，緊張感，疲労感，不眠，咳，痰，胸痛，浮腫 （4）日常生活動作 （5）治療内容，その他副作用 （6）尿量　8時 16時 24時 24時間尿	

> OPの部分は，体温表の下，もしくはチェックリストにチェック，もしくは記載する．

| | | | TP　1
（1）日常生活動作時に一部介助
（2）トイレ歩行時付き添う
　　ズボンの上げ下げ介助
（3）ファーラー位，起座位時に机・クッション・ギャッジベッドの使用
（4）輸液，抗生剤の点滴，内服の管理
（5）吸引，酸素療法の管理 SpO$_2$ 90%前後キープ | |
| | | | EP　1
（1）ケア項目のうち特に心身の安静，面会人の制限，便秘予防の必要性，並びに酸素療法の注意点について家族に説明する．
（2）禁煙の指導 | |

> TPとEPは連動記載を実践したことを証明する．

連動記載方法

日	時間	F（フォーカス）	DAR	記載者
○/○	▼：▼△	家族に付き添われ車椅子にて入院	D：軽度呼吸困難があり，両下肢浮腫軽度あるが，病室内はゆっくり歩行ができる． 「お世話になります．のどが渇きます」 嚥下障害もなく水分を摂取する． A：入院オリエンテーション 　患者参画型看護計画，入院診療計画書の説明 R：夫「わかりました．よろしくお願いします」	伊藤
	○：○▼	#1　呼吸困難にともなう胸痛・咳込	D：「呼吸が苦しい，胸が痛い」 T 36.8℃　P84 不整なし BP 115/59mmg SpO$_2$ 99% TP 1-（3）（4）（5）/A セミファーラー位として枕固定　輸液の滴下確認，口腔内サクション　ナーザルマスク酸素45%確認 R：「ありがとうございます．すこし楽になりました」	川上

> 看護計画を実施した際の連動記載方法

| | ○：○○ | #1 右胸水貯留による呼吸困難がある． | R：急性腎不全，低アルブミン血症で右胸水貯留と呼吸困難にて入院．全身浮腫著明，低アルブミン値で腎機能が悪化したため，アルブミン投与し，改善．現在は腹部，下肢浮腫著明であり，自己にて体動困難な状態であり，ベッド上で過ごす．
全身浮腫著明なため褥瘡ができやすい．下肢浮腫軽減を図るために下肢クッションを入れる等している．計画続行 | 伊藤 |

看護計画を評価する際には，フォーカスコラムには#と患者の問題の全文を記載する．DARの欄は，Rで評価内容を記載し，全文を枠で囲む．

患者参画型看護計画とフォーカスチャーティング®との関係は，

1　フォーカスにあがった新しい患者の問題点は，看護計画に追加できる．
2　期待される結果が達成された場合はフォーカスチャーティング®に記載される．
3　期待される結果が達成されない場合は，フォーカスチャーティング®を用いて新しい計画を立案し，それに従って看護計画を変更できる．
4　患者の反応を評価することで，追加の問題としてフォーカスに加えられた場合や，評価時間以内に解決できないと判断した時は，評価内容を記載して看護計画に追加される．

つまり，フォーカスした患者目標が達成された場合は，レスポンスで評価を記載する．同目標が達成されなかった場合は，何が起こり，どの目標が達成できなかったのか，なぜ意図した目標が達成できなかったのか，または，それに対する新しい目標は何なのかについて，フォーカスにあげて記載することになる．

4. ヒヤリハット，事故・過誤発生時のフォーカスチャーティング®記載方法

1　医療安全のための証明記録

あってはならないものであるが，現場の中では時に医療事故や過誤が発生する場合がある．医療事故発生時には，看護記録は診療記録の一部として開示され，医事紛争の証拠保全の記録として重要視される．

稲葉は「医師の作成する記録は継続性に欠け，むしろ裁判官は経時的に記載されている看護記録を重視し，心証形成に与える影響力は大きい」と述べている（稲葉一人：フォーカスチャーティング®ガイダンスⅠ認定指導員用セミナー資料．平成15年9月より）．

しかし現状は，ずさんな看護記録が訴訟の一因になったり，訴訟での正確な事実認定を妨げ

たりすることがある．具体的には，不正確な記載，自分の主観的な記載，不十分な記載（いつ，どこで，誰が，何をしたか，記録者は誰かが欠けている）等の場合である．また，看護記録は事実だけでなく，アセスメントを記載するが，そこに主観や憶測などが混在してしまうことで，医師の記載する診療録（カルテ）との整合性が問題となっている．

そうしたずさんな看護記録にならないように，とくに，医療事故発生時には事実をありのままに記載すべきである．医療事故や過誤発生時には，Who（誰が），What（何を），When（いつ），Where（どこで），Why（なぜ，どんな目的で），How（どうやって）の5W1Hで表現することが原則とされている．

記載をやむを得ず訂正する場合は，誰が，いつ，どこで，どのように訂正したかが，第三者にわかるように行う．

2　ヒヤリハット，事故・過誤発生時の記載方法

フォーカスチャーティング®では，フォーカスコラムに，患者の出来事について，事実をありのままに記載する．データも同様に5W1Hで，誰が，何を，いつ，どこで，なぜ，どんな目的で，どうやって，を記載する．アクションには実施した内容，レスポンスにはその時の患者の反応，今後の対策と防止策を記載する．

各施設では，発生した事故や過誤をヒヤリハットシートや医療事故報告書に記載し，医療安全管理担当者ら組織の上司に提出することが一般的であろう．そのうえで評価，対策を立案し実行する．

フォーカスチャーティング®での書き方は以下の通りである．

①フォーカスを当てる．フォーカスには事実をありのままに記載する．

ヒヤリ・ハット発生時の記載例

日	時間	F（フォーカス）	DAR	記載者
○/○	▼：▼△ （経時記録で記載する）	ポータブルトイレとベッドの間で両膝をついて倒れている．（発見時ありのままに記載する）	D：「トイレに移ろうと思ったら，ひざを強くうった．両膝が痛い．湿布してくれ，あとはなんともない．」 全身打撲なし，外傷なし，両膝4/5　発赤あり． BP 102/67 mmHg　P 92 A/P 電話にて○○当直医師に連絡，診察， 両膝冷湿布，1時間おき全身状態・両膝の疼痛観察 明日，レントゲン予定	佐藤
	▼：○○	両膝痛む　2/5	D：「どこも痛くない．よく眠れた．」 両膝発赤なし．朝食介助にて全量摂取． P/A　車椅子にてレントゲン室へ	小島

②日，時間は，記載者本人が発見した時間．つまり経時記録で記載する．

③フォーカスを支持する DAR を記載する．その際に医師や上司へ報告し，指示や依頼があった場合は A/P となる．

5. 看護必要度とのフォーカスチャーティング®連動記載方法

　入院基本料の施設基準の中で，看護必要度については「看護職員を適正に配置するための患者の状態に関する評価の記録がされている」こととされている．

　しかし，現場ではそれぞれの看護者が「なぜ，看護必要度なのか」を理解せずに，その評価基準や記録のあり方について学習不足のまま，トップダウンで看護必要度が導入されている現状がある．また，施設によっては看護師と准看護師のライセンスによる業務分担がなされていないことが看護体制上の課題となっていたり，電子カルテを導入していない施設においては，看護必要度の調査票のチェックと集計の労力が大変な負担となっていたりする．

　このように，看護必要度は医療現場の現状と合致していない面はまだあるが，根拠を明確にしていこうとする各施設での取り組みは加速している．本節では，看護必要度の調査票のチェック項目に根拠・証拠をもたせる連動記載の方法を紹介する．

1　看護必要度の開発

　介護領域において日常生活自立度などのアセスメントツールをモデル化した過程が，要介護判定基準の策定につながったことから，患者の状態別の看護の必要量を評価するための指標として，1996 年に筒井らによって看護必要度が開発された．それは患者分類法の 1 つとして，患者のケアニーズを査定するシステムとして開発されたものであり，看護ケア量と必要なケアを提供すべき看護要員の配置基準として考えられたものである．

　しかし，2008 年に診療報酬体系に組み込まれてから，評価の簡素化を目指して項目が絞られたことによって，患者分類の精度の低下につながった．また，看護必要度の項目にないものでも看護を必要とする場合（例えば医師からの病状説明時に同席した場合やエンゼルケア）等がある．今後，診療報酬に反映できる精度の高い看護必要度が再考されることを期待したい．

2　看護必要度の経緯

　診療報酬体系への看護必要度の導入の経緯は，表 6 の通りである．

　「看護必要度」が求められる背景には，どのような病院に看護師を手厚く配置するのかという資源配分に問題がある．今までの入院基本料の考え方では，基本的に看護師をたくさん配置すれば入院基本料を高く算定でき，看護師の配置について客観的な説明は求められてはこなかった．

　現在，診療報酬上，看護必要度は 3 種類である．なかでも 7 対 1 看護配置を算定するには，A 得点が 2 点以上，かつ B 得点が 3 点以上の患者が 10% 以上いる必要がある．看護必要度が一定の点数以上であれば重症者と判定され，その重症者が入院患者の 10% 以上いるということになる（2012 年 1 月現在）．さらに精神科領域では，一般の看護必要度に，行動制限を加えた独

表6　看護必要度導入の経緯

1997年	与党医療保険制度改革協議会21世紀の国民医療の指針で，看護については看護必要度を加味した評価体系とする案が出される．
2000年	中央社会保険医療協議会の答申 配置基準にとどまらず，看護必要度など診療実績等を評価する手法のあり方について検討するとして診療報酬における看護必要度の導入について審議開始した．
2002年	診療報酬改定　特定集中治療室管理料の算定要件に看護必要度チェック項目の一部　重症度に係る基準採用
2003年	4月より重症度に係る基準適用
2004年	診療報酬改定　ハイケアユニット入院医学管理料の評価
2006年	診療報酬改定　病院の入院基本料に関する施設基準として，各病棟における入院患者の重症度・看護必要度に係る評価を行い，実状に合わせた適正な配置数が確保されるよう管理すること （厚生労働省保険局医療課長通達）
2008年	診療報酬改定 7対1入院基本料（一般病棟用の重症度・看護必要度に係る評価票を用いた調査を行い，一定の要件を満たすことが施設基準として求められた） 回復リハビリテーション病棟の要件（日常生活機能評価）の導入
2010年	診療報酬改定 10対1入院基本料（一般病棟用の重症度・看護必要度に係る評価票を用いた調査を行い，一定の要件を満たすことが施設基準として求められた） 急性期看護補助体制加算の新設
2012年	診療報酬改定 7対1入院基本料・10対1入院基本料の算定要件基準が変更 13対1の看護必要度施設基準新設　回復期リハビリテーション病棟入院料Ⅰ評価はA項目のみ

自のものを施設で開発して，看護必要度を測定している施設もある．

評価方法としては，看護記録の記載が求められている．看護記録の定義である看護過程を展開した看護記録であれば，看護必要度の記録は不要といえる．

しかし現状は，看護実践者にとって看護記録は永遠の課題といわれるように問題が多い．①看護記録は「記録」，看護実践は「実践」として，別物として捉えてしまい整合性がない，②看護計画が標準看護計画のままで個別性がない，③ビジネス記録という考えの不足，アセスメント表現の不足からか，看護師の思いや推測，憶測を記載している看護記録が散見される等，問題が山積している．

しかし，看護記録の記載がなければ看護を実施したことにならない等，記録の重要性は増す一方で，ますます看護師が記録にかける時間と負担も増大している．

TOPICS　米国における看護記録の現状（視察研究の中からの紹介）

観察や実施したケア内容などはチェック方式で，効率的に実践の証明ができるようになっている．それ以外の患者のトピックスは例外の記録として，フォーカスチャーティング®で記載されていた．ケア終了後にすぐ，ベッドサイドに設置してあるコンピュータで入力できる等記録が短時間で行える環境が整えられている．しかし，わが国と患者の背景や，医療・看護環境は異なるため，参考程度にとどめてほしい．

表7　一般病棟用の重症度・看護必要度に係る評価票

A	モニタリング及び処置等	0点	1点	2点
1	創傷処置	なし	あり	
2	血圧測定	0から4回	5回以上	
3	時間尿測定	なし	あり	
4	呼吸ケア	なし	あり	
5	点滴ライン同時3本以上	なし	あり	
6	心電図モニター	なし	あり	
7	シリンジポンプの使用	なし	あり	
8	輸血や血液製剤の使用	なし	あり	
9	専門的な治療・処置 (①抗悪性腫瘍剤の使用，②麻薬注射薬の使用，③放射線治療，④免疫抑制剤の使用，⑤昇圧剤の使用，⑥抗不整脈剤の使用，⑦ドレナージの管理)	なし		あり
				A得点

（この番号を使用する）

B	患者の状況等	0点	1点	2点
10	寝返り	できる	何かにつかまればできる	できない
11	起き上がり	できる	できない	
12	座位保持	できる	支えがあればできる	できない
13	移乗	できる	見守り・一部介助が必要	できない
14	口腔清潔	できる	できない	
15	食事摂取	介助なし	一部介助	全介助
16	衣服の着脱	介助なし	一部介助	全介助
				B得点

● 3　看護必要度を表す看護実践とその連動記録方法

　そもそも患者は，医療や看護が必要であるために入院を余儀なくされている．看護必要度は，医療や看護を実践する過程の中で，看護のための物差しとして開発され，それが看護の指標とされているにすぎない．そのため看護過程を展開した看護実践の記録がされていれば，看護必要度のための記録は不要である．

　看護サービスを提供するにあたって患者参画型看護計画を立案する際，各アセスメントシートや看護必要度の調査票をチェックする．入院を余儀なくされる患者は看護を必要とすることから，当然，調査票は「できない」は多くなり，高得点となる．高得点になったものは，なぜ「できない」か，高得点であるかの根拠を明確にして，患者の問題点としてあげて，看護計画が立てられる．その看護計画を日々実践していることの証明として，看護計画と連動した実践の記録が必要である．

　「できない」ことが「できる」となり，必要度の得点が低くなった場合，患者問題は解決した

ことになるため，看護計画を評価する．すなわち看護必要度によって実践の成果が評価されるということである．

さらに，検査や試験外泊などで看護を必要とした場合には，フォーカスチャーティング®の中に記載方法のひとつであるRで評価を記載し，文章全体を枠でくくる．

4 看護必要度の記載基準

一般病棟用の重症度・看護必要度に係る評価票についての連動方法を紹介する．
①入院時に「一般病棟用の重症度・看護必要度に係る評価票」をチェックする（表7）．
　A項目（診療の補助業務）とB項目（療養上の世話）となる．
②患者・家族とともに参画型看護計画を立案する際に，チェックした看護必要度の項目を看護計画に反映させる．

A項目は主にフローシートへのチェック項目となる．とくに 7．シリンジポンプの使用，8．輸血や血液製剤の使用，9．専門的な治療・処置等は，安全管理の観点から各施設独自の観察項目・チェックリストがある．看護計画の具体策はシートへ記入する．

B項目は，2点もしくは1点である入院患者が当然多い．なぜ「できない」かの根拠が患者の問題点となる．

その問題を解決するための看護計画を立案し，日々ケアを実践したことが記録に残されていることが重要である．ケアを実施したことを効率的に証明し，記録内容から説明責任を果たすことができるように，看護計画と実施記録には，看護必要度の番号を使用して連動させて記録する．

5 看護必要度と看護計画の連動記載の例

1）患者紹介
　●●◎子　　　52歳
2）診断名
　右膝蓋骨骨折
3）現病歴
　▽月▼日◆近くの駅の8段目の階段より転落し受傷する．
　駅からタクシーにて来院し整形外来受診し，X-Pの結果，右膝蓋骨骨折と診断され，湿布，鎮痛剤をもらい，明日の手術の説明を受け，松葉杖にて帰宅する．
4）到達目標
　手術がスムーズに受けられ，早期離床でき，早期退院ができる．
※　看護必要度の番号を反映させる

看護計画

患者問題	期待される結果	看護計画（OTE）	評価日
#1 右膝蓋骨骨折であり，間歇整復固定術を受ける． ⑪ ⑫⑬ ⑭⑮⑯	苦痛を最小限にとどめ，早期離床ができる．	OP　1 （1）バイタルサインチェック　❷ 　　　　　　　　入院時　手術前後　❻ （2）術後，意識レベル，SpO₂ （3）腹部状態の観察　腹満・腹鳴 （4）四肢冷感・チアノーゼ （5）創部の状態　出血の有無　❶ （6）疼痛の程度　スケールを使用 （7）動く・しびれの観察 （8）尿量・浮腫のチェック　時間おき　❸ （9）検査データチェック　術後とオーダー時 （10）食事量のチェック　⑮ TP　1 （1）手術に対して不安の有無，訪室時に声かけ （2）輸液管理 （3）内服管理 （4）疼痛時　定期指示投与 （5）良肢位保持・挙上　⑪⑫⑬ （6）発熱時　クーリング　医師の指示薬 （7）安楽の体位　良肢位 （8）足趾　関節の運動 （9）褥瘡予防・体位変換．寝衣交換　⑪⑫⑬⑯ （10）バルンカテーテルの管理 （11）適宜　吸入 EP　1 （1）創痛など苦痛がある時は知らせるよう説明 （2）自己喀痰出の指導	◎/○

　各施設はさまざまなアセスメントシートを使用しているが，標準看護計画を患者とともに個別性に変え実践し，連動記載をし証明する．

転倒・転落アセスメントシート

分類	特徴	評価スコア	入院時	一日				
年齢	65歳以上，9歳以下	2	2					
既往歴	転倒・転落したことがある．	2						
感覚	平衡感覚障害がある． 視覚障害がある．	2						
	聴覚障害がある．							
運動障害	足腰の弱り，筋力の低下	3						
	麻痺がある． しびれ感がある．							
	骨，関節異常がある．	1						
活動領域	ふらつきがある．	3						
	車椅子・杖・歩行器を使用	2	2					
	自由に歩ける	2						
	移動に介護が必要である． 寝たきりの状態であるが，手足は動かせる．	1						
認知力								
		4						
薬物								
		1						
排泄		3						
病状		2						
ナースコール要因	ナースコールを押さないで行動しがちである． ナースコールが認識できない・使えない．	3						
患者特徴	目立った行動を起こしやすい	3	1					
入院								
		合計	5					
		危険度	1					

（このシートは，川上オリジナルである．）

Chapter 6

看護計画や看護必要度に基づいた適切な看護が提供されていることの証明としての連動記載方法

> 看護計画を実施したことの証明
> 看護必要度の実施の証明

日	時間	F	DAR	記載者
◎/○	◎：▼▽	#1 右膝蓋骨･骨折である．	TP 1-(5)(8)/⑪⑫⑬⑭A 座位になり浴衣に交換する． R：足関節　拇指の背屈，しびれなし．	○▽
	◎：◎◎	#1 右膝蓋骨･骨折により 膝痛（4/5）	D：「曲げると痛い」右側膝関節周囲腫脹・熱 　　感あり 足趾の動き良好 TP 1-(4)/A　インダシン坐薬 50 mg 挿入	◎◎
	◎：◎◎	#1 右膝蓋骨･骨折であ り，間歇整復固定術 を受ける． ⑪　⑫⑬ ⑭⑮⑯　全てできる．	R：術後順調に経過する．創部自制． 　　神経麻痺などの合併症はなし，明日より 　　松葉杖を開始する．計画は続行	◎▼

> 看護必要度の評価票の「できない」から「できる」となった際は，評価表のチェック記録と看護記録の評価内容の日・時間が合致していること．

> 看護必要度が「できない」から「できる」になった場合は，看護計画や看護必要度を評価する．

6. クリニカルパスとのフォーカスチャーティング®の連動方法

1　クリニカルパス導入の目的

　クリニカルパス（Clinical path）とは，特定の疾患や手術・検査ごとに標準化された治療をチャート式にまとめ，医療従事者が患者と情報を共有し，必要なケアを患者に提供するためのツールである．医療ケアの標準化，チーム医療の推進，診療計画の掲示，在院日数の短縮化，医療事故防止のために活用されている．

　クリニカルパスは，質向上と効率化を図るための管理技法であり，1950年米国の産業界で提唱されたプロジェクト理論であるクリティカルパス（Critical path：臨界経路，限界工程）という製造業の専門用語に由来する．「作業工程の効率，標準化」というこの概念を1985年に，ザンダー（Zander）看護師が医療界に導入したのが，クリニカルパスの始まりといわれている．米国において，高騰する医療費の抑制を目的に1986年に診断群別包括支払い方式が導入され，これによって医療ケアの標準化，資源効率化等の必要性が生じたことから，「一定の疾患に

対しての退院指導を含む医療・看護のスケジュール表」としてクリニカルパスが作られた．わが国においては，入院診療計画書やDPCの医療計画書・地域連携計画書としても用いられている．

そのクリニカルパスという名称については，クリティカルパス，クリニカルパスウェイの他，いくつかの呼び方がある．わが国においては，郡司篤晃らが総称して「パス法」と呼ぶことを提言したが[7]，現場では米国の医療界で最もよく使用している「クリニカルパス」が一般的である．

2 クリニカルパス導入の効果と留意点

クリニカルパスを導入する施設の多くは，チーム医療の推進，インフォームド・コンセントへの対応，医療・看護の標準化と質の向上を主たる目的としている．実際，患者へのインフォームド・コンセントの際に入院診療計画書として示すものとして，また，患者参画型のチーム医療を実現する上でも，クリニカルパスは適切なツールといえる．

以下にクリニカルパスの利点をあげる．

①患者用パスが，患者の入院の不安を改善する．また，患者と医療従事者が情報を共有できることにより，患者とのコミュニケーションが活発になり，患者の医療従事者への信頼度が高まる．

②ケア内容が事前にわかるため，患者は協力すべきことや留意すべきことが明確になり，納得して治療に参画できる姿勢が生まれる．

③各医療スタッフの介入時期や介入項目が明記してあるため，新人スタッフでも均一な医療提供ができる．また，各職種は患者に対して同じ目標と情報を共有できるため，効率的にケアを提供できる．

④各職種の役割と責任を明確にし，お互いの立場を尊重することができ，チーム医療の推進効果をもたらす．

⑤日々の医療の質を評価して，時間や資源のむだを省くなど業務改善に役立つ．その日のケア内容や施行可能な動作を再確認することができる．

⑥医療安全の観点でスケジュールの中に実施することのみだけでなく，実施してはいけないものをチェック項目に入れている．

医療制度改革による診療報酬改定，一部の急性期病院ではDPC（Diagnosis Procedure Combination：診断群分類）に応じた包括評価が開始される等，医療提供体制の見直しが進む中，クリニカルパスがますます臨床で活用されるようになっている．そうしたなかで，平成18年の診療報酬改定で導入された，「地域連携クリティカルパス」は，患者が急性期病院から回復期病院を経て早期に自宅に帰れるような診療計画を作成して，全ての医療機関で共有して用いるものである．これにより，診療にあたる複数の医療機関が，役割分担を含め，あらかじめ診療内容を患者に提示・説明することによって，患者は安心して医療を受けることができるようになった．

クリニカルパスの内容は，施設ごとの診療内容と治療経過，最終ゴール等を診療計画として明示してある．

例えば，回復期病院では，患者がどのような状態で転院してくるのかを把握できるため，転

院後にあらためて一から状態を観察する必要はなく，その分早期にリハビリを開始できるというメリットがある．

　平成18年度の「大腿頸部骨折地域連携クリティカルパス」導入をはじめ，平成20年度は脳卒中の連携パス，平成22年度においては，がんの連携パスが導入され，今後も，他の疾患への拡大が期待されている．

3　根拠のあるクリニカルパスの作成

　臨床現場においてはこれまで，個人の経験や慣習で行っている診断や治療，看護が少なからずあった．しかし，適切な医療を提供するためには，そうしたあいまいなものに頼らずに，科学的根拠（EBM/EBN；Evidence Based Medicine/Nursing　エビデンス・根拠に基づいた医療/看護）に基づく必要がある．最新データを入手し，医師・看護者それぞれがそのデータの信頼性を判断し，担当する患者に応用する場合はその妥当性について検討する．こうした判断を統合してエビデンスがあると結論づけたものをクリニカルパスに入れていく．

　クリニカルパスは，患者を全人的にとらえ，患者にとって最良な状態・最終的な健康状態（アウトカム）は何かを考え，達成に向けて最適な医療・看護を選択し実施していくのに有用である．

　ただし，クリニカルパスは，医療過程・看護過程を展開していない．すなわち，診療録・診療記録ではない．つまり，看護計画表や看護記録の一部ではないことを確認しておく必要がある．

4　アウトカム指向

　クリニカルパスのアウトカムとは，「医療ケアの提供や介入によって達成できる結果」である．アウトカムの「主語」は患者であり，患者の到達目標がアウトカムになる．

　アウトカムには，治療・看護上のアウトカム，機能上のアウトカム，経済上のアウトカム，患者満足度としてのアウトカム等があり，それらを合わせて患者の到達目標を設定する．治療・看護のアウトカムは，患者の状態，療養生活，指導教育，合併症，その他というカテゴリー分類を用いる施設も多い．

アウトカムを設定する際は，以下の点に留意が必要である．
　①測定可能であること
　②達成可能であること
　③基準・臨床指標（クリニカルインディケーター）が明確であること
　④チーム医療を推進できること
　⑤期待される内容であること
　⑥患者と共有できること
　⑦段階設定であること

5　バリアンスとは

　バリアンスとは，患者の経過の「変動」やパスからの「逸脱」，つまり，パス通りにはいかなかった「ずれ」を意味する．バリアンスには，目標が予定より早く達成されるといった「ポジティブなバリアンス」と，予定より進行が遅れる，あるいは目標達成に至らない等の「ネガティブなバリアンス」がある．
　バリアンスの発生要因は以下の4種類がある．
　①患者側の要因：患者が治療に対して非協力的である等
　②医療チーム側の要因：スタッフがクリニカルパスを無視したり，テクニカル的な部分で連携が悪く，パスの進行を妨げている等
　③病院のシステム的な要因：人材や設備，ベッド管理等
　④社会的要因：救急医療の現場で課題になっている，プレホスピタルの拡充不足，在宅で介護が難しいなどの理由で退院を拒否する等

6　フォーカスチャーティング®との連動

　パスと連動すべき経過記録については混乱をきたしている施設が多いようである．そこで，クリニカルパスとの連動経過記録としてのフォーカスチャーティング®について紹介しよう．
　クリニカルパスとの連動によってフォーカスチャーティング®に記録される内容は，主に以下の3つである．
　①パス項目以外の患者の出来事
　②看護介入の実施項目
　③アウトカムが達成できなかった時，バリアンスが発生した時にはその内容
　例えば，「家族側の受け入れ体制が整わずに退院できない」「大安に退院したい」「生命保険の支払い基準に合わせて退院したい」等によるバリアンスもフォーカスとなる．クリニカルパス発祥の地・米国とは異なるこうしたわが国の事情もバリアンスになりうる．

1）連動記録のためのフォーマット
　記録方法は，クリニカルパスのフォーマットにアスタリスクマークをつけ，別の日常記載しているフォーカスチャーティング®の中に記載することが原則である．

2）クリニカルパスに沿った看護の提供
　クリニカルパスとフォーカスチャーティング®との連動フォーマットが完成したら，実際に用いる段階に入るが，その患者がクリニカルパスの適応になるかどうかをトリアージ（選別）する必要がある．合併症のある患者に対しては，その合併症のクリニカルパスも用い，2〜3種類のパスを併用することになる．例えば，腹腔鏡下胆囊摘出術を行う患者に白内障があった場合は，腹腔鏡下胆囊摘出術と白内障の2つのパスを併用する．
　クリニカルパス適応患者には，医師が患者にクリニカルパスの使用について説明する．このとき，バリアンスが発生した際の対応策等，あらかじめ具体的に十分な説明をしておく必要がある．「患者用パス」とともに模型や諸検査資料，図やイラストなどを用いて，プライバシーに配慮した面談方式で説明を実施する．
　患者の同意が得られれば，パスに沿って治療・看護を開始することになる．

クリニカルパス(ヘルニア根治術)

	○日目	○日目	○日目	○日目	○日目
治療	緩下剤服用 眠前薬服用	手術前グリセリン浣腸 60 ml 朝より持続点滴 開始 → 終了	点滴開始 → 終了 創部の処置		
検査	血液検査 尿検査 レントゲン検査 ECG				
看護	バイタルサインチェック 1回/日 部分剃毛・入浴	バイタルサインチェック 出室時・帰室直後は4～6時間 洗面,歯磨き,清拭 自分でできない所は介助	バイタルサインチェック 2～3回/日 →		バイタルサインチェック 1回/日
食事	21時より絶食	絶飲食 →	普通食 →		
活動	日常生活動作レベル	睡眠剤服用中はトイレ介助 ベッド上安静	トイレ歩行 室内歩行	病棟歩行	院内歩行
指導	入院時オリエンテーション 検査・手術の説明 手術同意書 術前オリエンテーション	手術の結果説明 (主治医)			退院指導 生活指導 (担当看護師)
アウトカム					
バリアンス	有　無	㊲　無 *			
記載者					

> アスタリスクをつける

日	時間	F	DAR	記載者
○/○	○:○○	嘔気・発熱により手術延期	D A R	○○

● 7　フォーカスチャーティング®との連動の実際

クリニカルパス（ヘルニア根治術）

　パスの項目にない患者の出来事が発生した場合や，アウトカムが達成できなかった場合は，達成できなかった項目に＊（アスタリスク）をつけ，バリアンス有としてフォーカスには，なぜ達成できなかったのかの患者の出来事を当て，それを支持する DAR を記載する．

　また，そのデータの二次利用として，フォーカスコラムは検索の機能を果たして，バリアンスの分析・集計・コード分類を容易にする．

■引用・参考文献

1) ルビー・L・ウェズレイ著/小田正枝訳：看護理論とモデル．第2版，HBJ出版局，1987．
2) G・トーレス著/横尾京子・他監訳：看護理論と看護過程．医学書院，1992．
3) 厚生省健康政策局　「カルテ等の診療情報の活用に関する検討会」報告書，1998．
4) 厚生省医療審議会　中間報告資料，1997．
5) 川上千英子編著：フォーカスチャーティング®活用術．改訂版，メディカ出版，2002．
6) 川上千英子：フォーカスチャーティング® ベーシックガイド．第4版，JFCヘルスケアマネジメント研究所，2012．
7) 郡司篤晃編：パス法—その原理と導入・評価の実際．へるす出版，2000．
8) フォーカスチャーティング®研究会編：開発者スーザン・ランピー氏が語るが語る本当のフォーカスチャーティング®．日総研出版，1998．
9) 日本看護協会　協会ニュース　VOL.533，2012年4月．
10) 岩澤和子，筒井孝子監修：看護必要度．第4版，日本看護協会出版会，2010．
11) 診療点数早見表2010年度版．医学通信社，2010．

Chapter 7 説明責任が果たせるフォーカスチャーティング®による看護記録の実際例

Case 1 看護必要度との連動記録

春日部市立病院
新井則子，吉澤衣絵，本田さお里，及川扶美子

1. はじめに

　春日部市立病院では「患者が見える，看護がわかる看護記録」を目指して，2001年にフォーカスチャーティング®を導入した．現在では，フォーカスコラムの縦読みにより，瞬時に患者の状態把握ができることで，申し送りの短縮および廃止に至っている．

　フォーカスチャーティング®のメリットは何より看護実践の証明ができることである．しかし，看護必要度の導入直後は，根拠となる看護記録をどのように記載すればよいのか現場では混乱をきたした．看護必要度のためではなく，「患者が見える，看護がわかる看護記録」の実践に向けて，努力していたが，実際にはA項目に関する記録はなされても，肝心のB項目に関する記載は少ない状況にあった．

　そこで，フォーカスチャーティング®の研修を全看護師が受け，看護必要度との連動記載について再学習した．当院での，看護計画に看護必要度を反映させた，連動記載の実際を述べる．

2. 事例紹介

1 患者情報

1）**患者**
　A氏，71歳，男性．
2）**病名**
　脳内出血．
3）**主訴**
　右の手足が動かない．
4）**既往歴**
　高血圧（内服薬自己中断）．

5）現病歴

1月6日15時頃，右上下肢の動きが悪くなり，体動困難となったため，妻が救急車を要請し当院に搬送された．救急外来にて，意識レベルJCS Ⅰ-2，BP 190/104 mmHg，HR 89，T 36.6℃，MMT 右上下肢2 左上下肢5，呂律障害あり，頭痛なし，嘔気嘔吐なし．
頭部CT施行．その結果，脳内出血の所見あり．加療目的にて入院となる．

2　看護問題

1/6　＃1　（脳内出血急性期）血圧上昇による再出血のおそれ
　　　＃2　右片麻痺による転倒・転落（アセスメントシート危険度Ⅲ）
1/10　＃1　（脳内出血回復期）右片麻痺による日常生活動作の制限がある

3. 看護計画

■初期計画（病日1日目）

月日	看護問題	期待される結果	評価日	看護計画	解決日
1/6	＃1 （脳出血急性期） 血圧上昇による再出血のおそれ ❷ ❹ ❺ ❻ ❼ ❿ ⓭ ⓮ ⓰	血圧が安定し，再出血を起こすことなく急性期を脱することができる	1/8	O-P（観察項目） 1．血圧　2時間毎❷ 2．体温・脈拍・呼吸・酸素飽和度 3．意識レベル 4．瞳孔の異常と眼球の位置 5．運動麻痺の部位・程度 ・ ・ ・ C-P（援助項目） 1．血圧の管理❷ 2．輸液管理❺❼ 3．酸素の管理❹ 4．心電図モニター管理❻ 5．日常生活行動の援助 1）清潔の保持 （1）全身清拭　毎日 （2）陰部洗浄　毎日 （3）口腔ケア　全介助⓮ 　　歯ブラシとスポンジを使用し吸引しながら行う （4）更衣　全介助⓰	

（看護必要度の番号を入れる）

（看護必要度A項目「あり」B項目「できない」「介助」の項目に必要度番号を入れる）

（援助内容は，具体的に記載する）

| | | | | 2）安静の保持
　（1）体位変換　全介助　2時間毎⑩
　　　ヘッドアップ10～30°を保ち，頭頸部の血流を妨げない体位をとる
　（2）移乗　全介助⑬
　（3）移動方法　ストレッチャー
　（4）食事　禁食
　　　・
　　　・
　　　・

E-P（説明項目）
1．病気・病状・予後に対して理解が得られるように本人や家族へ説明する
　　・
　　・
　　・ | |

■修正後（病日3日目）

月日	看護問題	期待される結果	評価日	看護計画	解決日
1/6	#1 （脳出血急性期） 血圧上昇による再出血のおそれ ❷ ❹→1/8 解決 ❺→1/8 解決 ❻→1/8 解決 ❼→1/8 解決 ❿ ⓭ ⓮ ⓰ ⓫→1/8 追加 ⓬→1/8 追加 ⓯→1/8 追加	血圧が安定し，再出血を起こすことなく急性期を脱することができる	1/8 1/10	O-P（観察項目） 1．血圧 　2時間毎❷ 　1/8～4時間毎 2．体温・脈拍・呼吸・酸素飽和度 3．意識レベル 4．瞳孔の異常と眼球の位置 5．運動麻痺の部位・程度 　　・ 　　・ C-P（援助項目） 1．血圧の管理❷ 2．輸液管理❺❼　1/8 中止 3．酸素の管理❹　1/8 中止 4．心電図モニター管理❻　1/8 中止	

状態の変化・看護必要度の評価内容の変化がある場合は看護計画を評価・修正する．看護必要度の番号を削除するもの継続するものを記載する

| | | | | 5．日常生活行動の援助
1）清潔の保持
　（1）全身清拭　毎日
　（2）陰部洗浄　毎日
　（3）洗髪　ケリーパット使用
　（4）口腔ケア　全介助⓮
　　　1/8～一部介助⓮
　　　うがい用水・ガーグルベースンを準備，歯ブラシに歯磨き粉をつける
　（5）更衣　全介助⓰
2）体位変換　全介助　2時間毎⓾
3）起き上がり　ギャッジアップ⓫
4）坐位保持　背もたれあり⓬
5）移乗　全介助⓭
6）移動方法　ストレッチャーまたは車椅子
7）食事⓯
　　蓋を外し，食器が動かないように固定する
　　　　・
　　　　・
　　　　・

E-P（説明項目）
1．病気・病状・予後に対して十分な理解が得られるように本人や家族へ説明する | |

> 看護計画を修正する際も，援助内容は具体的に記載する

■再立案（病日5日目）

月日	看護問題	期待される結果	評価日	看護計画	解決日
1/10	#1 （脳出血回復期）右片麻痺による日常生活動作の制限がある ❷ ⓾	日常生活動作拡大に向けてリハビリテーションができる	●/●	O-P（観察項目） 1．血圧❷ 　　6時間毎・リハビリ前後 2．体温・脈拍・酸素飽和度 3．意識レベル 4．麻痺の部位・程度 5．患者の運動・可動能力	

	⑪ ⑫ ⑬ ⑭ ⑮ ⑯			6．麻痺による起こっている障害の程度 　　・ 　　・ C-P（援助項目） 1．筋の萎縮・関節拘縮の予防 1）リハビリテーション 　　15時車椅子 2）パンフレットに沿って四肢の関節運動を行う　1日3回 2．日常生活行動の援助 1）清潔の保持 　（1）シャワー浴 　　　シャワーチェアーにて介助者二人で行う 　（2）口腔ケア⑭ 　　　うがい用水・ガーグルベースンを準備，歯ブラシに歯磨き粉をつける 　（3）更衣⑯ 　　　ズボンの上げ下げ・ボタンの着脱など一部介助する 2）体位変換 　　2時間毎　一部介助⑩ 3）起き上がり 　　看護師がギャッジアップ⑪ 　　または，電動ベッドを自己操作 4）坐位保持　背もたれ必要⑫ 5）移乗　腰ひもを使用し一部介助⑬ 6）移動方法　車椅子 7）食事⑮ 　　蓋を外し，食器が動かないように固定する 　　・ 　　・ E-P（説明項目） 1．リハビリテーションについて説明する 　　・ 　　・ 　　・	

4. 記録の実際

氏名　　　　　A様

月日	時間	F	DAR	記載者
1/6	16：00	脳内出血にてストレッチャーで入院	**D** 意識レベルJCS I-2．「わかる」と話すが，呂律障害あり，聞き取りにくい． 右口角下垂あり．瞳孔4.0で瞳孔不同なし．対光反射あり． Bp 190/104 mmHg．頭痛・嘔気嘔吐なし． O_2 3 l/分吸入中，SpO_2 98% MMT右上下肢2　左上下肢5．指示動作に動かそうとするが，右上下肢は動かすことができない． 妻「血圧の薬も飲んでいたのに勝手にやめて，こんなことになって」 **A** 4名でベッドへ移動，更衣する． 明日の回診時までベッド上安静，体位変換は看護師にて実施 左前腕部の点滴よりペルジピン2 ml/時間シリンジポンプで開始 酸素吸入はこのまま3 l/分ナザールで施行 心電図モニター装着，自動血圧計（2時間毎測定）装着，SpO_2モニター装着（Dr. Y 指示） 妻に入院オリエンテーション，必要物品等の説明を行う． **R** 17：00　Bp 168/90 mmHg	○○
	17：00	看護計画に同意	**D** 妻「先生から，再出血を起こすこともあるかもしれないとも言われ，出血を起こさなくても2週間は大事な時期とも言われて，勝手に血圧の薬をやめていたから仕方がないのかもしれませんが，心配です」 **A** 妻に看護計画，看護必要度について説明する． **R** 「わかりました．よろしくお願いします」	○○
	19：00	#1　血圧高値	**D** Bp 178/92 mmHg．頭痛・嘔気なし．意識レベル I-2 MMT右下肢2と変化なし．瞳孔3.5で瞳孔不同なし．対光反射あり． C-P 1-1〜4/❷❹❺❻❼A	

Case 1　看護必要度との連動記録

			A/P　Dr. Yより電話連絡あり，血圧高値を報告．継続指示通りに降圧剤滴下するように指示あり，血圧は2時間毎測定と指示． P/A　指示簿確認し，ペルジピン2 ml/時間から4 ml/時間に変更する． R　21：00　160/78 mmHg	▲▲
〜	〜	〜	〜	〜
1/7	6：00	#1　血圧安定 呂律障害悪化	D　病日2日目．Bp 138/68 mmHg．夜間130〜140台で経過． 「なんだか話しにくい感じがする」，呂律障害悪化あり．一度では聞き取れず．右口角下垂みられ，唾液の貯留が軽度あり．意識レベルⅠ-2 低下なし，MMT 右2/2　左5/5，瞳孔 4.0 で瞳孔不同なし． 対光反射あり． C-P　1-1 2 3 4 5-1) (3) 2) (1)/❷❹❺❻ ❼❿⓮A A/P　Dr. Yより電話連絡あり，呂律障害悪化を報告． 脱水の可能性があるため，サリンヘス500 ml/6時間で開始するように指示あり． P/A　6：30 サリンヘス500 ml/6時間で開始する． R　9：00　「話しにくい感じはあるけれど，さっきよりは少しいい」	▲▲ ▲▲
	10：00	#1　血圧安定 呂律障害改善傾向	D　病日2日目「話すことはできるけど，話しにくい」「お腹がすいてきたけど，ごはんは食べちゃだめなのかい」と自ら話す．呂律障害はあるが聞きとれる．Bp 142/70 mmHg 意識レベルⅠ-2　瞳孔 3.5　瞳孔不同なし． A　食事はもう1日経過をみてからとDr. Yより説明される． C-P　1-1〜5-1) (1) (2) (4) 2) (1)/❷❹❺ ❻❼❿⓰A R　「まだ，食べられないって．つらいよね」	◎◎
〜	〜	〜	〜	〜

> 看護計画の実施記載を行うとき，Aの前に看護必要度の番号（❶〜⓰）も記載し，実施した根拠とする．

1/8	6：00	#1 意識レベル低下なし 空腹感著明	D	病日3日目「いやいやお腹空いて，ここはどこだか知らないけど，食事も食べさせないなんてひどい所だ」と話し，氏名，年齢は言えても場所・生年月日は言えず．血圧146/78 mmHg．MMT右上下肢2．瞳孔3.5 瞳孔不同なし 対光反射あり **C-P 1-1〜5-1）（4）（5）2）/❷❹❺❻❼❿⓮** A A 回診時に医師に食事確認することを伝える． R 「朝からは駄目なのか，仕方ない」	××
	12：00	嚥下障害なし 昼より食事開始 空腹感あり	D	「お腹空いた」と回診時に医師に訴える． A 昼より五分粥開始 VS観察も日中4時間，夜間8時間に変更 心電図モニター・インアウトバランス中止の指示 本日昼よりブロプレス，アテレック内服薬開始（Dr. N）． 昼食時，左手にスプーンを持てるように準備し，食事摂取を見守る．その後，内服する． R 「食べられるようになったけど，そんなにはいらない」と主食・副食とも3割摂取，むせ込みなし．内服もスムーズに嚥下することができる．	□□
	14：00	#1（脳内出血急性期） 血圧上昇による再出血のおそれ	R	病日3日目，入院当日は血圧高値であったが，徐々に安定し，本日からブロプレス，アテレック内服開始となっている．意識レベルはⅠ-2〜3，低下なし．頭痛・嘔気嘔吐なし，MMTの低下なし．本日よりペルジピン点滴，心電図モニター，酸素中止となり，昼より食事も開始となり，順調に回復傾向にあるが，病日3日目（急性期）であり，症状の悪化の可能性もある．血圧，その他の症状出現にも注意し，ADLの低下を引き起こさないように援助していく必要がある．妻と一緒に評価する． **解決❹❺❻❼　継続❷❿⓭⓮⓰　追加⓫⓬⓯**	状態の変化＝看護必要度の評価内容の変化がある時は，看護計画を評価・修正する．その結果を記載し，最後に看護必要度の番号を削除するもの，継続するものを記載する． □□

1/10	10:00	#1 血圧安定 安静度拡大 車椅子でリハビリ開始へ	D	病日5日目，Bp 146/78 mmHg．頭痛等自覚症状なし．「日にちはわかんない時があるんだよね」と話し，日時を間違える時があるが，氏名，生年月日，場所は言える．「入院時より少しは右手も足も動くようになっている」MMT 右上下肢2＋．「入院する前から比べるとまだ話しにくいが，大丈夫」と会話成立し，全ての内容を聞き取ることができる．ギャッジアップは電動ベッドを操作し，自分で行えるが，右側に倒れることもあり，支えが必要である．回診時 Dr. N より車椅子移乗可，床上リハビリテーション開始し，本日車椅子に移乗しても血圧の変動がない場合，明日からリハビリテーション室でのリハビリテーション開始となるとの説明． C-P1-1　5-1)（1）（2）（4）（5）2）〜6)／❷⑩⑪⑫⑬⑭A	
			A	腰紐着用し，車椅子移動介助する．	
			R	「やっぱり，ベッドから移る時は，右が使えないと難しい．でも動けただけいいか」腰紐を使用し，介助する．右側に傾くため，支えが必要である．臥床時 Bp 148/80 mmHg，座位時 144/76 mmHg，移動後 140/74 mmHg 血圧の変動なし．起立性低血圧症状なし．	△△
	15:00	#1（脳内出血急性期）高血圧による再出血のおそれ	R	本人と妻と一緒に評価する．病日5日目，病日3日より降圧剤の内服が開始となり，血圧も140台で経過されている．本日より安静度が車椅子まで拡大し，リハビリテーション開始，明日からリハビリテーション室でのリハビリテーション開始．「頑張るしかないよな」．妻「最初はまた出血するかもしれないと医師にも言われ，どうなるかと思ったけど，リハビリも開始になったって聞いて，お父さんには頑張ってもらわないと」	

				血圧も安定しており，急性期を脱し，回復期として日常生活行動の拡大に向けての援助について説明，本人・妻から同意を得る．看護問題を #1 脳内出血　回復期　右片麻痺による日常生活動作の制限があるに変更する．継続❷❿⓫⓬⓭⓮⓯⓰	△△
〜	〜	〜	〜	〜	〜
1/11	10：00	#1　血圧安定　初回シャワー浴	D　Bp 140/80 mmHg，自覚症状なし．電動ベッドを自己操作してギャッジアップし，外を見ている．「気分は悪くない．ただずっと風呂に入ってないから入りたい．運動はそれからやるよ」 C-P 1-1-2) 2-1) (1)-(2) (3) 2) 4) 5) 6)/❷❿⓭A シャワー時できるところは自分で行うよう声かけする． R　「久しぶりだから気持ちよかったよ」シャワー後も Bp 142/75 mmHg と変動なし	●●
1/11	15：00	#1　車椅子にてリハビリテーション室へ行く	D　リハビリテーション前 Bp 145/82 mmHg，頭痛などの自覚症状なし． 「病棟から出るの初めてだな」車椅子への移乗時右側に傾く． C-P1-1) 2) 4) 5) 6)/❷⓬⓭A R　15：30 リハビリテーション室より帰室．気分不快などなし．Bp 150/85 mmHg．「久しぶりだから疲れたよ．少し休みたい．」ベッドへの移乗，腰紐を使用し介助する．移乗後閉眼する．	●●

5. まとめ

　看護必要度の評価は，基準に従って評価したという事実と，評価が適切であったことを示す根拠となる看護記録が一致することが前提になる．「看護必要度のための看護記録」ではなく，「実践した看護を記録」することが重要である．

　フォーカスチャーティング®には，アセスメントとしてのF（フォーカス）が記載され，D（データ）はそのフォーカスを指示する主観的・客観的情報（患者の状態）であり，その患者の状態に合わせて実施した看護実践を証明するA（アクション）の記載がある．つまり，患者の状態を観察して必要な看護援助を実施したという看護必要度の根拠となる看護記録ができ，さらに看護計画との連動記載を行うことができる．

　患者の状態が変化した場合は看護計画を評価し，修正・再立案を行う．そして看護計画に記載されている看護必要度の項目を示す数字も変更するとともに，看護必要度の評価も変更する．それを同時に行うことにより看護必要度の根拠としての看護記録ができる．看護必要度の項目を看護計画に記載すること，「患者の状態に合った看護計画」「患者の状態と，その患者にどのような看護をどのように提供したのか」「看護必要度の評価」の関連性を考えながら記載することができる．

　今後，当院では電子カルテに移行予定であるが，紙カルテから電子カルテになっても看護記録には変わりはない．標準看護計画に看護必要度の項目の記載，具体的な援助計画を追加することで，より個別性のある看護計画に近づけることができる．患者の状態にあった看護を実践し，記録することができていれば看護必要度のための記録は不要である．

　記録委員会で作成した標準看護計画を使用し「看護とは」「看護記録とは」ということを追求しながら，さらに看護の質を高めていきたい．

参考文献

1) 川上千英子：フォーカスチャーティング® ベーシックガイド．第4版，JFCヘルスケアマネジメント研究所，2012.
2) 川上千英子：フォーカスチャーティング® Q&A．JFCヘルスケアマネジメント研究所，2009.
3) 川上千英子：改訂4版　フォーカスチャーティング®活用術　ケアが見える・説明責任が果たせる患者記録．メディカ出版，2008.
4) 川上千英子：フォーカスチャーティング®記録による看護の質評価．メディカ出版，2006.
5) 川上千英子：日本フォーカスチャーティング®協会．第8回　定期総会「テーマ：説明責任が果たせる記録とは？」特定非営利活動法人　日本フォーカスチャーティング®協会，2001.
6) 岩井和子，筒井孝子：看護必要度　看護サービスの新たな評価基準．第4版，日本看護協会出版会，2010.

Case 2　看護サービス実施の証明とその評価〜看護必要度との連動

総合新川橋病院　足立裕子，下郡美香

1. はじめに

　総合新川橋病院看護部の記録記載は，POS（Problem Oriented System：問題志向型システム）に基づいて，日々の経過記録はフォーカスチャーティング®を取り入れ，看護必要度10対1入院基本料算定病棟においては，「一般病棟用看護必要度に係る評価表」を用いた評価を行っている．

　ここでは，特にB項目の内容に着目した事例をもとに記録の連動方法をフォーカスチャーティング®記載に沿って紹介したい．

2. 事例紹介①

1　患者情報

1）患者
　T氏，88歳，女性．

2）現病歴
　2010年1月5日に自宅で転倒した．大腿骨頸部骨折のため1月7日に手術施行．

3）入院後の経過
　本日術後5日目である．現在，医師から治療上の安静度は，ベッド上・ベッドアップフリーの指示である．そのことにより，日常生活の多くは援助が必要な状態である．術後から排便がなく，「ベッド上ではなかなか出ないわ」との言葉が聞かれる．

　腹部の膨満感があり腸蠕動は弱い．食事は自力で毎食全量摂取できている．

　1月12日10時30分頃，腹部X-P施行し，腸管ガスと便の貯留がみられた．

　グリセリン浣腸60ml実施．その後，便を多量に排泄した．昼食後は，「便が出たからすっきりしてご飯もおいしく食べられました」との言葉が聞かれた．

2　T氏の看護必要度　B項目

B	患者の状況等	得点（詳細）
10	寝返り	2点　できない
11	起き上がり	0点　できる
12	座位保持	1点　支えがあればできる
13	移乗	0点　なし
14	口腔清潔	1点　できない
15	食事摂取	1点　一部介助
16	衣服の着脱	0点　できる

> 必要な看護必要度の番号を入れる．

3　看護問題

#1　大腿骨頸部骨折術後，床上安静を余儀なくされることに関連するADL活動の減少　⑩
⑫⑭⑮（医師からの治療上安静度指示：ベッド上，ベッドアップフリー　1月7日〜）

3. 看護計画①

■ケア計画

月日	問題点	計画	記載者
1/7	#1　大腿骨頸部骨折術後，床上安静を余儀なくされることに関連するADL活動の減少	#1の目標：ベッド上で治療上安静を守り，安心して過ごすことができる O-P1 1）創部の状態 2）排便パターンの状態　3）便の性状・量 4）消化器症状の有無　5）食事・飲水の状況 6）腹部の触診　7）患者の言動　8）検査データ T-P1 1. 飲水を促す（起床時：冷水50 ml　毎食事時250 ml　10時15時に50 ml　就寝時に50 ml） 2. ⑭口腔清潔（ベッド上安静までは準備片づけまで看護師で対応し，自分でできるところは促す．義歯は食事後に洗浄する） 3. 環境整備（ベッドの上，シーツ交換等） 4. 排泄後は素早く片づける（声かけ・カーテン開閉にも配慮する） 5. 必要に応じ，乳酸菌飲料や繊維の多い食事にする 6. ⑯寝衣交換 7. ⑩ベッド上での運動（上肢・健肢側の屈曲・伸展運動） E-P1 1. 排泄の際は我慢せず，看護師に伝える 2. ベッド上での生活が体に及ぼす影響を説明し協力してもらう 3. ベッドアップの際は，リモコンを使用し自分で行う	○○

> 看護必要度の「できない」という点数に対しての看護計画なので，必要度番号を入れる．

4. 記録の実際①

日時	F	DAR	記載者
1/12 10:30	5日間，排便なし	**D** 術後から排便がない．腹部の膨満あり．腸蠕動弱い．「ベッドの上では出ないわ」<u>食事・口腔清潔は看護師が準備し，毎食自分で全量摂取している．</u> **A** ①主治医へ報告　腹部 X-P 検査施行 　　②グリセリン浣腸 60 ml 施行（○○医師）	○○NS
11:00	軟便多量あり	**R** TP1-4/⑩A　2名の看護師にて側臥位保持をするが，患肢の訴えなし．	△井NS
1/12 12:00	#1　床上安静	**D** 「便が出たからすっきりして，ご飯もおいしく食べられたわ」 <u>昼食は，自分で食事を摂取する．食事・口腔清潔は，看護師で準備，片づけを行う．</u> TP1-1, 2/⑭A　お茶 250 ml　EP1, 2, 3/A **R** 「わかりました．便秘はつらいからね」	△井NS
	#1　床上安静	TP1-1/A　水 50 ml	□田NS
〜	〜	〜	〜
1/22 10:00	大腿骨頸部骨折術後，床上安静を余儀なくされることに関連する ADL 活動の減少 ⑩⑫⑭⑮	**R** ベッド上での生活が体に与える影響を理解していただき，計画に協力的であった．本日から一部介助により車椅子移動となり，排泄時はトイレに行くことが許可された．必要度 B 項目の移動の一部計画内容を変更し，治療状況に合わせて ADL アップへの援助を患者とともに行っていく 解決⑩　継続⑫⑭⑮	○○NS

吹き出し注釈：
- 必要度⑭⑮に関する記録
- 必要度⑩に関する情報
- 必要度⑭⑮に関する記録
- ⑭に関しての証明となる
- 必要度⑫に関する記録
- 計画にあげた必要度の番号を記入する
- 計画評価時に必要度も評価する．必要度の点数が減った際には，必ず評価内容の記載が必要

A 項目に対しての記録は，主に体温表・チェックリスト内に記載している．

Chapter 7

Case 2　看護サービス実施の証明とその評価〜看護必要度との連動

5. 事例紹介②

1　患者情報

1）患者
　　S氏，95歳，女性．

2）病名
　　脱水，腎機能障害．

3）入院までの経過
　　夫と2人暮らしで入院2〜3日前から食事が全く取れなくなっていた．点滴治療を開始し主症状は回復してきたが，日常生活自立度はC-2と日常生活の全てにおいて援助が必要である．在宅へ戻るのは難しいため，現在退院調整中である．

2　S氏の看護必要度

A項目		B項目	
①創傷処置	0	⑩寝返り	2
②血圧測定	0	⑪起き上がり	1
③時間尿測定	0	⑫座位保持	1
④呼吸ケア	0	⑬移乗	2
⑤点滴ライン同時3本以上	0	⑭口腔清潔	1
⑥心電図モニター	0	⑮食事摂取	2
⑦シリンジポンプの使用	0	⑯衣服の着脱	2
⑧輸血や血液製剤の使用	0		
⑨専門的な治療・処置	0		

3　看護問題

#1　日常生活自立度C-2により自力での体動困難がある．

6. 看護計画②

月日	問題点	T-P　E-P	記載者
2/3	#1 自力での体動困難のため日常生活の援助が必要である 日常生活自立度C-2 ⑩⑪⑫⑬⑭⑮⑯	T-P1 1. ⑩2時間毎の体位交換，おむつ交換 　完全側臥位とし股関節が内側しないようにクッションの工夫 2. ⑪⑫⑬⑭⑮毎食時ベッドアップし介助で行う 　車椅子乗車時は30分程度とする 3. ⑯3回/週の交換で毎日清拭，陰部洗浄 　毎週土曜日は介助入浴を行う 4. 理学療法士とコンタクトをとる	○○

（吹き出し）看護必要度の点数を入れる　各アセスメントシートの評価を行う

（吹き出し）看護必要度の「できない」という点数に対しての看護計画のため番号を入れる

7. 記録の実際②

■連動記録

日時	F	DAR	記載者
2/3 10：00	#1 日常生活自立度C-2	D　日中30分車椅子乗車しデイルームで過ごす． 　　TP1-2/⑪⑫⑬⑭⑮A R　⑫短時間で支えがあれば，座位保持可能である．	○○
2/4 9：00	#1 自力での体動困難	D　寝返りが自力で行えず，おむつを使用している．朝食は車椅子に乗車して行う． 　　TP1-1，2，3/⑩⑪⑫⑬⑭⑮⑯A R　苦痛表情なし	○○

8. 評価②

■看護計画の評価

日時	F	DAR	記載者
2/7 9:00	#1 自力での体動困難のため日常生活の援助が必要である 日常生活自立度C-2 ⑩⑪⑫⑬⑭⑮⑯	R 自力での体動困難のためベッド上の生活が続いているが車椅子の乗車が可能となり，日中は離床を勧めていく． 継続⑩⑪⑬⑮⑯　解決⑫⑭	○○

> 看護計画を評価する際に看護必要度も評価し，枠で囲む（評価内容を記入）

9. まとめ

　看護必要度を反映した個別性のある看護計画を立案し，それを実践したことで，看護必要度の証明になり，専門職としての説明責任を果たせる．

　記載例は，患者の状態はフォーカスを支持するD（データ）となり，看護計画並びに看護必要度の評価はレスポンスで記載し，患者の反応と混乱しないように文章全体を枠でくくる原則がある．

　A項目はO-P（観察プラン）としてフローシート化し，各観察項目のスケールは基準化し，これに基づいて判断，記載している．スケールの基準化によって，データの客観性も保たれている．

　当院では，看護計画はPOSを採用しているため，問題が発生した場合はまず一時プランを立案し，24～48時間以内に解決しないものに対しては継続計画として看護計画を立案する．

　とくに問題のないものに関しては立案しないが，問題はなくても，ケアを必要とするものは院内の看護基準に基づいて，実施した場合は看護記録に記載するルールにしている．これにより，実際に必要としたケアを記録することを目指している．

　しかし，まだ事例に示したような看護必要度との連動記録が十分に行われておらず，今後，連動記載方法について看護部全体への指導・教育が急務であると考えている．

参考文献

1) 川上千英子：フォーカスチャーティング® ベーシックガイド．第4版，JFCヘルスケアマネジメント研究所，2012.

Case 3 暴言・暴力にかかわる記録の実際

公立長生病院　**渡辺里花**

1. はじめに

　暴力とは，正当性と合法性を欠いて用いられる物理的な強制力をいう．また，院内暴力とは，医師・看護者など医療スタッフが，患者やその家族から受ける身体的な暴言・暴力あるいは性的な嫌がらせをいい，社会問題として取り上げられている．セクシャルハラスメントは，1997年に男女雇用機会均等法で性的嫌がらせへの配慮を盛り込むなど社会的にも暴力として認知されるようになった．

　院内暴力を阻止・最小限に食い止め，安全で質の高い医療を提供するために，各医療機関では院内暴力対策マニュアルの作成や，医療安全セミナーに対応策を盛り込むなど組織的な取り組みを行っている．しかし，それらは防衛的な取り組みであり，そうした対策をとっても院内暴力そのものが減少することはなく，今後も増加していくことが予測されるため，さらなる対策の整備が重要課題である．

　臨床では看護者が受けた暴言・暴力に対し看護記録に記載を行う必要がある．しかし，実際は適切とはいえない記載表現や未記載であるといった課題が散見されることが多い．本項では，暴言・暴力のある患者に対し患者の人権に配慮しつつ，説明責任を果たし，看護実践を証明できる記録について述べる．

2. 暴言・暴力にかかわる記録の記載上の留意点

1 患者の人権を守る記録

　広辞苑によれば，「人権とは人間が人間として生まれながらに持っている権利」とある．つまり患者の人権は，患者として安全で安心な医療を受ける権利に加え，当然守られるべき人間としての権利である．

　暴力行為に及んだ患者でも人権を持ち，適切な表現で記録がされていなければ患者の人権を傷つける可能性があるため注意が必要である．また，客観性を欠いた記録は，記載者の思いだけを綴った文章となり，記録としての機能を果たさない可能性が出てくる．そして，患者の行動の真意ではない記録，患者を中傷するような記録，記載者の主観が目立つ記録が残れば，「事実ではない」「そんなことは，していない」「言っていない」など患者と看護者の間にずれが生じ，さらに大きなトラブルに発展する可能性もある．

　看護者として患者の人権を守ることは責務であり，無用なトラブルを防止するためにも適切な表現で，人権に配慮した記録を行うよう心がけなくてはならない．

2　説明責任を果たす記録

　1997年の医療法の改正でインフォームド・コンセントの理念が示された．また，2003年あらゆる場面で実践を行う看護者を対象とした行動指針として『看護者の倫理綱領』（日本看護協会）が改定された．その中でも，「第4条　患者の知る権利及び自己決定の権利」が追加されたことが特徴だといわれている．

　看護者は，患者の自己決定の権利を擁護するために，十分な情報を提供し自己決定におけるさまざまな支援を行わなくてはならない．十分な情報の提供とは，患者の理解度や意向を確認しながら，あらゆる選択肢をわかりやすく説明することである．医師による病状の補足説明，治療・検査などの説明，提供される看護ケアなどその範囲は多岐にわたる．患者が理解・納得し，その上で自らが選択する過程を看護者は支援していくことが求められている．

　また，『看護者の倫理綱領』は，看護者の責務を社会に明示する役割を持ち，社会に対し，看護者の責任を明らかにしたものである．看護を提供する者としての説明責任を果たすことが望まれているといえる．看護者が何をどのように説明し，患者はどのように受け止め同意し選択したかを記録に残すことで説明責任を果たし，証明したことになる．

3　看護実践を証明する記録

　看護記録は，われわれ看護者にとって唯一の看護の実践の証明である．看護者は患者に対し，観察，患者基礎情報，面談，検査データ，カルテなどあらゆる方法でデータを収集分析し患者問題を見つけ出し設定する．それが看護の根拠となる．そして，問題を解決するための介入が看護者の看護実践であり責務である．つまり，患者問題を解決するための看護実践の記載がなければ看護介入は行われていないということになる．もちろん，患者問題に挙がっている事柄だけではなく，突然のトラブルや療養上の世話に関する看護の実践記録も同様である．

　しかし，患者問題に対してどのような看護介入を行ったかを羅列するだけでは，看護実践の証明をしたとはいえない．行った看護介入に対し，どのような反応を患者が示したかの記載が必要となる．なぜならば，患者の反応がなければ適切な看護介入が提供できたかどうかという評価はできないし，看護の継続性を証明できないからである．また，何よりも看護記録は患者のものであり，患者不在の記録になってはならない．

4　暴言・暴力にかかわる記録

　患者や家族による暴言・暴力は，病気に対する治療や，予後に対する不安，入院による家庭環境の変化などに伴いストレスが増幅し，そのはけ口が医療スタッフに向けられるものと考えられる．もし心身ともに健康な状態であれば暴力が起こる可能性は少ない．しかし，患者や家族の暴言・暴力行為が大きく進展すればわれわれ看護者は心身ともに傷つき健康を損なうことになる．そのため，暴力行為を回避できるものであれば，回避する努力を最大限に行うべきである．

　暴力行為を受けた場合，看護者は患者や家族の不安を受け止め，患者の人権を保護しながら，患者自身にわれわれの受けた被害の事実を説明する必要がある．そのためには記録が重要となる．自分が行った行為を客観的に説明して，理解・納得してもらわなくてはならない．判断するの

は，記録の読み手であることを忘れてはならない．読み手とは，患者であり患者の家族である．
　暴力を受けるとその恐怖から逃れたい，相手を排除したいという思いから感情的になり，相手の行動の真意を正しくアセスメントできなくなる．そのままの感情で記録を行うと看護者の被害者的な表現が多くなり，患者不在でその行動の真意が見えない記載者本位の記録になってしまう．そのため，十分に落ち着いてから，冷静な気持ちで記載することが大切といえる．たとえば「大声で叫ぶ」「威圧的な態度で」「殴りかかってくる」などの表現は適切な表現とはいえない．「大声で叫ぶ」は，記載者の主観であり事実とはいえない．患者は，大声を出したつもりはないかもしれない．「病棟全体に聞こえる声，廊下にいて聞こえる声」などと表現し，患者の言った言葉はそのまま「○○○」と記載する．相手の行動の真意はどこにあるか正しくアセスメントし，見たままの事実だけを記載していく必要がある．また，暴力により看護者が受けた被害の記載は必要がない．看護記録は，患者記録であり看護師の反応を書く意義はない．ただし，後日行われる患者の説明のためにも受けた暴言・暴力への対応はしっかり記載する必要がある．看護者が受けた被害の記載はヒヤリハットや事故報告書などに記載していく．
　それでは，患者あるいはその家族から暴力を受けた場面では，何をどのように書けば看護実践の証明となるのだろうか．暴力の場面は予測できるものではない．偶発的な事故ともいえる場面に遭遇した場合，どのような暴言・暴力に対しどのように対応したのか，または，その場面における患者の健康を守るために何を行ったかを記載していくことが必要である．

3. 事例紹介

1　患者情報

1）患者
　O氏，50歳，女性．

2）病名
　右突発性難聴．

3）家族構成
　本人，夫との2人暮らし．長男，長女はそれぞれ家庭を持ち独立している．

4）入院後の経過
　5月10日右突発性難聴の診断を受け入院となる．医師からの「早期回復のためには，入院治療が必要である」との説明に患者本人は同意し入院となった．しかし，その夫は入院治療に不満を持っていた．耳鼻科病棟での治療中，同病室内で患者同士のトラブルが発生し，5月12日患者本人から転室希望があった．安心して治療に専念できるよう患者保護を目的とし同日，他病棟に転棟となるが，6人部屋に一人で入院という環境になった．同日20時，夫，長男，長女，夫の同僚の面会があった．定時の点滴治療のために看護者が訪室すると，室内はアルコール臭が著明で面会者は飲酒状態であることがわかった．夫は，病室環境，入院治療に対して苦情を言い，夫の同僚が病室のドアを閉めドアの前に立ったことで，看護者は室外に出ることができなくなった．1時間の間監禁状態のまま看護者一人で夫の苦情に対応しなければならなかった．

■ 検討前記載例

月日	時間	F	DAR	記載者
5/12	17:30	転棟 ①	D 4病棟の同室者から嫌がらせを受けていた．一人主がいてネチネチそいつがいじめてくる．② 明日，眼科の入院があるまで一人ですと説明．安心して治療に専念しましょうと声かけ．③ 了解する．泣いて喜んでいる．④	W
	20:00	夫の苦情	D 定時の点滴のため訪室．部屋に入るとアルコール臭著明．夫，娘，息子，夫の同僚1名が面会中．⑤ 「点滴しますね」→夫「何しに来たんだよ」「点滴の時間です」→夫「じゃあ，やってくれ」⑥というがベッドサイドの椅子にズレるだけで患者のそばに近づけず．夫「こんな部屋に入れやがって．死体置場じゃねーか．こんなさみしい部屋に追い払って．死体置き場みてーで．たかが点滴だろう，入院させて．通えばいいじゃねーか」 Pt「やめてよ」と言っているが他の者は黙っている．⑦ 同僚が部屋のドアを閉めてしまう．⑧ Pt「私の希望なのよ」と言うが夫は「こんな部屋に入れやがって俺はやだ」を繰り返し解決にいたらない．⑨ けんか口調で話す．⑩ 娘，息子，同僚は知らん顔をしている．⑪ A Ptにどうしたいのかたずねる．また，主治医との話しをセッティングするか？ と聞く．⑫ R 「入院してきちんと治療したい」 夫「じゃあ帰る．そんな時間，俺にはねえんだよ．」と空のベッドをたたきながら「ここでばばあが死んでるー ここでもばばあが死んでるー」と叫びながら息子，同僚とともに退室する．⑬	W
	21:00	本人の意思確認 ⑭	A 通院での治療を希望するのか 入院での治療を希望するのか確認する． R 「入院での治療を希望する」と． A/P 入院するのであれば，今後酔った夫を来院させてもらっては困る．今後は，守衛に連絡をすると説明．⑮ R 娘返事せず．⑯	W

<改善ポイント>

① 転棟してきた状態を具体的に記載する．
② 患者の言葉はカギカッコで記載する．
③ 看護者の行ったことは，A で記載する．
④ 患者の反応は R で記載する．
⑤ 息子，娘という表現は適切か．家族の誰か具体的にわかる表現方法で記載する．
⑥ やりとりを記載するのではなく，まとめて記載する．→などのマークでの表現は適切か．
⑦ Pt という表現は適切か．看護記録マニュアルに略語登録してあるか．
⑧ 否定的な表現は使用せず，事実だけを記載する．
⑨ 何回繰り返すと，事実だけを記載する．解決には至らないという表現は適切か．
⑩ けんか口調は適切な表現か．看護者の主観は，記載しない．
⑪ 知らん顔は適切な表現か．看護者の主観は，記載しない．
⑫ ？などのマークでの記載は適切か．
⑬ 叫ぶという表現は適切か．
⑭ 看護者の介入は A で記載する．
⑮ 看護者の感情的な表現で記載せず，患者の視点から記載する．
⑯ 返事せずという表現は適切か．

■ 修正後記載例

月日	時間	F	DAR		記載者
5/12	17：30	本人の希望による転棟 いじめに対する苦悩⑰	D	「4病棟の同室者から嫌がらせを受けていた．一人主がいてネチネチそいつがいじめてくる」	W
			A	安心して治療に専念するよう声かけをする．明日，眼科の入院があるまで6人部屋に一人であることを説明する．	
			R	了解する．泣いている．⑱	
	20：00	妻の入院に対する夫の不満⑲ 本人は入院継続を希望⑳	D	定時の点滴のため訪室．部屋に入るとアルコール臭著明．夫，長女，長男，夫の同僚1名が面会中．点滴治療の時間であることを告げると，夫「何しに来たんだよ」「じゃあ，やってくれ」夫はベッドサイドの椅子に移動するが，点滴を行うスペースは確保できない．㉑ 夫「こんな部屋に入れやがって．死体置場じゃねーか．こんなさみしい部屋に追い払って．死体置き場みてーで．たかが点滴だろう．入院させて．通えばいいじゃねーか」患者は，夫を静止しようとする．「やめてよ	

			夫以外は，誰も話さない．同僚が部屋のドアを閉めてドアの前に立つ．㉒ 患者が自分の希望であることを告げるが，夫は「こんな部屋に入れやがって俺はやだ」何度も繰り返し話す．娘，息子，同僚は誰も話さない． A/P　安全に点滴治療が行えるよう管理する．㉓ 　❶点滴治療の必要性を説明する． 　❷患者の意向，夫の意向を確認しどうすることが最良か話し合う． 　❸明日予定入院があり，一人ではなくなることを説明する． 　❹主治医からの病状説明の時間をセッティングする． P❶❷❸❹/A㉔ 　R　「入院してきちんと治療したい」夫「じゃあ帰る．そんな時間，俺にはねえんだよ」空のベッドをたたきながら，「ここでばばあが死んでるー　ここでもばばあが死んでるー」廊下に聞こえる声を出し，長男，同僚とともに退室する．	W
	21：00	入院継続を希望㉕	P②/A　再度，入院治療を希望するのか退院を希望するのか確認． R　入院での治療を希望する． A　飲酒状態での面会は，他患者の安静に影響が出ることもあるので避けるよう夫へ説明するよう依頼する． R　長女は無言．	W

4. 修正した記録のポイント

⑰ 転棟してきた状態を記載．また，Ｆは１つとは限らない，患者の状態からアセスメントする．
⑱ 事実だけを記載する．患者の喜びがわかる事実がなければ「喜んでいる」は記載しない．
⑲ 苦情だけではなく，何に対する苦情か具体的に記載．
⑳ Ｆは１つとは限らない．患者の状態からアセスメントする．
㉑ 夫の行動を否定的な表現で記載するのではなく，なぜ点滴を行えないのか事実だけを記載する．
㉒ 同僚の行動を否定的な表現で記載するのではなく，なぜ看護者が室外に出られなくなったか事実だけを記載する．
㉓ 介入すべき問題に対し，一時的計画を立案する．

㉔ 立案した計画を実行したことを記載する．
㉕ 時間を入れたら，あらためて F を記載する．

5. 考察

　看護者は，患者が安心して治療に専念できる環境を提供できたことで，今後とも患者と良好な関係を保ちながら看護介入ができると考えていた．つまり，今回のこの事態は看護者にとって全く予見不能な出来事であった．

　突然，看護者は飲酒状態で威圧的な態度の夫に一室に閉じ込められ，周りはその家族だけという環境に追い込まれた．そのような環境での患者家族の不満や苦情への対応は，恐怖感も強く心細い心境であったことが想像できる．そのような状況の中で冷静に苦情を聞き対応することは非常に困難である．

　看護者が訪室した時，室内のアルコール臭から面会者が飲酒状態であったことがわかった．訪室前の家族の会話やその場の様子は不明であるが，もともと妻の入院に不満を持っていた飲酒状態の夫は，看護者の突然の訪室に感情のコントロールができず暴力的な発言になったと考えられる．看護者は夫の言動から，夫の苦情に対応をしなくてはならないことをすぐに理解し，点滴の時間であることを説明した後は，終始夫の苦情や思いを聞くことに努めている．

　今回の記録事例の問題点を大きく3つに分けた．①適切でない主観を交えた表現での記載，②十分な説明責任を果たさない記載，③フォーカスチャーティング®の原理原則を守っていない記載である．

　①「適切でない主観を交えた表現での記載」では，例えば同僚が部屋のドアを閉めてしまう，けんか口調，知らん顔などの表現である．ドアを閉めたのは，他の患者に迷惑をかけないように行った行為である．けんか口調で言った覚えはない，自分は冷静だった．知らん顔などした覚えはない．など，患者や家族の感情を逆なでしたり，患者の人権を侵害し新たなトラブルに発展するような表現を避け，事実だけを記載する必要がある．また，看護記録マニュアルに登録されていない略語，マークなどは，適切な表現とはいえない．

　②「十分な説明責任を果たさない記載」では，看護者は恐怖感の中でも安全に患者が治療に専念できる環境を作り，夫の理解を得るために何を行うべきか考え実行する．看護者はこの時立案した一時的計画を記載することで，この時このような視点でこのような対応を行ったと説明できる．また，経過だけを記載するのではなく，対応の根拠を記録に残し患者の反応を記録に残すことで看護実践，説明責任を果たすことができる．

　③「フォーカスチャーティング®の原理原則を守っていない記載」では2つの問題点が考えられた．それは，F・D・A・Rの混在と，フォーカスコラムの縦読みができないことである．フォーカスチャーティング®は，看護過程を反映しており看護者の思考・行為が示される．Fコラムには患者のこと，DにはFを支持する情報，Aには看護介入，Rには患者の反応を記載する．また，フォーカスチャーティング®の最大の特徴は，フォーカスコラムの縦読みをすることで，現在起きている患者の問題や状態がわかることにある．検討前の記載例では，フォーカスコラムの縦読みが行えない．フォーカスコラムの縦読みだけでは患者の問題や状況がわからず，記録全てを読んで初めて理解できる．原理原則が守られた記録は，記録としての質を保

ち看護介入の正当性を立証する信頼性の高い看護実践の証明となる．

6. まとめ

　暴力は犯罪である．決して許されるものではない．しかし，今回の事例のように患者・家族が飲酒状態であったり，認知症など認識力が低下し感情のコントロールができなくなった状態での暴力についての記録記載には十分な注意が必要と考える．それは，患者・家族に悪意がないからである．医療者を傷つけることが目的ではなく，不安やストレスなどの感情のはけ口を医療者に向けたものがほとんどである．看護者自身の健康に影響するような非人道的な行為には十分注意し，安全に配慮した対応をすることはいうまでもない．特に看護者は圧倒的に女性が多く，男性に比べ体格や体力的に劣ること，暴力被害に遭遇しやすい状況で仕事をしていることなどがその要因と考えられる．職員の暴力に対する問題意識や関心を高め，組織的な取り組みを強化することは重要課題といえる．

　しかし，今まで述べてきたように患者の人権に配慮し，説明責任を果たし，看護実践を証明する看護記録の記載はわれわれ看護師の責務である．つまり，患者の視点に立った記載方法，適切な表現方法，根拠のある看護介入，看護介入に対する患者の反応を原理原則を守った記載で記録に残すことが重要と言える．

　2005年個人情報保護法の全面施行により，看護記録は患者のものであるということが明らかとなった．患者が求めれば看護記録は原則開示となる．我々は，常に看護記録の読み手が患者である，看護記録は患者のものであることを強く認識し記載するよう心がけなければならない．

　謝辞　本症例をまとめるにあたり，ご協力いただいた桐谷好直院長に感謝いたします．

参考文献

1) 川上千英子：ケースで学び活かすフォーカスチャーティング®の実際．精神看護出版, 2010.
2) 川上千英子：フォーカスチャーティング® ベーシックガイド．第4版, JFCヘルスケアマネジメント研究所, 2012.
3) 日本看護協会編：看護記録および診療情報の取り扱いに関する指針．日本看護協会出版会, 2010.
4) 村上美好, 木村チヅ子編：看護管理学習テキスト③看護マネジメント論．第1版, 2008.
5) 小西恵美子：看護倫理　よい看護・よい看護師への道しるべ．第5版, 南江堂, 2010.

Case 4 行動制限（隔離・拘束）の記録の実際（紙カルテ編）

秋田県立リハビリテーション・精神医療センター　竹園輝秀，宇佐美政明

1. はじめに

　秋田県立リハビリテーション精神医療センターは，1997年に開設したリハビリテーション科と精神科を有する複合病院である．開設当時「患者の出来事が書け，看護計画と連動できる」という目的でフォーカスチャーティング®が導入された．フォーカスチャーティング®を活用するためには継続した教育が必要であり，院内の看護記録専門チーム員を中心にスタッフは日々学習を重ねている．

　今回，事例に挙げた身体拘束・隔離は精神科医療にとどまらず一般診療科でも実施されている．可能な限り回避しなければならない医療行為の1つであるが，自傷・他害など安全を確保できない場合や，治療上避けられないケースが存在するのも事実である．そのため看護者は患者の個別性のみならず，精神・身体状態を適切に把握し，個別の患者に応じた看護計画を立案するとともに，看護の実践を証明できる看護記録の記載に心がけなければならない．さらに医療安全を最大限考慮した行動制限の最小化を念頭におき，疾病回復にたずさわる責務がある．また，実施した観察・ケアの証明ができる看護記録の記載に心がけ，説明責任を果たさなければならない．

2. 事例紹介

1　患者情報

1）患者
　A氏，42歳，男性．

2）病名
　統合失調症．

3）主症状
　幻覚・妄想，興奮，暴力行為，多弁，不眠．

4）既往歴
　20歳ごろより統合失調症を発症．以降K病院へ8回，M病院へ10回ほど入院歴あり．毎回2カ月程度で退院している．

5）入院までの経過
　M病院を2カ月前に退院し，同病院で通院治療を続けていた．今回，処方内容が変更されてから（詳細不明），不眠が出現し，食事も十分に摂らずにほとんど外出し生活していた．○月30日夕方に車を盗み通報される．同日，途中車を乗り捨てて道路の真ん中を歩いているところを警察官に保護された．話が支離滅裂で会話が成立せず，父親を叩く，他人へコップを

投げつけるなど興奮状態があるため当センターへ紹介され，〇月31日医療保護入院となった．

2 問題リスト

#1 幻覚，妄想により興奮があり安静が図れない
#2 不眠があり休息がとれない

3. 看護計画

	計画日	計画者	看護計画
#1	2011/〇/31	〇〇 〇〇	【問題点】 #1 幻覚，妄想により興奮があり安静が図れない． 【目標】 幻覚，妄想に左右されず穏やかに対応ができる． O-P1 　(1) 幻覚，妄想の有無（7時，16時，20時） 　(2) 興奮の有無（7時，16時，20時） 　(3) 食事摂取量（8時，13時，19時） 　(4) 隔離・拘束チェック表を使用し観察． 　　（拘束時1時間4回以上，隔離時1時間2回以上） T-P1 　(1) 一緒に過ごす時間を設ける． 　(2) 興奮が強い場合には医師へ報告する．医師指示にて隔離または拘束を実施する． 　(3) 日常生活が充足されていない場合は，声かけし必要時介助する． 　(4) 食事摂取量が少ない場合には補食を提供する． 　(5) 要求に対しては統一した態度をとり，患者に守れない約束はしない． 　(6) 必要時，医師の指示による頓服薬を使用する． E-P1 　(1) 混乱やイライラの強い時は，スタッフへ知らせるよう説明する． 　(2) 安静が図れない時には薬物を使用してでも休息をとる必要があることを説明する．

観察項目（Oプラン）には必ず観察する時刻を記載する．標準看護計画をそのまま引用した場合でも，患者の状態に応じた時刻を記載することで，個別的な計画にすることができる[1]．

拘束は1時間に4回以上，隔離は1時間に2回以上の観察で状態の把握に努める[1]

	計画日	計画者	看護計画
#2	2011/〇/31	〇〇 〇〇	【問題点】 #2 不眠があり休息がとれない 【目標】 心身が安定し眠ることができる O-P2 　(1) 入眠困難・中途覚醒の有無（7時） T-P2 　(1) 睡眠を妨げる物理的原因を知り環境を整える 　　（室温，騒音，寝衣・寝具の工夫，身体的苦痛に対しては対症療法を試みる） 　(2) 表面的な状況のみで判断せず，患者の気持ち，不安等，患者の話に耳を傾ける

			（3）不安や興奮を与えるような話題は避ける
			（4）必要時，医師の指示による頓服薬を使用する
			E-P2
			（1）睡眠薬の必要性を説明する

表1　精神保健及び精神障害者福祉に関する法律第37条第1項の規定に基づき厚生労働大臣が定める基準（昭和63年4月8日厚生省告示第130号）

隔離　「定期的な会話等による注意深い臨床的観察と適切な医療及び保護が確保されなければならない」
身体的拘束　「原則として常時の臨床的観察を行い，適切な医療及び保護を確保されなければならない」

4. 記録の実際

<場面①>
　呂律不良があり，意思疎通もスムーズに図れない状態．継続して小声でブツブツと独語を発している．なんの前兆もなく看護者を叩こうとする行為もある．精神保健指定医の診察結果，入院時より保護室への隔離開始となる．保護室入室後，空腹により興奮状態となり，さらに拘束開始となりロヒプノールをiv施行後入眠に至った．

■フォーカスチャーティング®の記載例（1）

月日	時間	F	DAR		記載者
○/31	2：00	医療保護入院 保護室入室 （2：03 隔離）	D	救急鑑定室にて診察後，精神保健指定医○○Drより"医療保護入院に際するお知らせ""隔離する際にあたってのお知らせ"を書面と口頭で告知．看護者2名に両脇を支えられ30A号室へ独歩にて入室する．流涎あり言語不明瞭．突然看護者の頭を叩こうとする行為あり．	
			A	入室介助．病衣への更衣介助（以後，隔離・拘束チェック表へ移行）	
			R	入室に際して抵抗なし．更衣時言語不明瞭な言葉で独り言を話す．	○○
	2：05	独り言続くため抗精神薬内服	D	薬の説明に対しブツブツと独り言を続けるが内服に応じる．BP 151/85 mmHg　P100　T 36.2℃	
			A	ジプレキサザイディス（10）2T与薬（○○Dr）	
			R	内服拒否なく応じる	○○

（吹き出し）正確な時間
（吹き出し）医師の告知．同意書がある場合にはその旨を記載する

Case 4　行動制限（隔離・拘束）の記録の実際（紙カルテ編）

月日	時間	F	DAR	記載者
	2:10	空腹により興奮（2時25分拘束開始）	D 「腹が減った」 看護者が夜間のため食事が出ない旨説明すると「オオッー」と叫び，看護師の手を叩き室外へ出ようとする． A 看護者2名で室内へ誘導． ○○Dr"拘束する際にあたってのお知らせ"の告知を書面と口頭で告知 体幹抑制帯使用する．★⑦ （以後，隔離・拘束チェック表へ移行） ○○Dr ロヒプノール（2 mg）1A 左上肢へiv施行．	○○
	2:30	薬剤効果により入眠	R いびきをかいている．舌根沈下なく呼吸規則的．BP 136/82 mmHg　P98	○○

> 拘束開始の正確な時刻を記載する．フォーカスを当てた時刻と同じなら（拘束開始）だけでもよい

<場面②>
看護者へ話をしてくるが内容に一貫性がない．食事中は抑制帯を外し看護者が付き添う．話しながら食事，歯磨きを行うが，いずれも看護者がセッティングをすると自力で行うことができる．

■フォーカスチャーティング®の記載例（2）

月日	時間	F	DAR	記載者
○/31	18:30	言動に一貫性なし #1 幻覚，妄想	D 「メシ食いてえ」「犬と猫10匹死んでよ」「車パンクさせられて，妹の自転車盗まれて嫌がらせされてよ」話しながら食事摂取する． TP1-1, 3/A：食事セッティングする．食事時，ベッドをギャッジアップする．歯磨き介助． R 30分程かけて食事全量摂取する．食後薬の内服は拒否なし．歯磨きしながら「女ナンパしてよ」「そこに男がいる」「男に襲われる」と繰り返す．	○○

> フォーカスの下に問題点のどの部分に焦点を当てたかを記載する．横読みする際，内容の把握が容易であるとともに，患者の状態の変化と看護計画の内容の整合が図られ，評価・修正の一助になる．

表2　身体拘束・隔離時の日常生活上の配慮

- 洗面，入浴，寝具交換などのために暫時身体拘束・隔離を中断することは，患者及び部屋の衛生に対する配慮．
- 食事，排泄，面会，喫煙なども，身体拘束・隔離を少しでも快適にするための配慮．
- 検査のための身体拘束・隔離の中断も解除とみなさない．

<身体拘束・隔離の指針　日本総合病院精神医学会　治療指針3[2)]より抜粋>

<場面③>
　入院翌日，話にまとまりのなさは残るが衝動性は認められないため，主治医指示にて拘束指示は終了となる．引き続き保護室での隔離は継続となるが，10時から16時まではデイルームで開放観察するよう指示が出る．

■フォーカスチャーティング®の記載例（3）

月日	時間	F	DAR	記載者
○/1	10：00	衝動性消失により身体拘束解除日中デイルームにて開放観察開始	D　○○ Dr 診察時「昨日のことは謝るからよ．これ外してくれないかな」「風邪引いちゃってさ．外に出してよ」 　　衝動性はない． 　　○○ Dr より拘束解除，隔離は継続するが日中10時から16時まで開放観察の指示あり． A　自室開錠しデイルームへ移動する．（○○ Dr） R　デイルームへ移動後，周りの患者に挨拶をした後，椅子に座って新聞を見ている．	○○

開放観察
精神科において「開放観察」という指示が存在する．完全に隔離や拘束指示を解除するまでには至らないが，継続して行動制限をかけなくてもよいケースや，開放中の患者の状態を観察したい時には精神保健指定医の治療計画に基づき実施される．
基本的には隔離（拘束）指示が存在しており，そのうえで開放観察という指示が出る．あくまでも隔離（拘束）指示が優先される．

開放観察時の記載の注意点
当センターを例にした場合，隔離時の開放観察において開放観察開始時は「開錠」，開放終了時は「施錠」と実際に行った行為を記載している．「開始」「終了」という言葉は開放観察時には使用せず，隔離指示が出た時のみ「開始」，隔離解除の指示がでた時のみ「終了」という言葉を使用し混同しないよう定めている．拘束指示に対しても同様に行っている．

5. まとめ

　看護記録を取り巻く法には，医療法，医師法，保助看法，個人情報保護法などがあげられるが，精神科にはさらに精神保健福祉法が加わる．精神保健福祉法を意識した場合，行動制限を実施した時には法を遵守して行ったことを，医師記録だけではなく看護記録でも記載しておく必要がある．行動制限の中の隔離・身体拘束を実施する際には，「精神保健指定医の診察後，当該患者に対して隔離・身体的拘束を行う理由を知らせるよう努めなければならない」と精神保健福祉法で定められている．そのため，看護記録にも隔離・身体拘束時には「精神保健指定医の診察の事実」「理由の告知の事実」が記載されていなければならない．また隔離・身体拘束が実施された場合には，その後の観察とケアの実施を看護記録に残しておくことも重要である．
　隔離・身体拘束時の観察をする際，参考の1つになるのが財団法人日本医療機能評価機構が行っている病院機能評価の基準である．隔離については「1時間に2回以上の観察が行われ，その記録があること」，身体的拘束については「1時間に4回以上の観察記録があること」と定

められている．しかし，看護記録の簡素化，記録時間の短縮が求められているなか，15分・30分ごとに観察内容をフォーカスチャーティング®で記載するのは決して効率的とはいえない．この場合，隔離・身体拘束時のチェックシートを作成しフォーカスチャーティング®と併用し記載するのも効率化の1つの方法である．患者にとって重要な出来事はフォーカスチャーティング®で記載し，観察結果をチェックシートで記載することで記録の簡素化，効率化にとどまらず，経時的に患者の状態観察をした事実が証明できる．さらにチェックシートとの併用は，行動制限の緩和，解除に向けての資料としても活用することができる．

　ここまで隔離・身体拘束時の記載について述べてきたが，ここで忘れてはならないのが看護計画の重要性である．精神科に限らず患者へ実施される毎日のケア内容は，看護計画として具体的に挙げておくべきである．実施した看護計画はフォーカスチャーティング®で連動記載しておくことで，日々の実践を看護記録で証明することができ，そして後に振り返った時に説明責任が果たせる看護記録となる．

参考文献
1) 財団法人日本医療機能評価機構　第7領域（隔離7.2.3.2　拘束7.2.4.2項目）
2) 日本総合病院精神医学会教育・研究委員会編：身体拘束・隔離の指針　日本総合病院精神医学会治療指針3．星和書店，2007．

Case 5　行動制限（隔離・拘束）の記録の実際（電子カルテ編）

医療法人杏和会阪南病院　宮下　誠

1. はじめに

　阪南病院は精神科単科の690床の病院である．精神科において急性期病床をはじめ，児童精神，メンタルケア，認知症，身体合併症，療養病床まで幅広く展開している．1997年にフォーカスチャーティング® を看護記録として導入した．現在では病院機能評価Ver.6受審，電子カルテ導入を経て紙媒体より電子媒体への記録へと変化してきた．また，精神科では精神保健福祉法の下，行動を制限する治療が行われることがある．その場合，法を遵守しつつ，その制限を最小化しながらも安全に行うため，観察やケアの頻度は高くなる．その証明ともいえる看護記録もフロー形式の導入等により工夫を行っている．そこで，行動制限を受ける患者への看護とその記録事例を報告する．

2. 事例紹介

1　患者情報

1）患者
　A氏，30歳代，男性．

2）病名
　統合失調症．

3）主訴
　幻覚，妄想．

4）既往歴
　30歳代に鼠径ヘルニアで手術．

5）入院までの経過

　同胞2名中第1子として出生．出生，発達に異常なし．大学在学中に被注察感や被害関係妄想が出現したXX年に初診となり，①XX年Y月から3カ月間入院となった．退院後，外来通院しインターネットの広告代理店で営業職をしていた．その後「通行人が怒ったように見える」などの病的体験が再燃し，②XX＋7年，3カ月間当院に任意入院．退院後，陽性症状はコントロールされコンプライアンスも良好であったが，「通行人の顔が変に見える」などの訴えもあった．しかし，その後は陰性症状が主体で自宅に引きこもりがちであり，就職が決まらず実家の手伝いをしていた．

　XX＋12年から内服薬が変更され，抑うつ気分や倦怠感を訴えたため減薬．その後，気分高揚，多弁，観念奔逸，焦燥感が出現したため，③XX＋13年，2カ月間当院入院となる．退院後は定期的に通院していたが，性機能障害を訴え，内服薬は変更中であった．XX＋14年に気分

が高揚し，夜間に興奮状態となったため当院受診．同日入院となる．薬物アレルギーなし．食物アレルギーなし．

6）入院形態
医療保護入院　入院日数：3日

7）治療方針
精神療法と薬物療法による幻覚・妄想の消退化

2　問題リスト

入院までの経過からは以下の問題点があげられる．

問題点①　幻覚，妄想に関連した気分高揚や興奮状態，他害行為がある．
問題点②　服薬コンプライアンスは良好であるものの，薬物の副作用による病状の不安定さがある．
問題点③　陰性症状による社会生活への適応が困難である．

3．看護計画

今回の医療保護入院での看護計画は次の通りである．

目標：看護者の働きかけに反応し，看護者の対応によって安心感を体験でき，問題行動を起こす前に表現することができる．行動制限を必要としない生活を送れる．

#1　自傷・他害行為がある．

O-P
1. 日常のかかわりの中で以下のことを観察し，アセスメントする．
   - ストレス耐性　　・訴えの内容と程度　　・興奮の有無と程度
   - 幻覚，妄想　　　・表現，意志の疎通性　・衝動性
   - 脅威　　　　　　・危険行動の内容と程度・暴力行為の既往
   - 敵意　　　　　　・服薬の状況　　　　　・1日の行動，言動
   - 不信感　　　　　・問題解決技術　　　　・危険行動の前，中，後の言動

T-P
1. 明るく，広く，静かな環境を提供し，ストレスを軽減する．
2. 興奮時，患者に触れることをしない．
3. 患者の不安や恐れを助長しないように自信のある態度で接する．
4. 患者の現実的な生活行動や，自分自身をコントロールするための枠に関しては具体的で明確な助言をし，助言通りにできたことを確認して，それでいいことをフィードバックし安心感をもってもらう．
5. 脅威的な幻覚，妄想によって不安や興奮が高まる可能性があれば，必要時医師と相談して保護室に隔離し，状況に応じて拘束する．保護室への隔離や拘束に関しては，できる限り説得し，力ずくでの対応はしない．一貫性のある対応を行い，対応時には複数名のスタッフが必要である．
6. 暴力に対しては，制止するとともに絶対に暴力を振るってはいけないという強固な態度で接する．

E-P
1. 家族が患者の疾患と病状の理解ができるように援助し，保護室への隔離や拘束に対する理解を得る
2. 興奮が減少すれば，攻撃性を発散させる活動を勧める（散歩，スポーツ，OT）

#2 隔離室という特殊治療環境におけるセルフケアの低下．

O-P
1. 精神症状（幻覚，妄想，興奮，気分高揚など）
2. 問題行動の有無（自傷，他害，衝動行為の状態など）
3. 身体状況（清潔，排泄，栄養，薬物反応など）
4. 人間関係（コミュニケーション，自己感情表出）
5. 睡眠・休息（睡眠の時間，質，量など）
6. 治療・疾病（病識，アドヒアランス）

T-P
1. 隔離室施錠中は最低30分に1回以上巡回し，患者の安全確認をする．
2. 隔離室内の持ち込み物は最小限にする（医師指示の下，管理する）．
3. 対応時は安全な環境を整え，複数のスタッフで行う．
4. 訴えを傾聴し不安の軽減を図りながら気持ちを受け止める．
5. 医師の指示を受け行動制限を実施する（制限の最小化に向けたカンファレンスを定期的に実施する）．
6. 室内を明るく清潔に保ち，入浴は週3回以上行う．
7. 病状不安定時は指示中の薬物を利用する（無効時は医師へ連絡する）．

E-P
1. 行動制限や治療に納得できない場合には，医師の診察時に十分な説明を受けるように説明する．
2. イライラしたり困ったことがあればスタッフに我慢せず早めに相談するように説明する．
3. どう行動すれば制限が緩和されるのかを説明しともに考える．

#3 身体拘束によるセルフケアの低下，2次的合併症のリスクがある．

O-P
1. 精神症状（幻覚，妄想，興奮など）
2. 問題行動の有無（自傷，他害，衝動行為の有無など）
3. 身体状況（一般状態，清潔，栄養，排泄，安楽，薬物反応，拘束による循環障害，皮膚の状態）
4. 人間関係（コミュニケーション，自己感情表出）
5. 睡眠・休息状況（睡眠の時間，質，量など）
6. 治療・疾病（病識，アドヒアランス）

T-P
1. 拘束中は最低15分に1回以上巡回し，患者の安全確認をする．
2. 適宜バイタルサインチェックや拘束部位の確認を行い，異常時は医師の指示を受け適切な処置を行う．
3. 拘束帯を外す場合には複数のスタッフで安全な環境を整え行う．
4. 水分出納のバランス管理を行う（1日1,500 ml程度の水分補給や排泄時の介助）．
5. 皮膚の清潔を保つ（1日1回の清拭による保清，週2回以上の入浴）．
6. ADLの介助（排泄，食事，保清）．
7. 適度な体位変換（2時間毎）．
8. 不眠，不穏など病状不安定時は医師指示中の薬物を勧める．

E-P
1. 治療に納得できない場合は医師の診察で十分な説明を受けるように説明する．
2. 苦痛や身体的な異常がある場合，その都度スタッフに声をかけるように説明する．
3. どう行動すれば制限が緩和されるのかを説明しともに考える．

4. 記録の実際

1. 行動制限の開始時の記録

問題行動により行動制限が必要となった場合の記録である．フォーカスチャーティング® 記

録は以下の通りである．

> 12月29日　13：44
> F：他者への暴力行為による行動制限の開始
> D：デイルームにて大声で「ふざけるな．俺を誰やと思ってるんや」と叫び，テーブルやイスを蹴飛ばす行為あり．静止に入った看護師にも殴りかかろうとする．○○医師診察の結果，隔離拘束の告知説明．
> A：行動制限に関する告知書を確認．看護師3名にて○○号室へ誘導し，隔離拘束開始．体幹，両上下肢の5点拘束．弾性ストッキングを両下肢着用介助．以後，巡視記録を安全管理システムにて観察の記録とする．
> R：興奮は続き「俺は何もしてへん．アイツらがおかしいんや」と繰り返す．

電子カルテへの記載は図1参照．タイトルにF（フォーカス）を入力し，以下のフリー入力欄にD（データ）A（アクション）R（レスポンス）を入力する．

＜記録のポイント①＞

法律上の確認をアクション内に盛り込むことが当院では定められており，精神保健指定医の診察と指示，行動制限の告知文書の確認を行ったことを記録として残している．

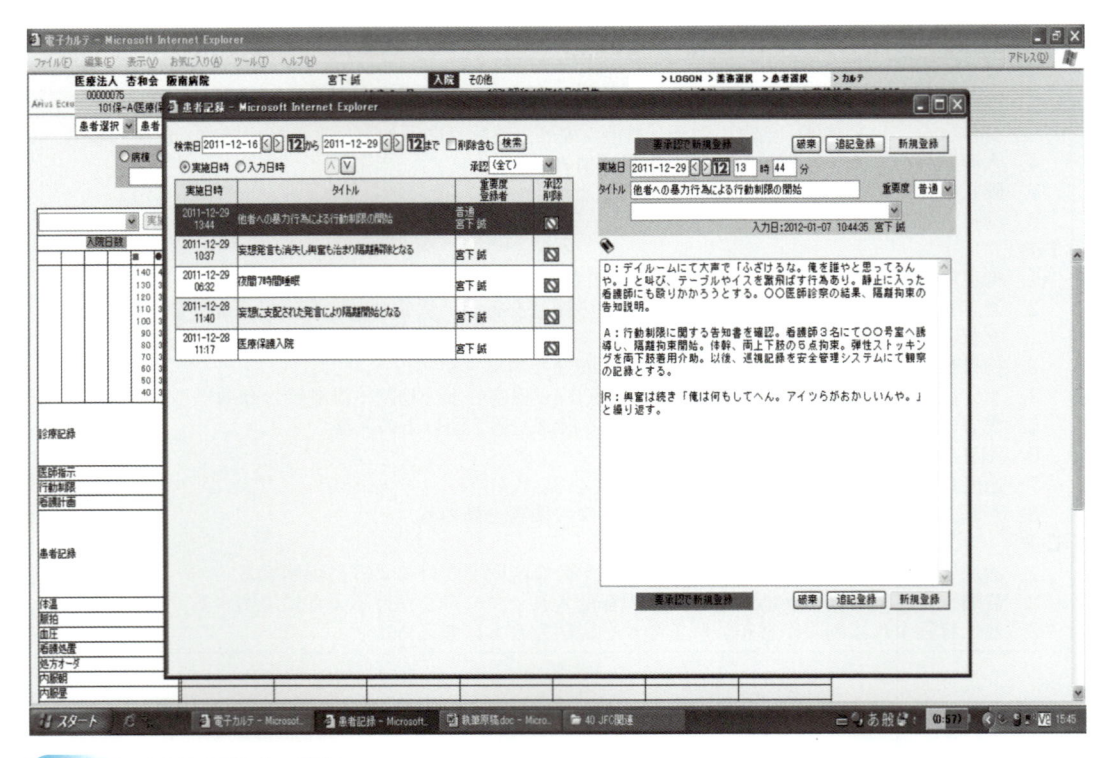

図1　行動制限開始時の記録

2. 行動制限中の記録

電子カルテへの記載は**図2**を参照．フォーカスチャーティング®記録は以下の通りである．

> 12月30日　10：45
> F：＃3．身体拘束によるセルフケアの低下，2次的合併症のリスク
> D：5点拘束中．四肢拘束部位の循環障害，皮膚状態の異常，関節可動域の異常なし．興奮は消失し，発言も落ち着いている．皮膚の湿潤あり．
> TP3-①②③④⑤⑥⑦/A　水分200ml飲用，全身清拭，更衣施行
> R：介助時の応対も穏やか．「昨日はどうしてあんなになったん」

＜記録のポイント②＞

　行動制限が行われている期間は各勤務帯において安全管理記録以外に必ず1回以上のフォーカスチャーティング®記録を行うことが院内規定で定められている．記録は看護計画を画面で確認しながら行うことができる．

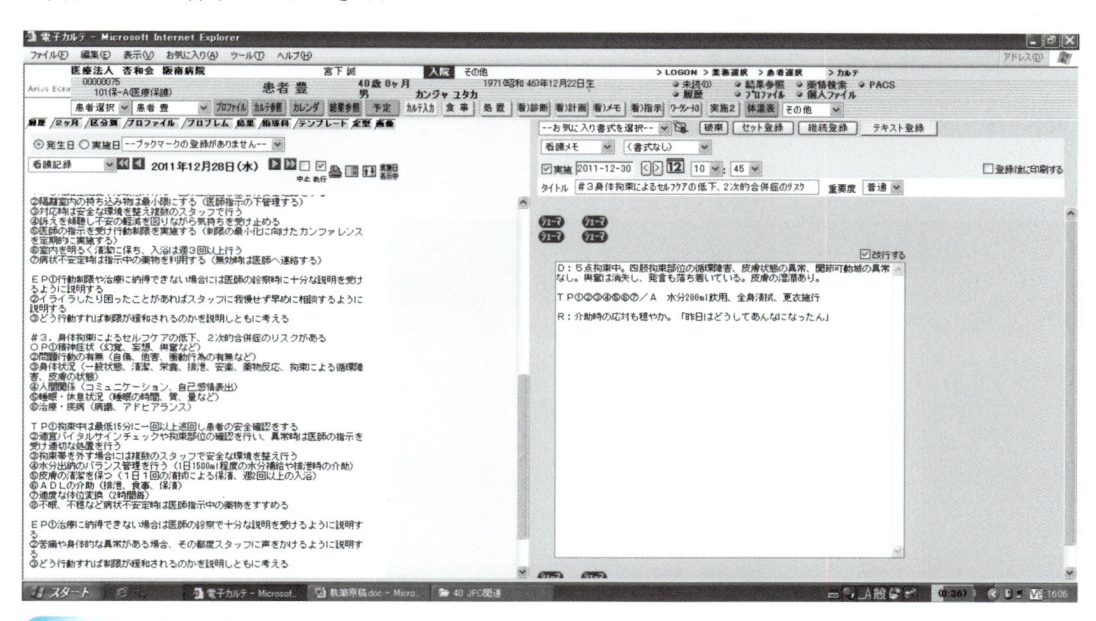

図2　観察中の記録

行動制限中の観察記録をフローシステム化した記録例（図3）

＜記録のポイント③＞

　行動制限開始とともに観察の頻度も上がる．そのためにフロー入力システムを導入し記録時間の短縮化を行っている．システムは電子カルテとリンクしており，看護記録の延長線上として機能している．それを表すため，行動制限開始時の観察記録をシステムで行うと記載している．システム化することで入力漏れのチェックや実施延べ時間を算出することも可能となり，事故防止や行動制限の最小化に向けた取り組みにも活かしている．

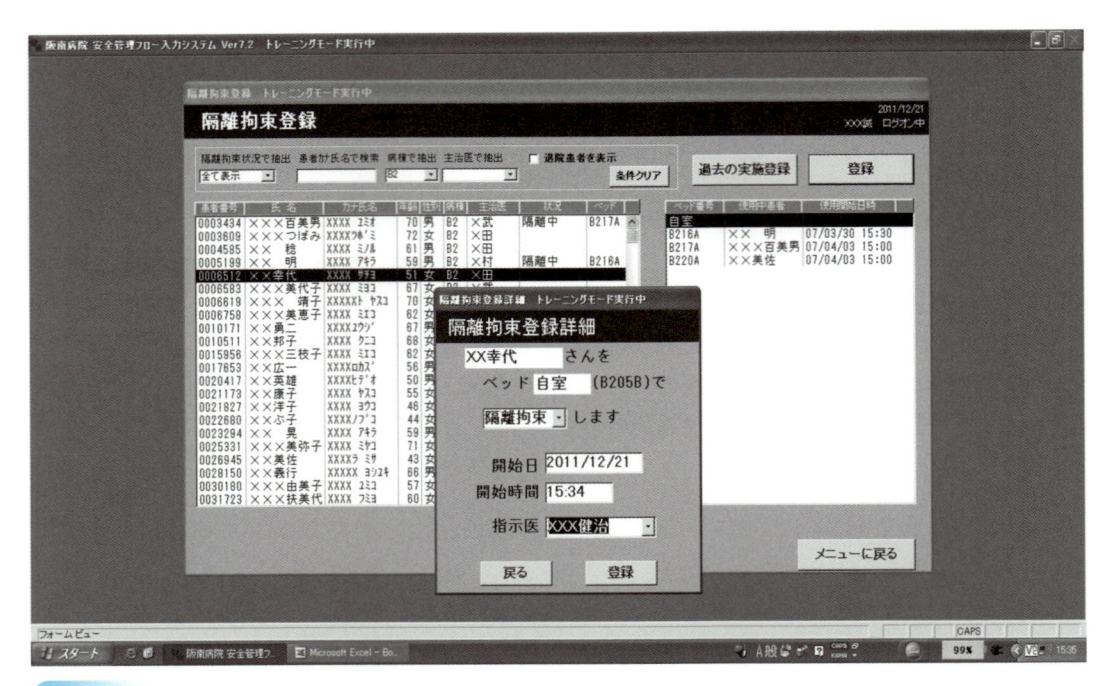

図 3-① フロー形式記録（行動制限開始入力の画面）

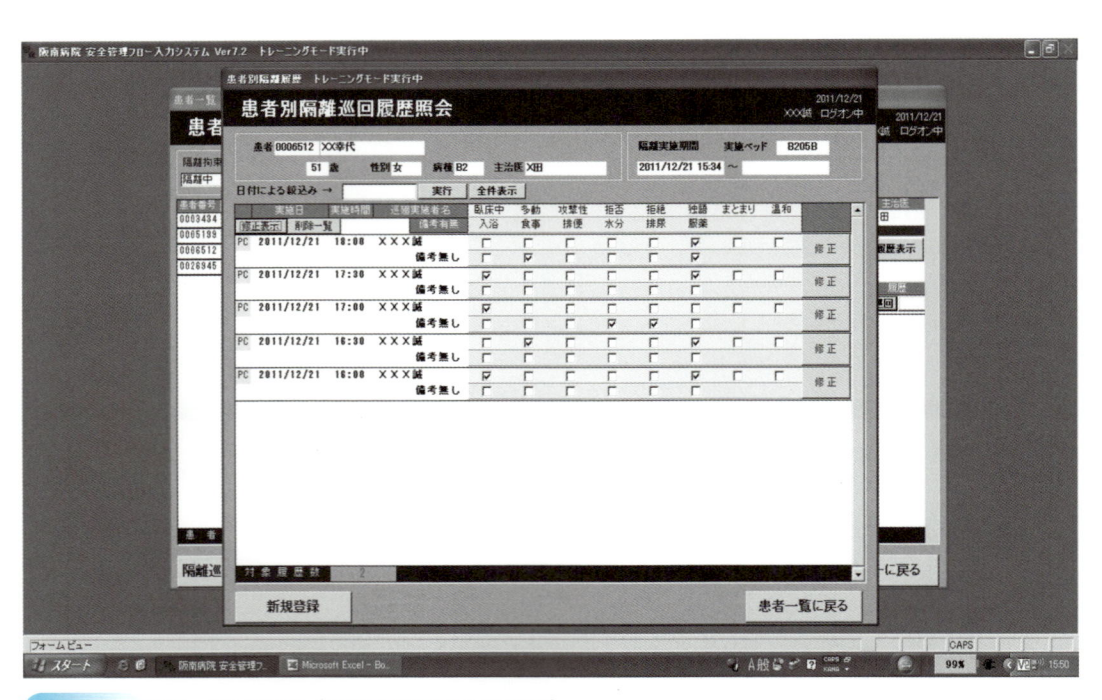

図 3-② フロー形式記録（隔離中巡回の入力画面）

3. 行動制限緩和に向けたカンファレンスの記録

　行動制限最小化に向けた取り組みとして当院では最低でも週1回以上の多職種によるカンファレンスを行っている．その記録例が図4である．

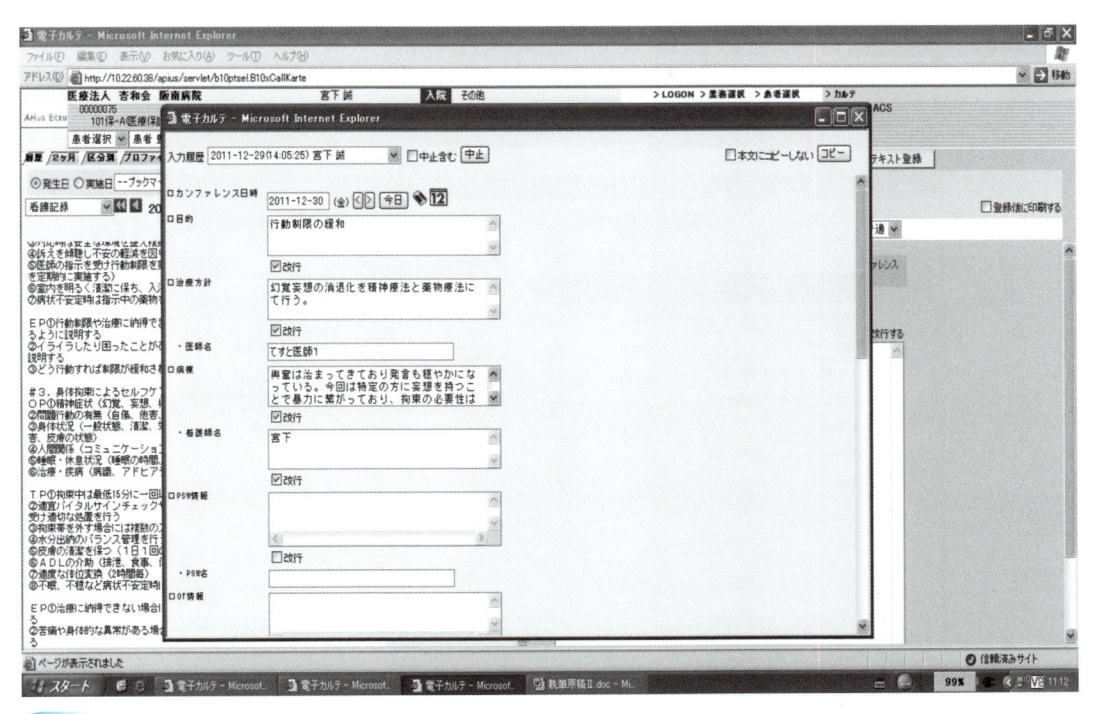

図4　行動制限緩和に向けたカンファレンスの記録

＜記録のポイント④＞
　記録は電子カルテシステムのテンプレートを用い，参加した職種毎の意見をまとめて記載する形式をとっている．この記録も看護記録を行う際に参考とすることができる．

4　行動制限解除時の記録

12月30日　16：47
F：行動制限の部分解除（拘束の解除）
D：昨日の暴力行為に関する振り返りもできるほど落ち着いてきている．○○医師診察，16：40身体拘束の解除の指示あり．Dダイマー0.6μg/ml.
A：体幹，両上下肢の拘束帯を解除し，四肢体幹拘束部位の循環障害，皮膚状態の異常，関節可動域の異常なし．保護室隔離は続行のため，引き続き安全管理システムによる観察記録を行う．
R：隔離が継続されることの説明に「仕方ないですね」

<記録のポイント⑤>

　行動制限を緩和していく際，当院では開放観察という包括指示はなく，その都度行動制限の解除を行うことになっている．行動制限が解除される際は，必ずフォーカスチャーティング®記録形式による記録の入力を行うこととなっている．
　身体拘束による2次障害の静脈血栓塞栓症予防として体幹，両上下肢の5点拘束を行った場合やハイリスク患者の場合は必ずDダイマー検査を行い判断がなされる．

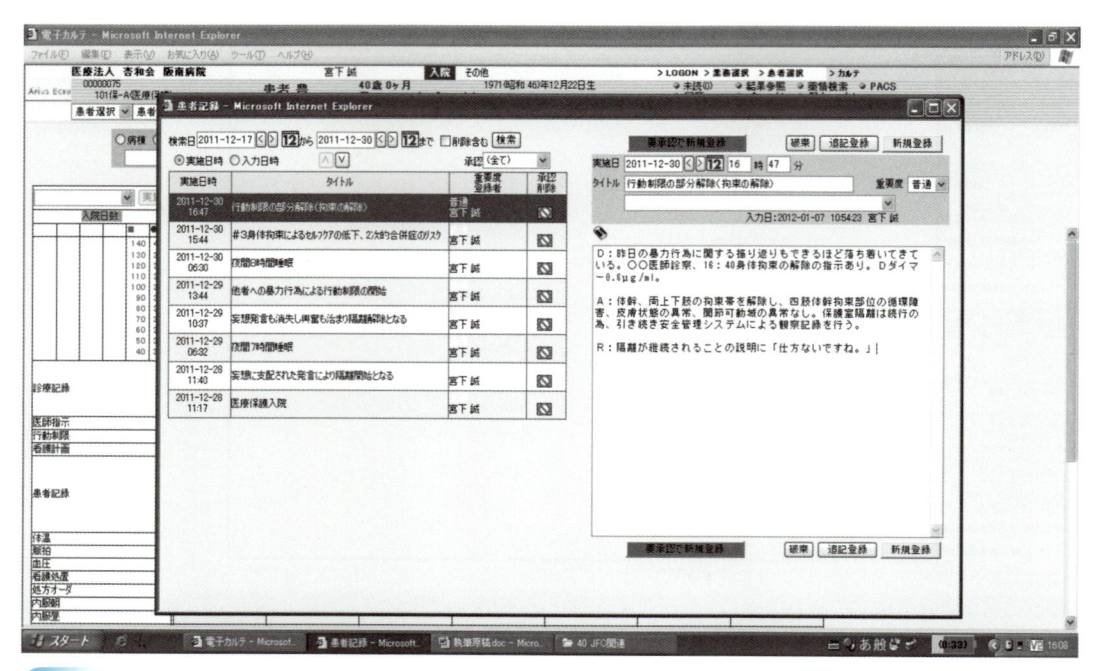

図5　行動制限解除の記載

5. まとめ

　わが国の精神科治療（特に急性期）現場においては，行動制限を，やむをえず行わざるをえない現状がある．しかし，人権や倫理，医療安全の観点からは問題を多数抱えており，実施する上で精神保健福祉法による管理がなされている．看護者は診療の補助という業務で行動制限の実施を行い，療養上の世話として行動制限中の患者に看護を行うこととなる．
　事例の患者は，興奮と暴力により身体拘束と保護室隔離の行動制限が行われることになった．拘束の開始は精神保健指定医の判断と指示の下，告知，説明がなされ実施されなければならない．それが，確実に行われているか，その治療の説明が患者本人になされているかを確認する義務が看護者にはあると考えられる．また，同時に行動制限実施による事故や2次障害の予防を図るために観察やケアの頻度を高める必要がある．当院では業務的に整備され，短時間で観察と記録がなされるシステムを導入したことが看護実践の時間の確保，充実に結びついていると考えられる．また，行動制限によるセルフケアレベルの強制的な低下が予測されるため，行動制限の種類によって看護計画も追加・修正しなければならない．電子化のメリットとして

計画の修正・変更が容易に行えることがあげられる．

　当院では精神保健福祉法に基づいた行動制限が行われており，その実施も必要最小限にとどめるために業務を見直し，記録も安全と看護実践の充実を図るべく意識したものとなるよう努めている．当院では，行動制限最小化への取り組みとして日々の検討はもちろん，多職種によるカンファレンスも定期的に行われ，その記録も職種別の記載がなされ，方向性を1つにする形式となっている．それを参考にしてケアの実践や記録を行うことが，行動制限最小化に寄与していると考えられる．

Case 6　転倒・転落時の説明責任の果たせる看護記録

健康保険南海病院　新名里美，井上洋子，吉田弘美，疋田八千代

1. はじめに

　南海病院は，260床13診療科をもつ総合的診療を行う2次的中核病院として地域と密着した医療を行っている．

　近年，説明責任の果たせる看護記録は，患者側・医療者側にとって重要であり，特にインシデント・アクシデント時に，適切な対応とその看護記録は，患者・家族からの信頼と法的証拠になる．

　当院では，1998年よりフォーカスチャーティング®が導入され，記録の改善を進めている．今回，転倒・転落時における記録が説明責任の果たせる看護記録となっているのか，現状把握と問題点を明確にするために，記録についての意識調査と実際の記録を振り返り，実践が証明でき説明責任の果たせる看護記録方法を構築することを目指して，記録の改善に取り組んだ．

2. 事例紹介

● 患者情報

1）患者
　M氏，65歳，男性．

2）病名
　慢性心不全．

3）症状
　呼吸困難．

4）既往歴
　60歳　心筋梗塞．

5）入院までの経過
　内服治療中，10月31日より労作時の呼吸困難があり，11月2日の定期受診日に検査データの増悪も認めたため入院となる．入院時より持続点滴と利尿剤を開始．入院時の転倒・転落アセスメントスコア5点（危険度Ⅰ）であるため転倒・転落に対する看護計画はない．安静度はベッド上安静，排泄時車椅子を使用（介助を要する）．

3. インシデント発生時の状況

　11月5日，点滴継続中にて呼吸困難は改善しているが，21時に入眠困難の訴えがあり，医師

の指示によりレンドルミン1錠を内服した.

23時20分に，床の上に座っているインシデントが起こった.

4. 記録の実際

以下，事例に沿ってインシデント時に必要な，正確な月日・時間，フォーカスコラムには見たまま・ありのまま記載すること，DARの内容に「いつ・どこで・だれが・何を・どのように」という4W1Hを踏まえた看護記録の解説を行う.

①インシデント時は，正確な日・時間を記載
②フォーカスは，発見時のありのままを記載
③データは，自分が観察したこと，聞いたことを記載

月日	時間	F	DAR	記載者
11/5	23:20	床の上に座っている	D：病室より物音がして訪室.「トイレに行きたいけどふらついて頭を打った.」前頭部に打撲部痛発赤あり，腫脹・出血・嘔気・瞳孔異常・麻痺なし 意識明瞭　Bp＝166/90 mmHg　P＝76回/分　T＝36.0℃　SpO₂＝98%　21時にレンドルミン1錠を内服. A/P　○○Dr報告　排尿介助　妻へ状況連絡　頭部冷罨法　ナースコールの使用方法を再度説明し手の届くところに置く　転倒・転落アセスメントスコア評価（ⅠからⅡへ）　❶30分から1時間ごとの訪室　VSチェック　❷排尿時の介助　❸不眠時セレネース1/2A　iv　❹意識レベル低下・VS異常時Dr報告	Ns
11/6	8:00	良眠	P❶❷/A　R：訪室時ベッドから離れることはなく排泄介助時ふらつきなし，打撲部の発赤は消失している. 頭痛・嘔気・瞳孔異常なし　呼吸困難なし「よく眠れました.」	Ns

④A/Pは，最初に自分の行動から記載する
⑤事故発生時は必ず，家族（誰）に連絡したかを記載
⑦医師の指示を含めた今後，観察しなくてはいけないことを一時的看護計画として立案
⑥危険度Ⅱ以上の評価で看護計画を立案
⑧計画内容の観察したこと，行ったことを番号で記載
⑨計画を行った結果，患者の反応を記載

インシデント時の記載は，

①発生した日・時間を正確に記載する.

②フォーカスコラムには，発見時のありのままの記載を行うことから，11月5日の23：20のフォーカスは「床の上に座っている」とした．
　③D（データ）は，自分が観察したこと，患者及び同室者・スタッフから聞いた情報などを記載．
　④A（アクション）は，初めに自分が行ったこと・医師からの指示で行ったことを記載．
　⑤患者家族（家族の誰に連絡したか）へ連絡したことを記載．
　⑥転倒・転落アセスメントスコアの評価を行う（危険度Ⅱ以上の場合，転倒・転落の看護計画を立案）（表1）．
　⑦医師の指示内容を踏まえたA/P（アクション・スラッシュ・プラン）で一時的看護計画を立案・記載していく．
　その後，患者の反応の記載と自分たちが行ったことの評価を行う．
　記載方法は，立案した計画の中の項目内容で，観察したこと・行ったことを，
　⑧P/A（プラン・スラッシュ・アクション）で記載，その結果，
　⑨R（レスポンス）で患者がどのように反応したか
を記載した．

表1　転倒・転落標準看護計画（健康保険南海病院）

看　護　記　録　Ⅲ

【転倒・転落】　　　　　　　　　　　　　　　　　　　　　　　　　患者名（　　　　　　　　　）

月日	看護上の問題（＃）	目標・解決策（O.T.E.）	月日	評価	サイン
	□＃（　）転倒・転落の危険がある【危険度：　　】 □＃（　）転倒・転落の既往がある【危険度：　　】	目標：□転倒・転落を起こさない O-P □(1) バイタルサイン（　　　　　　　） □(2) 日常生活動作の状況（　　　　　　） 　　　履き物の種類（　　），病衣のサイズ（　　） □(3) 精神的状況 　　　何事も自分でやろうとする 　　　認知的機能障害の有無と程度 　　　（うつ状態，判断力・記憶力の低下，見当識障害） □(4) 身体的状況 　　　○視力・聴力の低下，めまいの有無，貧血の有無 　　　　麻痺・骨関節異常（拘縮・変形）・筋力低下の有無 　　　○輸液・胃管・尿路カテーテル，ドレナージの有無 　　　○睡眠状況 　　　○リハビリの進行度 　　　○排泄状況：失禁，夜間頻尿 　　　　（ポータブルトイレ，尿器，オムツ使用の有無） □(5) 病床環境 　　　○ベッド：高さ，位置，柵，ストッパーの有無 　　　　　　　　　＜次ページに続く＞			

表1 つづき

看　護　記　録　Ⅲ

【転倒・転落】　　　　　　　　　　　　　　　　　　　　　　　　　　患者名（　　　　　　　　　）

月日	看護上の問題（　＃　）	目標・解決策（O.T.E.）	月日	評　価	サイン
		O-P ☐(5) 病床環境（つづき） 　　○ベッド周囲：ナースコールの設置状況 　　○杖，車椅子，歩行器，ポータブルトイレの位置 　　○（赤外線・クリップ）センサーの有無 ☐(6) 薬剤（　　　　　　　　）使用状況 ☐(7) 転倒時の全身状態の観察 T-P ☐(1) 環境整備 　　○履き物の選択 　　○病衣の選択 　　○患者の手が届く場所にナースコールを設置する 　　○ベッドの位置・高さを患者に合わせる 　　○患者に応じたベッド柵の選択 　　○床頭台・オーバーテーブルの固定の確認 　　○コード類などの整理 　　○ナースステーションに近い目の届く部屋に移動させる 　　○照明（夜間点灯）の確認 　　○必要時，衝撃緩衝マットの使用 　　○排尿パターンに基づいた誘導 　　○ポータブルトイレを必要時設置，滑り止めマットの使用 ☐(2) 日常生活の援助 　　○昼間の離床を促す（昼夜のリズムをつける） 　　○危険行動のおそれがある場合は，車椅子で散歩 　　　または，一緒に行動する ☐(3) 薬剤使用時の副作用のチェック ☐(4) 症状出現時，医師指示参照 ☐(5) 異常時，Drコール ☐(6) 他職種と情報の共有 ☐(7) 行動制限の実施 　　○（赤外線・クリップ）センサー作動チェック各勤務ごとに行う（6回/日：経過観察記録へ記載） 　　○行動制限評価表の記載（1回/日） ☐(8) 危険度Ⅱ以上はてんとう虫シート掲示 　　ベッドサイドに「転倒に注意しましょう」を表示 E-P ☐(1) 患者に合った履き物・病衣の説明・指導を行う ☐(2) 患者に理解できるように相手のペースに合わせた十分な説明・指導を行う 　　　　　　　　　　＜次ページに続く＞			

Case 6　転倒・転落時の説明責任の果たせる看護記録

表1 つづき

看 護 記 録 Ⅲ

【転倒・転落】　　　　　　　　　　　　　　　　　　　　　　　　　　　　　　　　　　　　　　患者名（　　　　　　　　　）

月日	看護上の問題（　#　）	目標・解決策（O.T.E.）	月日	評 価	サイン
		E-P （つづき） □(3) 車椅子を使用する場合，使い方や注意点の説明をする □(4) 患者・家族に転倒の危険性を説明し，理解と協力を得る □(5) （赤外線・クリップ）センサーの使用や行動制限について家族に説明し，理解を得る（同意書） □(6) リハビリスタッフと連携し，患者・家族に生活援助について説明・指導を行う □(7) 不眠時や危険行動のあるときはナースコールするように家族に説明・指導を行う			

5. まとめ

　記録の現状では事前のアンケート調査と実際の記録から，インシデント発生時の記載のポイントの理解や「アクション，A/P，P/A，レスポンス」の記載方法ができていなかった．

　看護記録は，医療安全面から見ても訴訟時の証拠保全として重要なものであり，日本看護協会の看護記録および診療情報の指針[1]でも，「事故発生の状況に対し，いつ，どこで，誰が，何を，どのように実施したか患者の反応・状態・患者家族への説明内容・客観的・経時的に記載する必要がある」と明記している．「カルテ開示・説明責任に対する意識について」の結果から考えると，現在の記録は医療安全面からと，説明責任の果たせる記録としては不十分であり，医療事故における事故発生時の対応と，個々の看護師が看護記録の重要性を十分に理解できていないと推測される．

　今後，スタッフが看護記録の重要性および記載方法の理解を深めるために，継続教育，医療安全委員会との連携をもち，医療安全に関する研修を充実させ，転倒・転落時における対応マニュアルを周知徹底していく必要がある．それにより，「説明責任の果たせる記録」「証明できる記録」に近づくことができ，記録の振り返りで転倒・転落予防，患者の安全へとつながると考える．

参考文献

1) 日本看護協会編：組織で取り組む医療事故防止―看護管理者のためのリスク　マネジメントガイドライン．日本看護協会出版会，1999．
2) 川上千英子編：フォーカスチャーティング® ベーシックガイド．第4版，JFCヘルスケアマネジメント研究所，2012．
3) 市村尚子：「今から求められる記録のあり方」　看護きろく，16（119）：21-30，2006．
4) 竹中邦夫：「医療訴訟上有効かつモラルに反しない看護記録を考える」　看護きろく，16（11）：34，2006．

Case 7 転倒・転落を繰り返す患者の記録

筑波大学附属病院水戸地域医療教育センター
総合病院　水戸協同病院　**原田良子**

1. はじめに

　転倒・転落事故は，医療現場のインシデントの中でも頻度が高く，転倒・転落アセスメント・スコアシートを活用して対策を立てても転倒・転落事故をゼロにすることは困難である．転倒のリスク要因はさまざまで，個々の患者に応じた対策が重要である．

　今回，インシデント報告の中から繰り返し転倒・転落を起こしている患者の看護記録を通して転倒・転落アセスメントシートを看護計画に活かすことで，転倒・転落時には再評価をし，再発防止につなげることができ説明責任が果たせる記録を紹介する．

2. 事例紹介

1　患者情報

1）患者
　B氏，64歳，男性．

2）病名
　小脳出血．

3）主訴
　頭痛，嘔気・嘔吐．

4）既往歴
　健康診断は毎年受診していたが，特に異常を指摘されることはなかった．

5）入院までの経過
　朝9時ごろ，家で横になってテレビを見ていたら，突然後頭部痛が出現した．同時に嘔気も出現し，苦しくなって別宅にいる娘に連絡し救急車を要請した．
　救急室来院時，後頭部の痛みを訴え，ストレッチャーの上で落ち着かない様子であった．
　血圧195/103，呼吸32，脈拍57　脳血管障害を疑い，頭部CTが施行され，小脳出血と診断，脳外科の診察を受けた結果，緊急手術となった．

2　問題リスト

♯1　脳出血による症状悪化，状態悪化の危険がある．
　　　めまいあり．CTにて小脳出血認め，手術目的にて入院となった．
　　　入院時JCS Ⅰ-1〜2であったが，徐々に意識レベル低下がみられ，Ⅱ-30．
　　　術後状態悪化の可能性が考えられるためにプラン立案．

表1　転倒・転落アセスメント・スコアシート

①各項目で何が該当しているのかチェックしてあるのはこの項目だけ

評価スコアの合計
危険度Ⅰ（ 1点～ 9点）：転倒・転落の可能性がある
危険度Ⅱ（10点～19点）：転倒・転落を起こしやすい
危険度Ⅲ（20点以上　　）：転倒・転落をよく起こす

分類	特徴（危険因子）	評価スコア	入院時	／	／	／
A 認識力	□理解力・判断力・記憶力の低下がある	3	3			
	□認知症症状がある ■不穏行動がある □見当識障害がある	2	2			
B 活動領域	□自立歩行できるがフラツキがある □移動に介助が必要である □車椅子を使用している	3	3			
	□杖・歩行器具を使用している	2				
	□自由に動ける □寝たきりの状態であるが，手足は動かせる	1	1			
C 排泄	□夜間トイレに行くことが多い □排泄には介助が必要である	3	3			
	□尿・便失禁がある □頻尿がある □車椅子トイレを使用している □ポータブルトイレを使用している	2	2			
D 薬剤	□睡眠安定剤・麻薬・鎮痛剤を服用している	3				
	□下剤・利尿剤の服用・抗がん剤治療をしている	1				
E 運動機能	□運動機能障害がある □足腰の弱り，筋力低下がある	3				
F 感覚	□視力障害・聴力障害がある □麻痺・しびれ感がある	1				
G 既往歴	□転倒・転落したことがある	1				
H 年齢	□70歳以上である	3				
I 患者特徴	□ナースコールを押さないで行動しがちである □ナースコールを認識できない・使えない	3				
	□行動が落ち着かない □何事も自分でやろうとする	2	2			
	□環境の変化になれていない（入院・転入）	1	1			
	合計		17			
	危険度		Ⅱ			
	サイン		○			

②入院時のみの評価だけである

③スコアシートの査定は入院当日とプラン評価日に行うこと．手術や発熱・不穏・リハビリ開始など病状に変化がある時は査定を行うこと．

★転倒・転落危険度別対応策に応じて事故防止策を行うこと．
（筑波大学附属病院地域医療センター総合病院　水戸協同病院　2011年10月1日改定）

♯2　褥瘡発生の可能性がある．
　　　全身麻酔下で緊急手術．
　　　同一体位の延長により褥瘡発生が考えられるためにプラン立案．
♯3　身体損傷の危険性：転倒・転落．
　　　入院時転倒・転落アセスメント・スコア17点，危険度Ⅱのためにプラン立案（表1）．
以上の3つの問題が入院時にあげられ，看護計画を立案した．

3. 看護目標

目標1　（1）異常症状を訴えることができる
　　　（2）症状に対し，早期発見・適切な処置を受けることができる
　　　（3）意識レベルの低下がない
目標2　（1）持続する発赤がない
　　　（2）時間ごとに体位を変えることができる
目標3　入院中転倒・転落を起こさず入院生活を送ることができる．
　　♯3の具体的な看護計画について紹介する．

■看護計画

看護問題 ♯3　身体損傷の危険性：転倒・転落							
立案日	到達目標	月/日	具体策	立案者	評価日	署名	
○/○	入院中転倒・転落を起こさず入院生活を送ることができる		O-P 　1．意識レベル 　2．認識力 　3．疼痛の程度 　4．筋力の低下 　5．麻痺の有無 　6．視力障害，聴力障害の有無 　7．関節可動域制限の有無と程度 　8．睡眠薬，麻薬，鎮痛剤の使用状況 　9．危険行動の有無 　10．リハビリテーションの進行状況 　12．家人の協力の有無 T-P 　1．アセスメント・スコアシートで危険の予測をする 　2．環境整備 　　1）ベッドの高さ，ストッパーの固定 　　2）ナースコールの位置 　　3）ベッド柵 　　4）照明 　　5）床頭台，オーバーテーブルの位置 　　6）ベッド周囲の荷物を整理し本人の使いやすいように配置する 　　7）床の水こぼれ	△△	9/28 10/17 11/11		

④1〜4は具体的にどうするのかが書かれていない

⑤患者に合わせた具体的な計画

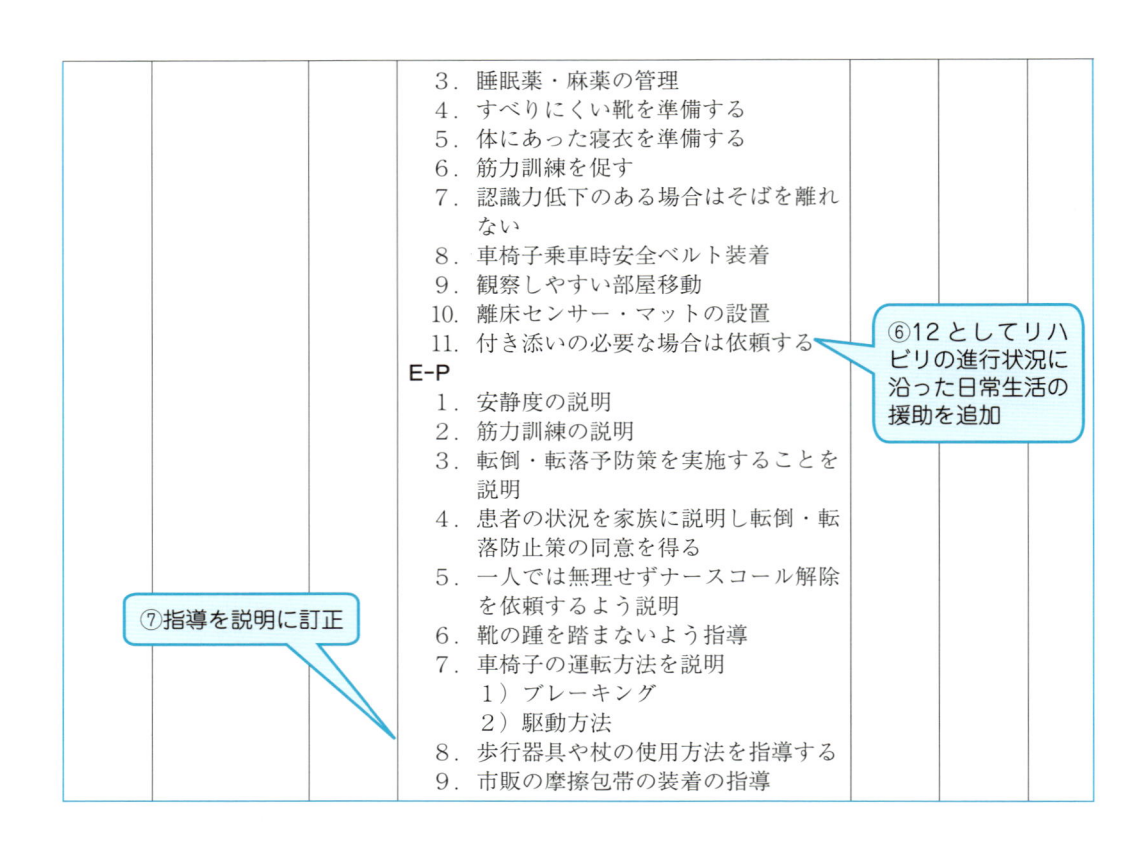

	3．睡眠薬・麻薬の管理 4．すべりにくい靴を準備する 5．体にあった寝衣を準備する 6．筋力訓練を促す 7．認識力低下のある場合はそばを離れない 8．車椅子乗車時安全ベルト装着 9．観察しやすい部屋移動 10．離床センサー・マットの設置 11．付き添いの必要な場合は依頼する E-P 1．安静度の説明 2．筋力訓練の説明 3．転倒・転落予防策を実施することを説明 4．患者の状況を家族に説明し転倒・転落防止策の同意を得る 5．一人では無理せずナースコール解除を依頼するよう説明 6．靴の踵を踏まないよう指導 7．車椅子の運転方法を説明 　1）ブレーキング 　2）駆動方法 8．歩行器具や杖の使用方法を指導する 9．市販の摩擦包帯の装着の指導	⑥12としてリハビリの進行状況に沿った日常生活の援助を追加

⑦指導を説明に訂正

4．記録の実際

■転倒時の記録　1

月日	時間	F	DAR	記載者
9/11	1：30	ベッドの左足側に座っていた	D　他のスタッフより「床に座っています」と報告を受け訪室「なんだかすっきりしないんです．トイレじゃないです．頭も痛くないです．なんだかすっきりしないんです．高いところに行こうと思って」BP136/85　P79　SpO₂ 98%　瞳孔不同なし25 mm，体幹や四肢に発赤なし，圧迫痛なし A　ベッドへ移乗，VS測定，体幹ベルト装着	△△
	3：00		R　BP144/85　P67　BT37.4℃　瞳孔不同なし25 mm「頭痛くないです，大丈夫です」	

⑧看護計画には，プランとしてあがっていない

⑨体幹ベルト装着の評価が書かれていない

　患者の転倒については，9月11日に転倒と考えられる看護記録があるものの，このときの事故報告は提出されていない．転倒の看護計画が立案されているが，看護計画に沿った記録がされていない．そのため看護計画の評価にもつながらず，計画の追加修正がされていない．

看護計画は，いつどのように観察するのかを具体的に計画立案しておく（④）．
T-P2では，ベッドの高さは何cmにするのか，ナースコールはいつもどの位置に置くのか，夜間の照明はどのようにするのか，床頭台・オーバーテーブルの位置（麻痺側に置く）など患者の状態に合った計画を立てることが個別性のある看護計画になる（⑤）．
T-P12として，リハビリの進行状況に沿った日常生活の援助を追加することで，O-P10と連動できる（⑥）．またE-Pの6. 8. 9の指導の表現を説明に変えることで，患者とともに計画を実施することになる（⑦）．
経過記録のAの体幹ベルト装着は，計画に立案されていない．A/P体幹ベルト装着と表現すると看護計画に追加できる（⑧）．Rとして記録に，体幹ベルト装着後の観察事項を記入する（⑨）．
転倒・転落アセスメントスコアシートも，入院時の評価のみ（②）で，術後や歩行開始，転倒時など患者に変化があった時に査定を行うこと（③）は患者・家族に対し計画の変更や協力の依頼をする上でも必要である．また，各項目（A～I）の該当するところにチェックがないため（①），患者がどのように変化したのか，何が問題なのか看護計画に反映できていない．

2度目の転倒は，車椅子に乗車しているときの事故である．

■転倒時の記録　2

月日	時間	F	DAR	記載者
	13：30	車椅子から転倒 ⑩フォーカスとして相応しくない表現	D　「立とうと思って」同室者が転倒しているところを発見．床に座り込んでいる． A　○○Drが近くにいたため報告し，診てもらう　状態観察 R　血圧160台　疼痛なし　嘔気嘔吐なし	△　△

⑪アクションとしての表現に変える

■転倒時の事故報告

事故の状況	小脳出血で入院中，右下肢麻痺あり，ADLは全介助で行っている．13時ごろ昼食摂取のため，車椅子乗車させた．自力摂取できているため，食事をセッティングし，その場を離れた．14時，同室者より「患者が床に座り込んでいる（⑫）」と報告あり，○○Drもナースステーションにいたため病室へかけつける．患者をベッドに戻し，状態観察する
主治医等の指示	経過観察するように
対応の概要	バイタルサインの測定　状態観察
結果の概要	16時バイタルサイン異常なく，症状の訴えもなかった
リスクレベル	レベル　1
事故の教訓と事故防止のための提言	右下肢麻痺あり，転倒・転落のリスクは高かったため，短時間でも患者から目を離すときには，安全ベルトを装着する．

そのときの事故報告書は提出されているが，事故報告書の表現（⑫）と経過記録のFの表現（⑩）が異なっているため事故報告書と同様の表現（⑫）にしたほうがよい．

Aはアクションとしての表現として，「○○Drとともに患者をベッドに戻し，状態観察」と

し（⑪），Ｒの血圧等はＤとして記録する．また，Ｒはすぐに評価するのではなく，転倒後の30分後や1時間後に観察した結果を記録してもよい．

■転倒転落2の修正後の記録

月日	時間	F	DAR	サイン
	13：00	床に座り込んでいる	D　同室者が床に座り込んでいるのを発見し，連絡を受け訪室．「立とうと思って」 BP160台疼痛なし A　○○Drとともにベッドに戻し，状態観察 A/P　1時間後に状態観察	△△

5. まとめ

　転倒・転落の事故はゼロにはできないが，事故が起きても重篤にならない対策と対応が必要である．そのための転倒・転落アセスメント・スコアのチェックは，患者の入院時，手術や発熱・不穏・リハビリ開始など症状に変化があった時に行う必要がある．患者によっては入院時のチェックだけでは不十分で，入院後3日目ごろに再度チェックすることで，患者の状態・状況に応じたリスクアセスメントが可能となる．

　転倒・転落アセスメント・スコアシートの再チェックにより，個別性のある看護計画を立案できる．

　転倒・転落事故発生時の記録は，ありのままの表現で経過記録に記載し，事故報告書と連動した記録が望ましい．また事故防止の対策は，看護計画に追加修正され，患者・家族に説明し同意を得ることが看護師としての責任である．

Case 8 急性期病院においてがん告知を受け，治療のため入院が長期化した患者の事例記録

大分県立病院

田中雅代，森山祐佳，玉井保子，黒田なおみ，小野千代子

1. はじめに

　大分県立病院は，病床数509床，25診療科を有し，地域がん診療連携拠点病院としてがん診療の充実を図るとともに，総合周産期母子医療センター，救命救急センターを有する地域の中核病院である．2011年12月の平均在院日数は13.2日である．2010年度には，7：1看護体制を導入し，2011年1月には病院総合情報システムを稼働させ医療の質の向上と効率化を図っている．

　看護方式はプライマリーナーシングで，1998年にフォーカスチャーティング®を導入し，実践した看護が証明できる記録に取り組んでいる．2011年の電子カルテ導入に伴い，個別性のある看護計画を目標にNANDA-Iの看護診断を取り入れている．

　今回，検査や治療のため入院期間が長期化した患者の記録を，①患者の全体像がみえる記録ができているか，②入院時から検査を受けて診断・治療に至るまでの看護の過程・実践が記録に反映されているか，③説明責任が果たせる記録になっているかという3つの視点で検討した．入院が長期化した場合，よく見られる以下の4つの場面，1）入院時・病名説明時，2）治療方針説明時，3）症状を繰り返す時，4）家族の思いの記録時を取り上げ，記録の実際とポイントをまとめた．

2. 事例紹介

1 患者情報

1）患者

　A氏，60歳代，男性，会社員．
　長男，次男との3人暮らし．長女は結婚し家庭あり．

2）病名

　食道がん．

3）主訴

　食事摂取困難，経口摂取時，通過障害による心窩部痛，体重減少（半年で10 kg）．

4）既往歴

　肛門周囲膿瘍で手術．

5）入院までの経過

半年前より飲み込みにくさを自覚する．食事や水分摂取量が減少したため，近医を受診し点滴を行った．大好きで毎日飲んでいたお酒や，ヨーグルトなどの柔らかいものも嚥下困難となってきたため，受診し入院となる．

6）治療方針

入院後すぐに絶食となり中心静脈点滴が開始となる．検査や外科診察の結果，手術適応はなく，化学療法（5FU＋CDDP）と放射線治療（60 Gy/30 Fr）が開始となる．

2　問題リスト（入院時）

＃1　急性疼痛
＃2　嚥下障害

3．看護計画（入院時）

例として＃1の看護計画を示す．

■入院時看護計画（＃1のみ）

No.	区分	計画内容
＃1	看護診断	**急性疼痛**
	患者目標	痛みが軽減したことを述べることができる
	観察計画	①疼痛の部位，程度（フェイス・スケール使用：図1参照） ②悪心・嘔吐の有無，嘔吐時は吐物の性状・量 ③活動状況 ④睡眠状況（睡眠時間，熟眠感の有無など） ⑤水分の摂取状況
	看護ケア計画	①疼痛時：ボルタレン坐薬 25 mg（3回/日まで） ②嘔気時：プリンペラン 1A 静注 ③絶食，水分のみ摂取 ④点滴管理 ⑤ゆっくり話を聞く場をつくる ⑥安楽な体位の工夫：ベッドのギャッジアップ，枕を使用 ⑦アルロイドGの内服確認：8時　12時　20時 ⑧痛みの程度をみて，処置を最小限にする ⑨痛みが落ち着いているときに，全身清拭を行う ⑩不眠時：環境調整，必要時睡眠剤の内服を検討
	教育・指導計画	①痛みがあるときは，我慢せず伝えるよう説明 ②水分摂取時は，少量をゆっくり飲むよう説明 ③絶食中で唾液の分泌が低下するため，朝・夕に歯磨きを行い，口腔内を清潔に保つよう説明

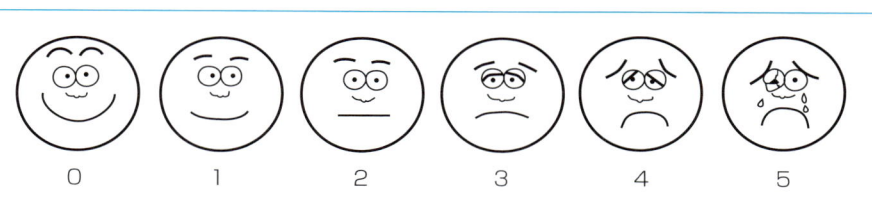

0：全く痛まない　　　1：ほとんど痛まない　　2：軽い痛み
3：中等度の痛み　　　4：高度の痛み　　　　　5：耐えられない痛み

図1　フェイス・スケール

4. 記録の実際

記録のポイントと記録例を示す．

1　入院時・病名説明時の記録例

月日	時間	F	DAR	記載者
10/14	13：30	食道がんの疑いあり治療目的で入院 通過障害あり食事摂取困難	D：長女に付き添われ独歩で入院．「1 カ月前から食事がのどを通らなくなった．今は水分のみ少しずつ取れる．胃のあたりが痛むと胸全体が痛くなる．吐き気はない」昼食はお茶のみ摂取．心窩部痛フェイス・スケール2．悪心なし．夕方に主治医より病名や今後の治療について説明がある予定． A：症状が落ち着くまで絶食であり持続点滴を開始すること，痛みについて鎮痛剤の内服ができることについて説明する．症状について増強するようなことがあれば知らせてほしいことを説明する．	○○
10/14	16：00	病状説明に納得する	D：○○医師より説明室で，食道がんという病名，今後の治療方針について本人・長女へ説明．（医師記録参照）「仕方ないなと思った．がんが限局している可能性が高いので手術をして取ることになると言われた」病状説明後は病室でテレビをみている．長女は説明後15分程して帰宅する．看護師への質問なし．	

			A：ベッドサイドで10分間，話を聴く．説明を受けて不明な点や疑問に思ったことなどがあればいつでも伝えてほしいことを説明する． R：「ありがとう．また何かあったらいいます」	
		⑤		○○

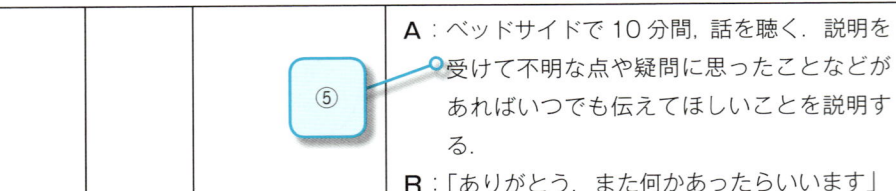

<記録のポイント>

① フォーカスコラムには，コラムの縦読みで患者の状態が把握できるようにデータからアセスメントした具体的な患者の問題・状態をあげる．

② データは，看護者の看護ケアの視点がわかるように本人の訴えだけではなく，入院の経過や目的，入院時の搬送方法など入院時の状況を示す具体的な情報が必要である．

③ アクションには，フォーカスコラムに示した患者の問題に対して行った看護ケアを記載する．

④ 病状説明はインフォームド・コンセントにおいて重要な場面である．データには，説明時の状況や患者の反応を5W1Hを踏まえてありのままに記載する．説明内容については，医師とのずれを避け，要点だけをデータにあげ，詳細については『（医師記録参照）』と記載する．記載時には，具体的な病状説明の内容が医師記録に記載されていることを確認する．

⑤ アクションには，病状説明後の患者の表情や言動，説明に対する受け止め，理解度を判断し，看護の実践内容を具体的に記載する．

● 2　治療方針説明時の記録

月日	時間	F	DAR	記載者
10/14	10：25	治療方針決定 来週より放射線療法開始予定 ① ② ③ ④	D：腫瘍が食道から，肺・大動脈に浸潤あり．手術の適応はないため，放射線治療と化学療法の方針となる．浸潤が深いため，瘻孔の可能性を含めて，治療スケジュールや副作用について放射線科△△医師より説明あり（放射線治療同意書参照）． A：放射線治療のパンフレットを渡し，放射線治療の内容や治療中の経過，注意点について本人へ説明する． R：「一度には覚えられないから，わからないことはその都度聞いていくので教えてもらいます．自分は病気になったことを悔やんではいない．やらないといけないことをします」	○○

<記録のポイント>

① フォーカスコラムは，患者の問題や状態，自分が行った看護介入の根拠となる患者の出来事である．ここでは，治療方針の決定についてあげられているが，患者の訴えから不安や疑問などがあるときはフォーカスコラムに記載する．
② データには，説明時の状況や患者の反応について5W1Hを踏まえてありのままに記載する．放射線治療や手術などの際には，治療・処置の同意書，説明書があることを確認し，詳細な治療内容・合併症などは『○○計画書参照』と記載する．
③ アクションには，具体的な説明内容を記載する．パンフレットなどを使用したときは，説明に使用した媒体を明確にする．
④ レスポンスでは，医師や看護師からの説明に対する患者の理解度や思いを把握し，説明後の反応として記載する．

3 症状を繰り返す時の記録例

月日	時間	F	DAR	記載者
10/29	19:30	#1 持続する心窩部痛 ①	D:「水を飲み込むのも痛くなってきた．何もしてない時も痛む時がある．痛み止めを使いたい．」心窩部痛フェイス・スケール4．ベッド上に臥床していることが多い．水分は朝から50 ml 摂取． A: TP①⑥/A ②	○○
10/29	21:30	#1 心窩部痛軽減	R:「今痛みは1ぐらい．ちょっと本を読めそうな感じになった．お茶をちょっと飲んだよ．」笑顔みられる．心窩部痛フェイス・スケール1．嘔吐なし．	○○
10/30	10:00	#1 心窩部痛持続 ③	D:「坐薬を使ってしばらくはいいけど，3, 4時間するとまた痛くなる．」 心窩部痛フェイス・スケール4．6時間ごとにボルタレン坐薬を使用している A:○○医師と相談し，ボルタレン坐薬25 mgを時間を決めて定期的に1日3回使用していくよう変更し，本人へ説明する．	○○
10/31	10:00 ⑤	#1 鎮痛剤の効果あり 心窩部痛軽減	R:「痛み止めを決まった時間で使った方がよかった．痛みが出る前に，使うからものすごく痛くなることがなくなった．」心窩部痛フェイス・スケール1．病棟内を歩行している． ④	○○

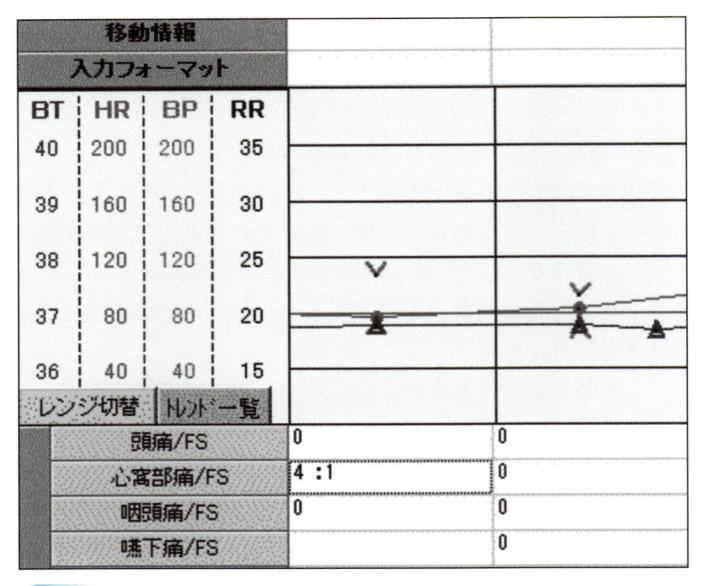

移動情報					
入力フォーマット					
BT	HR	BP	RR		
40	200	200	35		
39	160	160	30		
38	120	120	25		
37	80	80	20		
36	40	40	15		
レンジ切替	トレンド一覧				
頭痛/FS				0	0
心窩部痛/FS				4:1	0
咽頭痛/FS				0	0
嚥下痛/FS					0

図2　フローシート（電子カルテ　画面の一部）

＜記録のポイント＞

①データに患者の言葉だけでなく症状やその症状の根拠となるバイタルサインやフェイス・スケール，随伴症状といった客観的データを記載する．

②ボルタレン坐薬25 mgの使用は，看護計画との連動でP/Aを活用する．看護計画との連動は，看護師が患者の状態をアセスメントし，優先順位をつけて看護計画を立案したという看護過程が実践されたことを記録で証明でき，記録の短縮化にもつながる．

③同じ症状が続く場合でも，フローシートデータ（図2）だけではなく，フォーカスコラムに記録することで，その記録された内容が強調される．心窩部痛が持続していることや，心窩部痛に随伴して生じる苦痛などをフローシートでは表すことができない患者の問題や出来事をフォーカスコラムに記載する．このように記録することで，フォーカスコラムを縦読みすると，患者の状態が把握できるようになる．

④③で示したように，持続する心窩部痛でも強調したい時は記録するが，変化のない場合は，痛みのスケールや，ボルタレン坐薬の使用時間はフローシートに記載していく．

⑤自分たちの行った看護ケアに対する患者の反応・結果の時間が経過した場合のレスポンスは，フォーカスを当て，時間を記載する．

4 家族の思いの記録例

月日	時間	F	DAR	記載者
10/21	16:30	病状説明後の家族の思い ①	D：○○医師よりカンファレンス室で30分間，長女と長男へ病状説明あり．長女「先生からは末期のがんであること，動脈に浸潤していること，腎臓に影響があって化学療法が中止になっていることなど2回話を聞いています．本人は元々楽観的な性格です．不安はあるとは思うのですが素直じゃないので自分から話はしません．」② A：長男と長女から話を聞く．家族間で，患者の今後の治療や過ごし方について話をしておいてほしいこと，わからないこと，不安なことなどあれば相談してほしいことを説明する． R：長女「わかりました．本人は口数の少ない人なので大変だと思いますが，よろしくお願いします．」③	○○

＜記録のポイント＞

①患者や家族に対して十分な説明を行い，納得・同意してもらう説明責任がある．病状説明は，誰に行われたのかを明確に記載する．この場合，息子や娘という表現ではなく，長男や長女と記載する．

②病状説明は，医師が行ったことである．基本的には医師が説明内容を医師記録に記載する．医師や他の看護師が行ったことに関してはデータに記載する．ただ，病状説明の内容を看護師が記載する場合，記載する内容が医師とずれのないように記載する必要がある．医師が説明内容を記載している場合は，「今後の治療計画について」「検査予定について」など大まかな表現でデータ欄に記載し，『(医師記録参照)』とする．

③レスポンスは病状説明後の家族の反応を記載する．「　」をつける場合，誰が話した言葉かわかるように記載する．

5. まとめ

　実際の記録をみると，以前は，データに患者の訴えだけを記載することが多かったが，NANDA-I の導入やフィジカルアセスメント研修を契機に客観的データの記載が増えてきた．これは，患者の全体像を捉え，看護の根拠となるデータの収集・分析をしようとする意識が高まっているためと考える．また，アクションに患者・家族に説明したことが具体的に記載され，

レスポンスに患者や家族の反応が記載できてきた．

　事例のように，自覚症状が出現し，入院後にさまざまな検査を経て治療が開始される場合，多くの場面でインフォームド・コンセントが行われる．フォーカスチャーティング® では，レスポンスでアクションに対する患者の反応・結果を記載することができる．医療の知識のない患者や家族に対して，5W1H を踏まえた具体的な説明内容の記録や患者の反応を記載することで，納得・同意を得て治療を行った過程が明らかとなり，説明責任を果たしていることが証明できる．

　医療・看護・福祉分野では診療情報の開示が求められる時代を迎え，「開示記録」「患者記録」として，第三者がみても理解でき，十分な医療を提供したことを証明する記録を作成することが求められている．患者の全体像を捉え，正確に患者の問題を明らかにするには，患者をよく観察し，看護の視点でその情報を解釈・判断していくことが必要である．その判断をもとに患者・家族とともに看護計画を立案し，計画が適切であるかを一緒に評価しながら個々の患者に合った看護を提供していかなければならない．その看護過程を記録に反映することで，根拠・証拠のある看護サービスが実践されていることを証明できる．

　看護実践と記録は常につながっていることを意識し，医療・看護・福祉の情勢を学び，日常のケアを振り返り，質の高い医療・看護が提供できるよう努めていかなければならない．

参考文献

1) 川上千英子：フォーカスチャーティング® ベーシックガイド．第 4 版，JFC ヘルスケアマネジメント研究所，2012．
2) 川上千英子：改訂 4 版　フォーカスチャーティング® 活用術　ケアが見える・説明責任が果たせる患者記録．メディカ出版，2008．

Case 9 介護福祉士とともに，ケアサービスを提供したことを証明する記録の実際

医療法人社団仁慈会　安田病院　**田中明美**

1. はじめに

　安田病院は，急性期病床105床，亜急性期病床8床，医療療養型病床40床，介護療養型病床40床と介護老人保健施設を併設した地域医療支援病院である．看護記録方式は，2002年に急性期病棟から順にフォーカスチャーティング® を導入した．

　介護療養病棟は，要介護4・5の患者が9割を超え，在院日数平均390日（2011年12月15日現在）と長期入院患者が多い．ケアが見えるような記録を目指し，2008年には看護者，2010年からは介護福祉士もフォーカスチャーティング® で記録するようになっている．

2. 事例紹介

● 患者情報

1）患者
　A氏，69歳，女性．

2）病名
　脳出血後遺症，高次脳機能障害，血管性認知症，2型糖尿病．

3）既往歴
　XX年　脳出血，糖尿病，総胆管結石．XX+1年　腸閉塞．

4）入院までの経過
　XX年に転倒し脳出血にて他院で手術．その後，肝機能障害があり，当院に紹介され急性期病棟に入院し，総胆管結石の手術．在宅介護困難にて介護療養病棟に入院する．

5）日常生活の自立度
　要介護状態区分：要介護5　障害高齢者の日常生活自立度：B2
　認知症高齢者の日常生活自立度：Ⅳ

6）利用者および家族の生活に対する意向
　本人：問いに対し頷くことはあるが，失語症あり不明．
　夫：これ以上良くならないと思うので，今の状態を維持してほしい．
　在宅での介護は困難なため，施設入所を希望．

3. 施設サービス計画書

　施設サービス計画書を**表1**に示した．

表1 施設サービス計画書 (2)

生活全般の解決すべき課題(ニーズ)		援助目標			援助内容			
	長期目標	期間	短期目標	期間	サービス内容	担当者	頻度	期間
N1 今できていることを継持したい	生活機能が低下しない	XX.11.9 ～ XX+1.5.8	体調や精神状態が安定し、できていることが続けられる	XX.11.9 ～ XX+1.2.8	①体温・脈拍測定(毎日10時)、血圧測定(毎月曜)。	看護師	毎日	XX.11.9 ～ XX+1.2.8
					②訪室時、言葉かけにて機嫌を確認する。	看護師・介護士	毎日	
					③環境に変化があった時は、傍にいる時間を増やす。	看護師・介護士	随時	
					④食事の際は、介護用スプーンを見る位置に置き、自分で持って摂取する。・とろみ付きのお茶、食器を置く位置を統一する。(半側空間無視あり、ベッドサイドの配置図参照。)	看護師・介護士 本人	毎日 随時	
					⑤とろみ付きのお茶を飲まない時は、お茶ゼリーを食べやすい大きさに砕き準備する。	介護士	随時	
					⑥食事を自分で食べない時は、介助する。	看護師・介護士	随時	
					⑦食後は義歯を自分ではずすように、言葉かけやジェスチャーで示す。義歯をガーグルベースンに入れ、歯ブラシを持ち自分で歯磨きをする。歯磨きができたか確認し、うがいを介助する。	看護師・介護士 本人	毎日 7回/日	
					⑧おむつ交換、体位変換時、自分で腰を上げたり横を向くよう言葉かけする。	看護師・介護士 本人	随時	
					⑨ビーナコジル座薬挿入後は、訴え・表情・体動に気を配り、ポータブルトイレ又は身障者トイレで排便できるよう誘導する。	看護師・介護士	随時	
					⑩移乗時は、介助バーを使用してできるだけ自分で動くよう誘導する。	看護師・介護士	随時	
					⑪機械浴にて入浴するが、衣服の着脱はできるところは自分でするよう誘導する。調子のよい時はロビーまで手引で歩行する。	看護師・介護士 本人・作業療法士	随時	
					⑫ラジオ体操に参加する。	看護師・介護士 本人・作業療法士	月、火、水金、土	
					⑬リハビリをする。トイレ誘導・整容・立位訓練・歩行訓練・散歩	看護師・介護士 本人・作業療法士	月、火、水金、土	
					⑭家族の都合がよい時はリハビリの様子をみてもらう。	作業療法士・家族	随時	
					⑮髪が伸びたら家族(長女が美容師)に散髪をしてもらう。	本人・家族	随時	
N2 カロリーを増やさず、血糖値を安定させたい	標準体重(45.0 kg)を超えず、糖尿病が悪化しないよう過ごせる	XX.11.9 ～ XX+1.5.8	治療食を残さず食べれる	XX.11.9 ～ XX+1.2.8	①内服管理をする。	看護師	毎日	XX.11.9 ～ XX+1.2.8
					②HbA1Cを測定する。	看護師・介護士	1回/2ヶ月	
					③体重測定する。	看護師・介護士	1回/月	
					④飲水量(1000 ml/日目安)・食事摂取量に気を配る。	看護師・介護士	毎日	
					⑤排尿量・尿臭を観察する。	看護師・介護士	毎日	
					⑥日常の状態を把握し、異常時は血糖測定をする。	看護師	随時	
					⑦差し入れは、カロリーの少ない物を考える。	家族	面会時	
					⑧家族の意向も訊きながら、食事や間食のことを一緒に考える。	看護師・介護士・家族 本人・家族	随時	

(本人・家族が行うことは担当者として記載.)

4. 記録の実際

> 家族に面談しサービス内容について満足度を確認し，モニタリング実施記録表に実施状況，効果，満足度，今後の対応を記入．その際の詳しい内容を経過記録内にレスポンスで記載．

月日	時間	F	DAR	記載者
10/27	17:50	N1 今できていることを維持したい	R サービス内容はほぼ実施できている． 介護用スプーンを置いて，エプロンも外してしまうこともあるが，自力摂取はしている．とろみ付きのお茶は飲めている． 歯磨きは歯ブラシで歯をなぞるだけなので介助を要する． おむつ交換時は腰上げや，横を向くこともできる．おむつ交換後，自分で上着の裾を引っ張って整えることもある． ビサコジル座薬挿入後は，OTが身障者トイレへ誘導している．介助バーの使用も言葉かけにより両手でしっかりと持て，立位も安定している． 調子がよければ，シャツの小さいボタンも外せる． 皮膚の状態は問題なし． 20m程度，手引き歩行可能． 言葉かけに笑うことがあるが，不機嫌な表情の時，手を差し出すので，握ると表情が和らぐ．家族にリハビリをみてもらうことは，都合が合わないことがあり，その際はリハビリの様子を伝えている． <u>短期目標は達成出来ているが，今後も維持していく必要があり，継続とする．</u> <u>同室者や職員が変わった時は，不安が強くなるので，環境に変化があった時は，傍にいる時間を増やすことをサービス内容に追加する．</u>	
		N2 カロリーを増やさず血糖値を安定させたい	R サービス内容は実施できている． HbA1c 6.9％（JDS値）と前回より上昇しているが，体重は40.5kgと1kg/月減量． 家族は飲むゼリーを持参し間食の介助をすることによって，かかわる時間をもてている．今後も検査結果と家族の気持ちを聞きながら，差し入れの検討を行う．	

> 医療保険は問題を#（ナンバー）と記載．介護保険は課題・ニーズのNとする．生きる力の向上，その人らしさを大切にするプラスの視点でニーズを考える（ポジティブニーズ）．

> 評価内容はDAR欄にRで評価内容を記載．反応のRと混乱しないよう文章全体を枠でくくる．

Case 9 介護福祉士とともに，ケアサービスを提供したことを証明する記録の実際

日付	時刻	フォーカス	DAR	サイン
			短期目標は介助すれば達成できている．今後も合併症に注意しながら観察していく必要あり．継続とする．	CW

> 短期目標は達成できたか，なぜできなかったのか，なぜ計画の変更が必要か，どうして継続するのか等の分析を客観的に記載．フローシート（体温表）や経過記録に記載されていない内容が，評価に記載されることはおかしい．

日付	時刻	フォーカス	DAR	サイン
11/2	10:00	N1 今できていること 　　手引き歩行	D　OTと身障者トイレに行き排便中量あり．手引き歩行にて帰室．真剣な表情． P1-②⑨⑬/A　すっきりしたかと問う． R　頷く．S④	CW

> ニーズの文章の強調したい一部を記載する．なぜこのニーズをフォーカスとしたのかわかるようにする（アセスメント）

> アクションに対する患者の反応を客観的に記載．北林式表情スケール（S①〜S⑨）を用い観察の尺度を統一．

| | 15:40 | ケアプランに同意 | A　夫に，施設サービス計画書（1）（2）を説明．
R　説明に相槌をうちながら，夫「はい，わかりました．どこにサインすればいいですか」 | CW |

> 施設サービス計画書に署名してもらうが，経過記録にも説明をした時の反応と同意が得られたことを記載．

| 11/7 | 9:00 | N1 今できていること
　　おやつ摂取 | D　笑顔で手を出してくる．
P1-②⑩⑫/A　ラジオ体操後，おやつ介助．
R　自分で一匙お茶を飲み笑いながらコップを差し出す．大変機嫌よい． | NS |
| 11/8 | 14:20 | 家族の希望にてインフルエンザワクチン接種 | A　インフルエンザワクチン0.5ml右上腕に皮下注射施行（○○Dr）
R　抵抗なくうける．
P：予防接種後の副反応の観察． | NS |

> ワクチン接種後は副反応がでることあり．一時的プランとする．

| | 18:30 | N1 今できていること
　　全量自力摂取
　　予防接種後の副反応なし | D：夕食ゆっくり自分のペースで摂取している．時折咳あり．T＝35.9℃　注射部位発赤なし．
P1-②④⑦/A　P/A
R　とろみ付きのお茶も全量摂取する．褒めると頷くS④ | NS |

> 一度に複数のフォーカスをあげてよい．

> フォーカスが複数の場合DARは各要素ごとにまとめて記載．

| 11/9 | 18:30 | N1 今できていること
　　食事介助必要 | D　夕食ゆっくり自分で摂取しているが，6割摂取したところでやめてしまう．
P1-②④⑦/A　言葉かけしながら食事介助．
R　食事全量摂取． | NS |

11/11	10:00	N1 今できていること 　　手引き歩行	D	ラジオ体操後，身障者トイレに行き，OTとともに手引き歩行で帰室．	
			P1-❷⑩⑫⑬/A	疲れたのか問う．	
			R	頷く．S⑧	NS
11/14	13:50	N1 今できていること 　　口腔ケア	D	「オー」手を伸ばしてくる．	
			P1-❼/A	義歯がはまったか問う．	
			R	「はまった」S④	CW
11/18	18:20	N1 今できていること 　　全量自力摂取	D	一品のみ残して食べ終わっている．	
			P1-❷❹❼/A	食事が残っていることを告げる．	
			R	スプーンを持ち全量食べる．	NS
11/22	14:00	N1 今できていること 　　離床希望にて手引き歩行	D	同室者がロビーで歌を歌っているのを聞き，外に出たそうに手を上げる．	
			P1-❷⑩/A	車椅子誘導を行い，ロビーへ出る．	
			R	しっかり立位保持，手引きで5．6歩歩き車椅子に座る．	NS
11/30	9:00	職員を呼ぶ	D	訪室時職員の顔を見ながら，手を伸ばす．S③	
			A	手を握りながら，呼んでいたのか問う．	
			R	手を握り返し，歯を見せる．「うん」S④	CW
	10:00	N1 今できていること　掻痒感	P1-❷⑨⑩⑪⑬/A	体調を問う．ベナパスタ塗布．	
			R	左肩に手をもっていく．痒いに頷く．S③	NS
12/5	15:30	N2 血糖値を安定 　　家族の差し入れ	D	夫がゼロカロリーの飲む蒟蒻ゼリーを持参し，全量摂取している．	
			P2-❼/A	美味しかったか問う．	
			R	頷く．S③	CW
12/6	15:30	N2 血糖値を安定 　　差し入れの相談	D	夫の介助で差し入れのゼリー（49 kcal）を食べている．夫「イチゴが好きだが，食べさせてもよいか」	
			P2-❼❽/A	栄養士に相談しイチゴ1個10 kcalであることを説明．	
			R	夫「ゼリーじゃなしにイチゴ2個持ってこうか」．会話を聞き「オー．オー」と発語活発にあり．S④	NS
	18:30	N1 今できていること 　　寂しさによる不安	D	夕食配膳時，手を出し「ウーウー」何かを訴える．S① 食事はほとんど自分で摂取する．	
			P1-❷❹❼⑩/A	お茶のみ介助．食後に車椅子で病棟内を散歩．	
			R	しばらく，声を出しながら，手を握ることを求める．	NS

> 他者が行ったことはデータ．

Chapter 7

Case 9　介護福祉士とともに，ケアサービスを提供したことを証明する記録の実際　133

12/7	13:00	N1 今できていること 　　おむつ交換時	P1-❷❽/A		NS
			R 上手に腰上げができ,体位変換も柵をしっかり持っている.ありがとうと伝えると頷く.S④		
12/9	15:30	N2 血糖値を安定 　　イチゴの差し入れを食べる	D 夫がイチゴを4等分に切ってタッパーに入れてきたものを食べさせている.夫「今日はイチゴ3粒.イチジクとサクランボも好きです」		
			P2-❼/A		NS
			R 口を大きく開け全量摂取する.S④		
	18:20	N1 今できていること 　　口腔ケア	D 自分のペースでゆっくりとほとんど摂取する.		
			P1-❷❹❼/A		NS
			R 義歯を上手く外し,うがいもできた.		
12/10	10:20	声を出し続ける	D ラジオ体操後「オーオー」車椅子で廊下を散歩するが治まらない.S⑥		
			A 5分間タクティールケア施術.		
			R 最初はじっと自分の手を見ている.右手が終わると,左手を差し出す.S①		
			P:寂しさにより声を出すことが続けば,＊タクティールケアを再開する.		CW
12/12	10:40	N1 今できていること 　　入浴時	P1-⓫/A		
			R 浴室に着くとすぐに,パジャマのボタンを自分で外す.		CW
12/13	15:10	N2 血糖値を安定 　　差し入れに喜ぶ	D 夫がイチゴ3粒持参し食べさせた後,夫「ゼリーもいるか」の問いに首を横に振る.		
			P2-❼/A　美味しかったか問う.		CW
			R「オー」首を縦に動かす.S④		
	18:30	起きたいと訴える	D 布団を捲り手を差し出している.車椅子に乗るかの問いに頷く.		
			A 車椅子移乗介助,ロビーに誘導し傍で発語を聴く.		
			R 19:00帰室するかの問いに頷き,ベッドに臥床してからは,静かにしている.		NS

解説＊タクティールケアとはスウェーデン生まれのタッチケア.スウェーデンの看護師によって1960年代に誕生.肌と肌とのコミュニケーションを通して,相手の不安な感情を取り除いたり,痛みを和らげたりする効果がある.認知症の周辺症状を緩和する目的で取り入れている.

経過記録の他に援助を証明する記録として，サービス計画書のサービス内容のP1-①②P2-②③④⑤と，週間サービス計画書にあるルーティンの援助をフローシート（体温表）に記載している．また，カンファレンスの内容はサービス担当者会議の要点に，会議出席者・検討した項目・検討内容・結論・残された課題を記載している．

5. まとめ

　当院の勤務形態は2交代制をとっており，看護記録委員会では，専門職として自分の援助を証明するため，各勤務帯の実践したことは必ず記載する取り決めをしている．

　しかし，介護病棟では援助を分担しており，看護者の記録だけでは援助の記録に偏りがみられた．介護福祉士が経過記録を記載することで，患者の状態や援助後の反応が，よりくわしくわかるようになった．また，介護福祉士も経過記録を書くことで，施設サービス計画書の内容を把握するようになり，カンファレンスでも活発な意見（例：「このサービス内容がないと連動した記録ができない」）が出るようになり，担当者としての自覚も育ち，自分の援助を記録に残そうと少しずつではあるが，積極的にかかわろうとする姿勢がみられるようになった．

　看護者・介護福祉士がどのように分析し，どのような援助を行ったかの証明は，記録でしか行うことができない．しかし，いくら記録の学習を重ねても，実際に行う施設サービス計画書の内容が，名前を伏せても対象者がわかるような個別的な援助でなければ意味をもたない．これからも記録の学習とともに，専門職として多岐にわたる知識の向上に努め，スキルアップしていくことが不可欠と考える．

参考文献

1) 川上千英子：フォーカスチャーティング® ベーシックガイド．第4版，JFCヘルスケアマネジメント研究所，2012．
2) 川上千英子：実践・フォーカスチャーティング® 介護編．日本フォーカスチャーティング協会，2010．
3) 川上千英子：改訂4版 フォーカスチャーティング® 活用術 ケアが見える・説明責任が果たせる患者記録．メディカ出版，2008．
4) 川上千英子：介護記録から利用者記録方法フォーカスチャーティング® の基本原則．介護福祉，秋季号（No.83）：61-76，2010．

Case 10 訪問看護記録のあり方―実態調査の結果から考える―

訪問看護ステーションこまえ正吉苑　**毛尾ゆかり**

1. はじめに

　地域連携が推進される中で，施設と在宅を結ぶ訪問看護・介護は，サービス内容の多様化や，第三者や利用者にわかる記録が求められ，年々重要性を増している．

　一方，2009年度，全国看護記録の実態調査や，2011年度東京都内訪問看護記録実際調査（日本フォーカスチャーティング®協会）の結果，記録のガイドラインなどは67％の病院で整備されていたが，東京都内訪問看護ステーションの事業所は27％にとどまり，管理者の約50％，看護師の約70％が記録の指導やガイドラインの整備が遅れている結果だった．

　また利用者・家族の状況や，具体的なケア内容は記載できているが，フィジカルアセスメントの記録や第三者，他のスタッフがわかる記録とは言い難い結果だった．

　それは，クリティカルシンキングやフィジカルアセスメント力等の不足や，開示記録として不備が多いためと思われる．

　そこで事例を通してこれからの訪問看護記録のあり方を考えてみよう．

2. 事例紹介

● 患者情報

1) 患者
95歳，女性．

2) 病名
認知症，褥瘡，廃用症候群．

3) 利用しているサービス
訪問診療・訪問看護・訪問入浴・訪問介護．

4) 在宅の状況
　息子が主介護者で，2人暮らし．脱水症を発症後，体調不良から食事量も減少し，褥瘡を形成した．介護負担が大きくなり，訪問介護や，往診も始まり医師の勧めで訪問看護が導入となる．

　褥瘡は，看護師の訪問時とおむつ交換時に，ホームヘルパーの援助を受けて息子が処置している．訪問開始時は，直径1cm程度のⅡ度の褥瘡が，5カ所に点在していたが，2回目の訪問では表皮形成しており，以後，Ⅰ度褥瘡が改善と悪化を繰り返していた．

　便秘があるため，緩下剤で排便コントロールすることを勧めているが，息子は一人ではおむつ交換が困難なため了承が得られず，状況に応じて看護師が摘便や浣腸を行っている．食事量は少なく，本人の嗜好も偏りがあり低栄養が改善できない状況が続いている．

表1　訪問看護計画書

氏名 ○○ ○○○様	生年月日 △年 △月 △日	住所 東京都△市	
看護・リハビリテーションの目標		要介護度	訪問回数/週
・褥瘡が改善し，長男の介護により在宅生活が送れる		要介護5	2回/週

月/日	課題	解決目標	解決策	評価日
H23 ○/○	N1 臀部，陰部に褥瘡ができやすい （高齢で認知症があり，健康管理が必〔要〕） N2 高齢のため体調管理が必要	・新しい褥瘡がない ・皮膚の保清ケアができている ・異常を早期に発見できている （低栄養の早期発見／脱水症状の早期発見）	O-P1 ①皮膚状態の観察 ②食事，水分摂取量の状況把握 ③排泄状況の確認 ④保清ケアの確認 T-P1 ①褥創あるときはゲーベンクリーム塗布 ②下肢清拭，足浴，足背，爪にクリーム塗布 ③全身清拭，保湿剤塗布 ④必要時摘便　（前日に排便なければ摘便） ⑤食事指導 ⑥排便コントロールの指導 O-P2 ①体温，血圧の状況把握 ②嚥下状況確認 ③腰痛の状況確認 ④服薬状況確認 T-P2 ①口腔ケア ②疼痛時，湿布貼用 E-P2①療養相談	○/○ ○/○

　息子は，訪問時の看護師からの助言や提案は，受け入れられないことが多かったが，サービス導入から3カ月すぎて，「看護師さんに相談できるようになったことで，今が一番安心して介護できる．自宅で最後まで介護したいと思う」と担当ケアマネジャーに話すようになった．

3. 看護計画

訪問看護計画書1（**表1**）

4. 記録の実際

■訪問看護の記録例

日時	F	DAR	記載者
○/○	N1 臀部・陰部の褥瘡	T-P1-❶~❸/A 摘便で取り切れていないため，便が出る可能性があること，おむつの確認と排便があった場合の保清ケアを依頼し説明する． ① D 表皮剝離はない．右臀部と左陰部周囲は，ピンク色から赤みを帯びた皮膚色．食事摂取は減少していない．別紙参照．（フローシートに記載している．） ② ３日間排便がなかったが，おむつに軟便が出ており，肛門から便が出かかっている． R 摘便で片手３分の２杯分排便．息子は説明に了承する．	山田
○/○	N1 臀部・陰部の褥瘡 改善している	T-P1-❶~❸/A ゲーベン塗布 ③ D 右臀部は表皮形成．左陰部も発赤はなく薄いピンク色になっている． R ケア中閉眼していることが多いが，「痛いよ．何すんの」と時々大声を出している．新たな褥瘡の兆候はない． ④	田中
○/○	N1 臀部・陰部の褥瘡 改善している ⑤ 軟便が毎日ある	T-P1-❶~❸/A 陰部ゲーベン塗布．消化の良い食品を提案し栄養改善のために食事回数を増やすよう助言する． ⑥ D ＊褥瘡を観察した内容を記載． ＊自然排便が出ている要因や腹部状態の変化等，関連する情報を記載する． R 看護師の説明に対して，息子「看護師さんにはわからないですよ．母には，今のままがちょうどいいんですよ」	山田
○/○	N1 臀部に皮膚トラブルあり N2 体調管理 空腹を訴える ⑦	TP1-❶~❸ TP2-❶❷ EP2-❶/A 陰部ゲーベン塗布 新たに皮疹ができているため，おむつ交換時に悪化があれば看護師に連絡するよう説明する． ⑧ ⑨ D 陰部の褥瘡は表皮形成している．右臀部肛門近くに１mm 大の化膿疹を５ケ認める．処置中に「お腹空いた」と繰り返す．最近，小さいメンチカツを食べている． ⑩ R 説明に息子は納得する．「これから買ってくるの．何でもいいわよ」エンシュア・リキッド® をコップ一杯一気に飲む．むせこみなし．	田中

事例を基に，訪問看護の実践がよりわかる記録にするために評価を行った．よい点として，計画と連動した記録が作成され，計画の実践と利用者の課題の状況がわかる記載ができていると考える．

訪問看護計画書は，主治医からの「訪問看護指示書」と看護師が利用者の状態をアセスメントした結果，「居宅サービス計画書」の3点を反映させる．訪問看護では，病院等と異なり，医師のいない在宅で看護サービスを提供するため，訪問看護計画書はケアの根拠となる．また，利用者に説明し，同意を得て実践を約束する利用者参画型看護計画であるため，実践を証明する記録を残すことは不可欠である．

以上のことから改善点（前頁「訪問看護の記録例」吹き出し内番号）を述べてみよう．

①看護師からの説明では，ケア後に排便が出る可能性の他，おむつ交換に消極的な息子に対して，褥瘡悪化防止のために，おむつの確認と排泄ケアの必要性を説明し依頼した記録を残す．
②腹部状態や訪問時に便が出かかっている等，摘便が必要な根拠を記載する．
　また，計画の中で摘便を行う基準を決めておくことで，それが根拠となり担当看護師が複数の場合でも，判断基準が明確であれば同じ判断や対応ができる．
③褥瘡の評価は，大きさや深さ等，ブレーデンスケール等を使用し，共通尺度をもつ．
④「眠っている」と記載があったが，「閉眼している」という事実の記載でよい．
⑤計画との連動記録では，フォーカスは，計画の課題の一部を使って表現する．
⑥食事内容，回数についての助言・指導をしているが，息子の了承が得られなかった．具体的な指導の内容と，この時の息子の反応を記録に残すことで，今後の助言・指導方法の参考にできる．
⑦同じ時間に，フォーカスを当てた場合は，F（フォーカス）は複数でも，DARはまとめて記載する．
⑧EP2-①療養相談を行っているが，看護師からの具体的な説明内容を記載する必要がある．
⑨看護師からの説明は，RではなくAに記載する．また，新たに皮疹が出現し，状況の変化があったため，介護上の注意点等を指導・助言し記録に残す．
⑩次回の訪問時の観察のためにも，皮疹の数を正確に記載する．

5. まとめ

事例から，「訪問看護の実践が見える記録」，「第三者に理解できる記録」にするため，以下の3つの課題が重要であると考える．

第一に，「利用者の状況や課題を評価した根拠が記録からわかること」である．例えば，褥瘡の記録では，なぜ，「ほぼ治りかけている」と考えたか，その判断の根拠を示すことが重要である．根拠を示す記録では，疾患や症状に関する知識を基に，観察した内容をD（データ）に記載し，アセスメントを反映させたF（フォーカス）をあてる．アセスメントの過程を意図して記録に残すことで，第三者がわかる記録が作成できると考える．

第二に，看護師が助言，指導した内容や効果が読み取れる記録にするためには，具体的な内容と，その反応や効果に着目して記録を行うことが重要である．事例では，看護師の説明の記録が少ないが，実際には，これまで息子が行ってきた，一日2回のみのおむつ交換やスーパー

のお惣菜中心の偏った食事など，適切とは言えない介護に対し，看護師は否定しないように配慮しながら，助言や指導を繰り返している．

在宅では，看護師よりも，本人や家族がケアを行う頻度が多い．適切なケアが実践できるよう，介護力を評価しながら助言指導することは，看護師の重要な役割である．

利用者や介護者の行動や状況から，指導に関する効果の評価をするが，その場の反応だけではなく，その後の状況から，看護師の介入の影響を見ていくことが求められる．それらの記録から，状況に応じた訪問看護の実践が見えると考える．

第三に，フォーカスチャーティング®の基本原則を理解して，計画と連動した記録をする．

研修等に参加することで，フォーカスチャーティング®の基本原則は理解できていても，日々の記録の中で，実践できているか確認していくのは，指導者の役割であると考える．単に，利用者の訪問時の状況を記録するのではなく，情報をFDARで整理し，看護計画の実践や状況に応じて，看護師が対応したことがわかる記録にすることが重要である．

記録の評価を行うには，指導者の主観ではなく事業所の記録の基準を明示しておくことが重要である．記録の目的や記載すべき内容，フィジカルアセスメントの記載方法等，具体的な記載基準について明確にした記録のガイドラインを作成が必要になる．訪問看護ステーションの看護師が，ガイドラインを使って基準を共通認識した上で，指導や研修を継続して行うことが，記録を活用し，看護ケアの向上に結びついていくと考える．

参考文献

1) 厚生労働省：平成23年版厚生労働白書
   http://www8.cao.go.jp/wp/hakusyo/kousei/11/Dl/02-06.pdf
2) 日本フォーカスチャーティング協会：第2回全国看護記録実態調査．2009．
3) 川上千英子：フォーカスチャーティング® ベーシックガイド．第4版，JFCヘルスケアマネジメント研究所，2012．
4) 横山京子，舟島なをみ：訪問看護師のロールモデル行動に関する研究．看護教育研究，19(1)：11-20，2010．
5) 日本フォーカスチャーティング協会：東京都内訪問看護記録実態調査100施設．2012．

Case 11 標準看護計画から，個別性のある患者参画型看護計画立案とフォーカスチャーティング®との連動を目指して

医療法人財団松圓会東葛クリニック病院　**本部美和**

1. はじめに

　東葛クリニック病院は，95床を有する地域医療の中核を担う中規模の病院である．当院看護部では，10年以上前に看護記録方式としてフォーカスチャーティング®を導入し，看護計画においては，標準看護計画をもとに立案・説明し，患者の同意署名をもらっている．しかし，患者とともに計画立案・評価をすることまでは行えていないのが現状である．

　今回，透析導入となる慢性腎不全患者の事例を通して，従来の標準看護計画から個別性を踏まえた患者参画型看護計画へ発展させるためにどうすればよいかを考えたい．

2. 事例紹介

1　患者情報

1）患者
　T氏，53歳，男性．

2）病名
　糖尿病性腎症．

3）主訴
　全身浮腫，シャント作成困難．

4）既往歴
　28歳　糖尿病（2型）．
　49歳　左中大脳動脈脳梗塞．
　51歳　慢性腎不全，心不全．

5）入院までの経過
　2011年11月より全身浮腫が著明となり，近医に入院となる．シャント作成術を施行するが，閉塞したため，当院に紹介され入院．

2　問題リスト

　#1　慢性腎不全による全身浮腫がある
　#2　シャント作成術後，合併症を起こす可能性がある（疼痛・感染・閉塞）

3. 看護計画

表1に看護計画を示した．特に重要なポイントは，次の2点である．
①計画の内容に個別性があるか．
②患者の意向を計画に組み込んでいるか．

表1 看護計画

看護計画	T様		同意署名		代筆	
問題	#1 慢性腎不全による呼吸困難，全身浮腫がある					
目標	全身浮腫が改善される 〔患者本人の意向を考慮したものか？　浮腫が改善し，歩行しやすくなる（本人希望）〕					
O-P	1. 尿毒症状の有無（頭痛・吐き気・出血傾向・イライラ感） 2. 肺水腫症状の有無（酸素飽和度・呼吸困難の有無・呼吸音・湿性咳嗽の有無・痰の有無） 3. 身体バランス状況（浮腫の有無・尿量・体重・飲水量・食事摂取量） 4. 採血データ（Ht，Hb，Cr，BUN，CRPなど）　胸部レントゲン所見 5. バイタルサイン 〔体温・脈拍・血圧・呼吸のうち何を観察するのか？　また，それがどうなる危険性が高いのか？　血圧上昇の有無　SpO_2低下の有無〕					
T-P	1. 浮腫や不快症状に対する対症療法　〔どのように対処するのかを具体的に示す〕 2. 出血傾向・貧血時は安静を促す　〔具体的な検査データ数値を示す　Ht＝30％以下時は安静を促す〕 3. 必要時，酸素2L/分　吸入　〔どのような時に，酸素吸入が必要なのかを示す　呼吸困難時やSpO_2低下時は，酸素吸入を行う〕 4. インアウト調整（医師指示参照：利尿剤や補液の投与）　〔尿量がどうなったら報告するのか　尿量700ml/日以下で医師に報告〕 5. 食欲低下時，食事内容・形態の検討（栄養士・医師と検討） 6. 日常生活上支障がある場合，その介助（移動・食事・排泄など）　〔現在，必要な介助はあるか？　貧血症状出現時は，移動時の介助・食事準備の介助を行っていく〕					
E-P	1. 不快症状に対する治療の目的と必要性を説明する 2. 苦痛や異常な症状があれば，我慢せずに知らせるように説明する					
立案日		立案者		○○Ns	説明日		説明者	○○Ns
評価日	評価者	評価日	評価者	評価日	評価者	評価日	評価者

看護計画	T 様		同意署名		代筆	
問題	#2 シャント作成術後，合併症を起こす可能性がある					
目標	創痛のコントロールができる　透析中・後のトラブルがなく過ごせる（本人希望） 創感染を起こさない 順調にシャントが発達する シャントの管理方法がわかる					
O-P	1. シャント流音・スリルの有無 2. 創痛の有無とペインスケール 3. 創部の感染徴候の有無（熱感・腫脹・発赤・浸出液） 4. 検査データ（WBC，CRP，Ht，Hb など） 5. 検査に対する質問の有無・理解度 6. 血圧の変動の有無 7. 適正体重の把握					
T-P	1. シャントに関しての質問への返答 2. 疼痛時は医師の指示により鎮痛剤の使用 3. 術後，医師の指示に従って創部の処置を行う 4. 発熱時は，指示に従って，抗生剤・解熱剤を投与する 　　　（いつ誰がどのように行うのか示す　1回＋汚染時/日：回診時） 　　　（体温が何度以上で対処するか？　38.5℃以上時，指示参照） 5. 流音異常時は，医師へ報告する 　　　（異常音はどのような音なのかを示す　狭窄音・拍動音聴取時は医師に報告する） （※追加）シャント流音・スリルの聴取を Pt とともに行う　1回/日　日勤帯 （※追加）シャント管理や透析に関する不安などないか，話を聞く					
E-P	1. ボールを用いた掌握運動をして，血流を促す方法を指導する 2. 疼痛時は鎮痛剤が使用できることを説明し，疼痛増強時は知らせるよう指導する 3. わからないことは相談するように指導する 4. シャントについて，パンフレットを用い指導 　　　理解度を確認しながら，1単元ずつ指導を進める （※追加）シャント音・スリル確認の必要性が理解でき日常確認できるように指導する （※追加）穿刺部の異常がわかるように指導する （※追加）適正体重の指標がわかるように指導する （※追加）検査値の正常・異常がわかるように指導する 5. 出血など，異常があった場合はすぐに知らせるよう指導する					
立案日		立案者	○○Ns	説明日	説明者	○○Ns
評価日	評価者	評価日	評価者	評価日	評価者	評価日	評価者

4. 記録の実際

フォーカスチャーティング®記録の評価でとくに重要なチェックポイントは，次の2点である．
①縦読みで患者が見えるか．
②看護計画と連動しているか，またはその内容で説明・納得・同意証明・説明責任が果たせるか．

■フォーカスチャーティング®記録と評価

月日	時間	F	DAR	記載者
12/6	14：00	#2 シャント流音・スリルあり	D Dr○○にて，カテリープ保護となる．出血・創痛なし．「音してるの」スリルを確認するよう促すが，自己にて触知できず． EP2-3.5/A	△△
		（修正案） スリルを自分で触知できない		
	14：00	#1 浮腫持続 呼吸困難感なし 微熱あり	D BT＝37.2℃「苦しくない」酸素1ℓ送気中にて SpO_2の低下はなし．労作後の息切れ・咳嗽なし． EP1-1.2/A	△△
			引き続き観察する項目は，フローシートでチェックする	
	21：00	#2 シャント流音・スリルあり	D 創痛なし．浸出液なし．腫脹なし． EP2-2.3.5/A	○○
	21：00	#1 呼吸困難感なし	D 両下肢浮腫持続「苦しくない．酸素はいらない」 SpO_2＝95％喘鳴なし．呼吸音弱い．倦怠感あり． TP1-3/A：酸素を一時中止する EP1-1.2/A	○○
		（追加案） 酸素をしなくても呼吸困難感なし		
12/7	6：00	#1 呼吸困難感なし	R「昨夜は苦しくなかった．今も大丈夫．酸素はいらないよ」SpO_2＝90％．喘鳴なし．両下肢浮腫持続．	○○
		（追加案） 夜間酸素中止していたが呼吸困難感なし		
12/8	14：00	#2 シャント創部発赤なし 透析指導に不安あり	D「大丈夫だね」スリル・流音あり．指導パンフレットを見ているが「何から覚えていいかわからないよ」 掌握運動は積極的に行っている． EP2-1.3.5/A：指導前にパンフレットに目を通しておく程度で，全て覚えてなくても大丈夫ですと説明する R「わかりました．少しずつやってみます」	△△
		説明に対する反応をRで記載することで，効果をみる		

	21:00	#2	シャント肢腫脹あり 両下肢浮腫著明	D シャント流音・スリルは良好だが，シャント肢全体に腫脹あり．「今日透析中に2回くらい具合が悪くなったけど今は大丈夫」帰室後 Bp＝164/87 mmHg P＝76回/分．SpO$_2$＝92% A/P：腫脹の増強・痛みや流音・スリルの有無に注意して観察していく．注意点を説明する． 明日 Dr に診察依頼していく．	☆☆
12/9	6:00	#2	シャント部疼痛なし 臥位で SpO$_2$ 低い	R シャント肢腫脹同様にあり．臥位で SpO$_2$＝92% 座位で 99%．左呼吸音弱め．呼吸困難なし．	
	9:00	#2	シャント作成術後，合併症を起こす可能性がある	R 創部の出血・浸出液なし．スリル・流音もあり． シャント肢の腫脹あり．今後も観察必要にてプラン継続．	□□
	9:00	#1	慢性腎不全による全身浮腫がある	R 全身の浮腫は持続している．時々頭痛あり．レントゲン上両側胸水あり．時々酸素吸入をしている． 今後も観察が必要であり，プラン継続．	□□
	14:00	#2	シャント肢腫脹持続	D 「親指のしびれは良くなってる」創部浸出液なし 右掌握運動行っている． TP2-1.3/A：シャント肢を丸めたタオルで挙上する EP2-1.2.3.4.5/A	☆☆

注釈：
- A/P で今晩は何に気をつけてみていくのか，また Pt にも注意点を説明する必要がある
- Pt とともに，目標に対しての評価を行えているか否かが不明瞭なため，「今のところ大きなトラブルはないですね」など，評価をともに行った際の発言なども記載する
- Dr ○○診察にて，シャントの発達の問題はないが，腫脹は同様に持続している

5. まとめ

　当院では，10年以上前よりフォーカスチャーティング®による看護記録を行っており，基本原則や看護計画との連動記録は浸透しており，看護記録から看護実践を読み取れるようになってきた．

　しかし，フォーカスのあげ方が適切ではなく，フォーカスコラムの縦読みで患者の経過がわ

かるまでには達していないのが現状である．また，看護計画との連動記録は形式的にはできているが，その内容は具体性と個別性において不十分であり，さらに患者とともに計画を立案・評価しているかが不明瞭である．

　今回の事例は，シャント管理などの生活指導を行っていくことが重要であるが，指導内容や，進め方には個別性を考慮した計画立案がされていなければならない．しかしながら，実際の計画は，十分に具体性・個別性を踏まえているとはいえなかった．その看護計画に基づいて，連動記録を行っても患者に納得・同意してもらうことは困難である．

　また，根拠に基づいた医療，看護が求められるなか，フォーカスチャーティング®でのアセスメントはフォーカスで表すことから，「なぜ」という思考を忘れずに看護を行い続けていくことがアセスメント力の向上につながり，フォーカスを適切にあげることができるようになる，と考える．適切なフォーカスをあげられることでフォーカスコラムの縦読みで患者の経過がわかるようになり，その結果，思考能力や判断力が養われ，看護実践能力の向上につながると考える．

　今後当院での看護計画・看護記録の質向上を図るためには，職員の意識改革を行い，説明責任の果たせる看護記録とは，その内容が重要であることを認識できるように指導していくこと，また，患者とともに看護計画を立案・評価していく方法を提示する必要がある．「内容・質向上」のための取り組みが今後も必須といえる．今後も，フォーカスチャーティング®を活用し，適切な医療・看護の提供や看護の質向上，それを看護記録で証明できるように，指導者として努めていきたい．

参考文献

1) 川上千英子：フォーカスチャーティング® ベーシックガイド．第4版，JFCヘルスケアマネジメント研究所．2012.
2) 川上千英子：改訂4版　フォーカスチャーティング®活用術　ケアが見える・説明責任が果たせる患者記録．メディカ出版，2008.

Case 12　助産録の意義とクリニカルパスとの連動方法

昭和大学横浜市北部病院　日下富美代

Chapter 7

1. はじめに

　昭和大学横浜市北部病院は2012年に開院12年目を迎え，最近とくに話題になっている産科，小児医療に関し重点的にこれらの診療を行う方針が示された．このためGCU増床，地域周産期センターの充実，小児先天性心疾患の医療を専門とする小児循環器センターも設置された．さらに2012年3月には院内の一部を改築し，新産科病棟（通称マタニティハウス）を開棟した．ここでは助産師が産婦人科医師と協働し，助産師本来の業務に専念し，その専門性を発揮することが期待されている．また大学附属病院として産科医療の一翼を担う助産師の育成の役割も大きい．ここでは主にローリスク妊婦を対象に助産外来から院内助産へとつなげていく院内助産システムでの正常分娩を扱う．

> ● 院内助産システム
> 　病院や診療所において，保健師助産師看護師法で定められている業務範囲に則って，妊婦健康診査，分娩介助ならびに保健指導（健康相談・教育）を助産師が主体的に行う看護・助産提供体制としての「助産外来」や「院内助産」をもち，助産師を活用する仕組みをいう．
> 　助産師は，医師との役割分担・連携のもと，全ての妊産褥婦やその家族の意向を尊重し，またガイドラインに基づいたチーム医療を行うことで，個々のニーズに応じた助産ケアを提供する．とくに，ローリスク妊産褥婦に対しては，妊婦健康診査，分娩介助ならびに保健指導（健康相談・教育）を助産師が行う．
> 　　　　　　　　　　　　　　　　　　　　　　　　　　　　　日本看護協会 平成21年2月

　一方，開院当初より電子情報システムを導入し，2008年5月により精度が高く使いやすい立体画像を使っての病状説明等，患者や家族にも理解しやすいシステムに改良し，"患者と医療者のパートナーシップ"に力を入れ，チーム医療の推進を図っている．
　そこで電子情報システムでの助産録の意義と，新産科病棟で構築したクリニカルパス（以後パスとする）とその連動方法を述べる．

2. 助産録の意義

　助産師とは，「女性の妊娠，出産，産褥の各期を通じて，サポート，ケアおよび助言を行い，助産師の責任において出産を円滑に進め，新生児および乳児のケアを提供するために，女性とパートナーシップをもって活動する．これには予防的対応，正常出産をより生理的な状態として推進すること，促すこと，母子の合併症の発見，医療あるいはその他の適切な支援を利用することと救急処置の実施が含まれる（ICM オーストラリア・ブリスベン大会　2005年7月．日本看護協会，日本助産師会，日本助産学会共訳）」と定義されている．そして，助産師が分娩介助をした時には助産に関する事項を遅滞なく助産録に記載しなければならない（保健師助産師看護師法第42条第1項）．違反に対する罰則は50万円以下の罰金である（同法第45条）と定められ，記載事項や保存期間も法制化されている．

> （助産録の記載及び保存）
> 第42条　助産婦が分娩の介助をしたときは，助産に関する事項を遅滞なく助産録に記載しなければならない．
> 　2　前項の助産録であって病院，診療所又は助産所に勤務する助産婦のなした助産に関するものは，その病院，診療所又は助産所の管理者において，その他の助産に関するものは，その助産婦において五年間これを保存しなければならない．
> 　3　第1項の規定による助産録の記載事項に関しては，省令でこれを定める．
> 　　　　　　　　　　　　　　保健婦助産婦看護婦法
> 　　　　　　　　　　　　　（昭和23年7月30日法律第203号，最終改正　平成11年12月22日）
>
> 保健師助産師看護師法施行規則（第34条）
> 助産録には，下記の事項を記載しなければならない．
> (1) 妊産婦の住所，氏名，年齢及び職業
> (2) 分娩回数及び生死産別
> (3) 妊産婦の既往疾患の有無及びその経過
> (4) 今回妊娠の経過，所見及び保健指導の要領
> (5) 妊娠中医師による健康診断受診の有無（結核，性病に関する検査を含む．）
> (6) 分娩の場所及び年月日時分
> (7) 分娩の経過及び処置
> (8) 分娩異常の有無，経過及び処置
> (9) 児の数及び性別，生死別
> (10) 児及び胎児附属物の所見
> (11) 産じょくの経過及びじょく婦，新生児の保健指導の要領
> (12) 産後の医師による健康診断の有無

　つまり，助産録を含む診療記録と法は，①診療録は「医師法」，②助産録は「保健師助産師看護師法」，③看護記録は「基本診療料の施設基準等及びその届出に関する手続きの取扱い」としている．また保存期間は，医師法により5年間，保険医療機関及び保険医療養担当規則により3年間，医療法施行規則により2年間の保存とされているが，助産録は診療録と同様に5年間の保存である．

　以上のように法的資料として助産録は必要不可欠である．

　さらに，電子情報システムの保存の3条件は，

　①真正性：故意または過失による虚偽入力，書き換え，消去及び混同を防止すること．作成の責任の所在を明確にすること．

　②見読性：情報の内容を必要に応じて肉眼で見読可能な状態に容易にできること．情報の内容を必要に応じてただちに書面に表示できること．

　③保存性：法令に定める保存期間内は復元可能な状態で保存すること．

となり，診療録等の電子媒体による保存は「厚生省健康政策局長・医薬安全局長・保険局長通知，1999年4月22日法施行規則」により2年間としている．

3. 産科パスの活用と実際

　産科領域において，期待される結果（アウトカム）を得るためにあらゆる介入を計画し，その医療資源を用いる至適なタイミングと量的な内容を具体的に瞬時に産褥婦と共有できるのが産科パスである．パスは診療や看護の標準化・効率化および安全性の確保，スタッフ間の情報共有とチーム医療の推進，産褥婦への説明や不安の除去，育児計画書として入院診療計画書やDPC医療計画書として活用されている．

　新産科病棟において助産師が主体的に使用するために作成した，①正常産褥クリニカルパス，②正常新生児マタニティハウス用クリニカルパスについて紹介する（**図1，2**）．

		患者名	女性		年齢	ID		
		主治医	受け持ち助産師			入院日		
	入院日数	1病日	2病日	3病日	4病日	5病日	6病日	
		出産当日	産後1日目	産後2日目	産後3日目	産後4日目	産後5日目	
日数計算	パス関連文書							
評価	アウトカム	子宮収縮が良好でありトイレまで歩行できる	母児同室ができ、授乳行動が理解できる	体調に合わせた育児行動がとれる	出産体験を振り返ることができる	児の状態に合わせて育児行動がとれる	産褥経過が正常である
	アセスメント	貧血症状がない	授乳方法を理解できる	分娩時の疲労が回復している	バースプランに沿って出産体験を語ることができる	児の状態に合わせて授乳やおむつ交換ができる	産後の心身の回復が順調である
移動・給食	移動	入院					退院許可・退院
	給食	マタニティハウス産科常食	マタニティハウス産科常食	マタニティハウス産科常食	マタニティハウス産科常食	お祝膳	マタニティハウス産科常食
治療	処方	産褥チェックリスト					
	指示簿						
検査	検査					体重測定	
						血算・尿検査	
看護	看護指示	病棟内歩行オリエンテーション 初回歩行指導 自然排尿の確認	自然排尿の確認	沐浴指導	沐浴指導	沐浴指導	
		清拭全身	授乳方法・おむつ交換				
		同室授乳指導		退院指導	退院指導	退院指導 退院診察	
		バイタルサイン 子宮底・子宮収縮 悪露	バイタルサイン 子宮底・子宮収縮 悪露 尿・便	シャワー浴 バイタルサイン 子宮底・子宮収縮 悪露 尿・便	シャワー浴 バイタルサイン 子宮底・子宮収縮 悪露 尿・便	シャワー浴 バイタルサイン 子宮底・子宮収縮 悪露 尿・便	シャワー浴
文書	文書 テンプレート						母子健康手帳記入
記録		乳房カルテ	乳房カルテ	乳房カルテ	乳房カルテ	乳房カルテ	退院サマリー 乳房カルテ
その他	予約					1カ月健診予約	母乳外来予約
	指導料						
DPC	DPC	O80.0 自然頭位分娩					DPC評価

適応基準：
1. 在胎37週から40週に出産した場合
2. 分娩が正常に終了し、母子ともに異常を認めない場合
3. 会陰裂傷がⅠ度以内である
4. 異常出血がなく、出血量500mL以内
5. 外陰・産道血腫がない

除外基準：
1. 他院で出産したケース
2. 転棟時

終了（退院）基準：
1. 産褥経過が正常である

図1 正常産褥クリニカルパス

問題点 看護診断	#母体外生活適応	患者名 主治医 #直接母乳確立 #効果的ビリルビン代謝		男性・女性 受け持ち助産師		年齢 ID 入院日	
	入院日数	1病日 出生当日	2病日 日齢1日目	3病日 日齢2日目	4病日 日齢3日目	5病日 日齢4日目	6病日 日齢5日目
評価	パス関連文書						
	アウトカム	呼吸循環動態が安定している	胎外生活に適応できる	胎外生活が確立できる	胎外生活に適応し、状態が安定している	胎外生活に適応し、状態が安定している	家庭生活への移行ができる
	アセスメント	バイタルサインが正常である	バイタルサインが正常で、哺乳ができ、排泄がある	バイタルサインが安定し、哺乳ができ、排泄がある	バイタルサインが安定し、哺乳ができ、排泄がある	全身状態が安定し、哺乳ができ、排泄がある	全身状態が安定し、経過が正常範囲内である
移動・給食	移動・給食	母乳					退院許可・退院
治療	処方	点眼	24時間後K₂シロップ2 mg内服			K₂シロップ2 mg内服	
	処置	新生児科医師入院時スクリーニング診察 出生時チェックリスト					
	指示簿	ミノルタ測定 必要時ビリルビン採血 体重・身長・頭囲・胸囲測定	ミノルタ測定 必要時ビリルビン採血 体重測定	ミノルタ測定 必要時ビリルビン採血 体重測定	ミノルタ測定 必要時ビリルビン採血 体重測定	ミノルタ測定 必要時ビリルビン採血 体重測定	ミノルタ測定 必要時ビリルビン採血 体重・身長・頭囲・胸囲測定
検査		臍帯血採取				先天性代謝異常検査	
	S_pO_2	1時間後・2時間後					
看護	看護指示	バイタルサイン・呼吸状態・腹部状態・臍部状態・腸ぜん動・活気・心音・大泉門・尿・便・嘔気・嘔吐・臍処置 カンガルーケア			沐浴指導	助産師による退院診察 退院指導	母子健康手帳記入
文書	記録	テンプレート				退院時チェック	退院サマリー
	予約	出生時チェック	24時間後チェック			1カ月健診予約	
その他	指導料						
DPC	DPC	Z38.0 正常新生児					DPC評価

適応基準
1. 在胎37週から40週までに出生している
2. 出生時弱い呼吸、嗜眠、筋緊張低下を認めない
3. 出生時体重が2500 g以上4000 g未満である
4. 外表奇形がない

除外基準
1. 母親の経過が正常でない
2. 出生後に異常を認めた場合

中止基準
1. 出生時、および経過中に異常が認められ、転棟となった場合母子のどちらか、もしくは双方の転棟

終了（退院）基準
1. 家庭生活への移行ができる

図2 正常新生児マタニティハウス用クリニカルパス

パスの作成にあたっては電子カルテ上に定められたフォーマットに従い，各診療科毎に多職種がチームを組んで作成にあたり，クリニカルパス委員会の承認を受け，使用が許可される．また，今回院内助産システムでの運用においては，適応基準がクリアされれば医師の指示がなくても助産師がパスの適応や終了等の運用が可能なように，院内の情報委員会やクリニカルパス委員会において許可され，勤務する助産師には電子カルテ操作上の権限が付与されている．

4. 産科パスとフォーカスチャーティング®の連動

入院時，産褥婦にパスを用いて入院後のスケジュールを看護計画とともに説明し，同意を得る．パスの使用にあたって，パス通りにいかない場合，つまりバリアンスが発生する場合がある．バリアンスとは，目標（アウトカム）通りいかない状態のことである．その要因は，患者・家族要因，スタッフ要因，システム要因（日曜は退院できない等），地域要因（転院先の都合での退院延期等）の4種類に分けられる．バリアンスが発生した際には，なぜ発生したのか根拠に基づいた患者の出来事にフォーカスを当て記載する．

その分析には，フォーカスチャーティング®のメリットであるフォーカスコラムの走り読みをし，集計を出し解決にあたる．

日	時間	F	DAR	記載者
		↓ フォーカスコラムは縦で読み，走り読み，索引機能として活用		

例1：バリアンス発生時　正常産褥クリニカルパスとの連動記載

日	時間	F	DAR	記載者
○月/○日	○時○分	分娩4時間後初回歩行し自尿が確認できない	D 分娩経過順調　「腹部が張る感じがないわ」腹部膨満なし．自尿なし．子宮収縮良好．赤色悪露10g排出あり A 水分摂取勧める 　　トイレ歩行時は介助することを説明する R 「わかりました．もう少し様子をみます」	○○

例2：バリアンス発生時　正常新生児マタニティハウス用クリニカルパスとの連動記載

日	時間	F		DAR	記載者
○月/○日	○時○分	母乳摂取するが嘔吐する	D	母乳哺乳するが，直後に嘔吐あり 哺乳力良好，啼泣良好	
			A	排気実施　しばらく抱っこにて様子をみる	
			R	排気があり，嘔吐なし．	○○

　その他，パス通りに看護サービスを提供しているが，パスのスケジュール表のみでは表現できない患者の出来事は，フォーカスチャーティング®の基本原則に沿って記載する．

5. まとめ

　そもそもパスには，患者用と医療者用があり，患者用では経過日毎に医療内容の予定を図・絵等を使用してわかりやすく説明し，同意を得る．医療者用はチーム医療の推進を図るとともに，医師，看護師，薬剤師，理学療法士等の各職種の医業サービス内容を明確に掲載する．両者ともパス作成時に退院目標（アウトカム）を設定する．それが回復過程における目安となるが，必ずしも計画通りに進まないこともある．もし経過が計画より逸脱した場合，つまりバリアンスが発生した場合は，その情報を収集・分析し，内容の見直しや臨床研究を行う．

　パスを使用することにより，産褥婦は入院から退院にいたるまでの母子の全過程が理解でき，不安を除去できる．医療者とのコミュニケーションも活発となり，積極的に回復に参加できる．また，医療者は瞬時に情報をスタッフ間で共有することができ，事前に行うべきケア内容が明確となり，インフォームド・コンセントを充実できる．しかし，パスは，助産録と同等の役割は果たせないため，専門職として，また組織人として助産録には，法的根拠のある記録をしなければならないことに留意する必要がある．

参考文献

1) 北部病院だより 69 号．http://www10.showa-u.ac.jp/~hokubu/07_jyoho/pdf/07_02_day-ori_69.pdf
2) 日本情報管理学会：診療情報学．医学書院，2010．
3) http://www.sk-kumamoto.jp/site/view/contview.jsp
4) 日本看護協会助産師職能委員会監修：助産師業務要覧　増補版．日本看護協会出版会，2008．

Chapter 8 電子情報と記録

1 電子カルテを取り入れる前に――導入の際の注意点

公立大学法人和歌山県立医科大学 先端医学研究所　**入江真行**

はじめに

　2012年4月現在のわが国の病院における電子カルテの導入数は，開発中のものを含め1,559施設で，全体の約18%である[1]．中小病院での導入率はまだ低いものの，400床以上の病院では53%を超えた．大学附属病院本院ではすでに92%以上に導入されており，数年のうちには100%に達するものと予想される．このように，電子カルテはすでに着実な普及期に入っており，新規導入のみならず更新を経験した病院も増えてきている．しかし，いずれの場合でも電子カルテの導入は病院にとって多大な努力を必要とする大事業であることに違いはない．本項では，電子カルテの導入プロセスを紹介しながら，注意すべき事項をまとめる．

1. 電子カルテの現状

1　電子カルテとは

1）電子カルテとは

　実は電子カルテの定義は曖昧である．1999年4月に厚生省（当時）の通知「診療録等の電子媒体による保存について」において「真正性，見読性，保存性」の3基準が示されたが，電子カルテの技術的な定義までは踏み込んでおらず，各施設の自己責任において実施するものとしている．他には日本医療情報学会の定義[2]や保健医療福祉情報システム工業会の定義[3]が知られているが，いずれも概念的なものである．実際，オーダエントリ（オーダリング）システムに若干の機能拡張をした程度で，紙の診療記録や伝票にも依存している状態でも，「電子カルテ導入済み」としている施設がよく見受けられる．

　電子カルテの厳密な定義を行うことが本項の主旨ではないので，ここでは，
- 医師記録（診療録），看護記録をはじめとする大半の診療記録や画像などの診療情報を電子的に保存する．

- 正当なアクセス権限を持つ職員が，それらを端末機で一覧的に参照できる．
- 保存された診療情報が必要に応じて後利用できる．
- 3基準等の電子的診療記録に求められる要件を満たし，またそのことについて説明責任を果たしうる．

という要件を実現する病院情報システム環境を狭い意味での電子カルテとしておく．すなわちオーダエントリシステムとは区別されるべきものであるが，わが国の病院情報システムが，医事会計システムからスタートし，オーダエントリシステムを経て電子カルテシステムに発展してきた経緯があるので，現実に情報システムベンダから提供されている電子カルテパッケージは，ほとんどが電子カルテとオーダエントリシステムが不可分である．したがって本項では，電子カルテを含む病院情報システム全体を新しく導入または更新する場合を念頭においている．

2　電子カルテへの期待と課題

1）電子カルテに期待されること

電子カルテが導入され，診療の記録が電子的に一元管理されることによって，下記のようなさまざまな効果が期待される．
- 記録が読みやすくなる．
- 記録の形式が標準化される．
- 目的に応じてさまざまな表現形式で情報を提示できる．
- 必要な記録にいつでもどこでもアクセスできる．
- スタッフ間，職種間，施設間の情報共有が進む．
- 診療情報の二次的利活用が進む．
- 診療記録の保管・管理のスペースやコストが削減できる．

2）現状の電子カルテの課題

一方で現状の電子カルテにはまだ多くの課題が指摘されている．
- 十分な記録をしようとすると時間がかかる．
- コピー＆ペーストの多用で記録の質が低下する．
- 医療スタッフの思考プロセスを妨げない画面設計は未完成である．
- いわゆる「斜め読み」「とばし読み」ができないなど，情報の一覧性が悪い．
- 一部の特殊な診療科には対応が困難で，専用システムを導入するなどの対策が必要である．
- システムが大規模化し，導入コスト，運用管理コストが増大する．
- スキャンなど電子カルテ導入によって新たに発生する業務がある．

このように，電子カルテは現時点ではまだ発展途上のシステムであるといえ，デメリットを理解した上で，メリットを生かす努力が必要とされる．

2. 電子カルテ導入のプロセス

1　導入に向けた準備

何のための電子カルテか

　電子カルテの導入は，病院全体の業務運用プロセスに大きな変化をもたらす．また多額の予算と職員の多大な労力が必要とされる．それらを無駄にせず，導入の効果を最大限に得るために，前述のメリット・デメリットを理解した上での，導入目的の設定やそれに基づく対象業務範囲の決定が非常に重要である．

　導入の準備段階では，各部門の代表者が集まる小規模な委員会で基本的な方針が検討されることが多い．電子カルテの導入では医師と同等以上に看護業務への影響が大きいので，看護部門として電子カルテに何を期待し，どのような成果を得ようとするのか，看護部内で十分に議論し，意見集約をした上で委員会に臨む．並行して，先行する施設の見学や関連学会，研究会等での情報収集も有用である．

2　システム導入の具体的作業

1）ベンダ（業者）の選定まで

①要件定義

　システム構築の最初の段階として，導入予定のシステムにどのような機能が必要かを具体的に要件定義書としてまとめる．部署毎に現状の業務フローの確認と問題点の抽出を行う作業は，地道ではあるが現状の業務を見直すよい機会になる．その結果をもとにシステムに必要な機能を洗い出し，できるだけ詳細に，具体的に記述する．要件定義書の作成は医療スタッフには困難なので，医療情報部門が存在する場合は医療情報部門の技術者が院内各部署にヒアリングを行い，要望を取りまとめる．外部のコンサルタントが支援することもある．あらかじめベンダが内定している場合は，ベンダの担当者がヒアリングを行い，要件定義書を作成することが多い．

　いずれにしても，十分な議論を積み上げ，曖昧さや漏れのない要件定義書を作成することが，円滑にシステムを開発・導入するために非常に重要である．要件定義が曖昧なまま開発を開始すると，開発途中でユーザ側の要求が膨らみ，開発工数や予算が超過したり，逆に，結果的に活用されない無駄な機能が実装されたりすることがある．

②カスタマイズとノンカスタマイズ

　初期の電子カルテシステムは試行錯誤的要素が強く，システムベンダとユーザとの共同開発で，案件ごとに独自システムを構築することが多かった．導入事例が増えるに従って，ベンダはその経験を最大公約数的にまとめたパッケージシステムとして提供するようになった．最近では，パッケージシステムをベースに，自院の運用に合わせて改造（カスタマイズ）して導入したり，カスタマイズを極力せずに，パッケージシステムをそのまま導入する（ノンカスタマ

イズ）事例がほとんどである．

　カスタマイズ導入はどちらかといえば大病院に多い．自院の業務フローにフィットさせた，いわば"イージーオーダー"的なシステム構築が可能であるが，コストと時間がかかる．プログラムを改修した部分にトラブルが発生することがよくあることも理解しておく必要がある．

　ノンカスタマイズ導入は，予算や開発期間の制約が厳しい場合に適する．ベンダの提供するパッケージも事例を重ねることで，完成度は高まりつつある．病院の規模に合わせた数種のパッケージを用意したり，設定によって運用フローのバリエーションに対応できる機能を備えたものも多い．しかし，自院の業務フローをパッケージシステムが想定するものに合わせることが必要になる．その割り切りができれば，短期間で安定したシステムを導入することが可能である．

　いずれにしても，ベースとなるパッケージシステムが自院のイメージする電子カルテとかけ離れたものであってはならないので，ベンダに説明会やデモンストレーションを依頼したり，他施設を見学したりして情報収集に努める．いったん電子カルテを導入した後にベンダを変更することは，現状では大きな労力やリスクを伴うので，最初にどのベンダの電子カルテを選定するのかについては，慎重に検討する必要がある．

2）開発作業

①検討組織づくり

　入札方式やプロポーザル方式などによりベンダが決定した後は，稼動予定日に向けてシステム導入の具体的作業が開始される．院内でもそのための組織を作り，全病院的に取り組むことが重要である．図1に電子カルテシステムの導入組織の例を示す[4]．

　実質的な検討はサブシステムごとに作られるワーキンググループ（WG）で行われる．WGのメンバーはテーマとなるサブシステムに関係する職種の代表者が選任される．検査や医事など

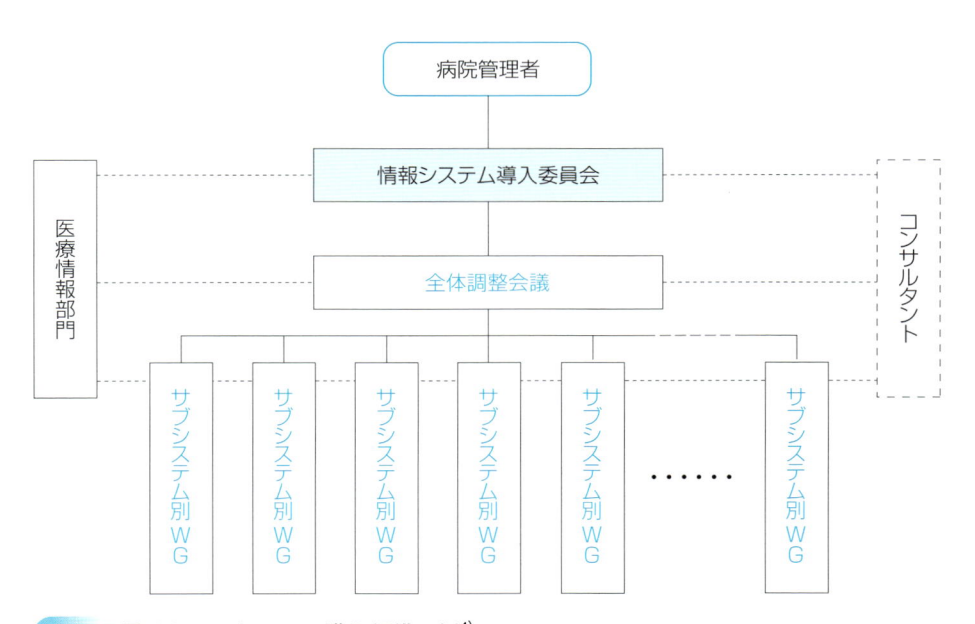

図1 電子カルテシステム導入組織の例[4]

部門系のシステムでは，対象部門の職員が中心となるが，医師・看護師をはじめ，業務上密接に関連する部門の代表者もメンバーに加えることが望ましい．電子カルテシステムやオーダエントリなど，病院全体に関わるシステムでは，院内の多くの部門から広くメンバーを選任する．

WGのメンバーは単にコンピュータの知識があるからという理由で選ぶべきではない．業務のフローを，所属部署内のみならず関連部署との関係も含めて理解でき，所属部署の単なる利益代表ではなく，全体最適の視点を持ち得る資質が重要である．多くの場合，リーダー的素質を持つ中堅職員が選任される．

全体調整会議はWGの代表者によって構成され，各WGの検討結果を取りまとめて確認する．個別のWGの議論が過大な要求に膨らみ，電子カルテ導入の目的から逸脱したり，全体のバランスを崩したりしていないか，予算や稼働予定時期との関係も含めてチェックする．また，個別のWG内では結論が出せない，他部門のWGとの調整も重要な機能である．

情報システム導入委員会は，システムの導入に関する意思決定機関である．WGから全体調整会議を経て上がってきたシステム導入に関するさまざまな事項に最終的な承認を与える．

中小の病院では設置されないこともあるが，医療情報部門は，情報システムの管理運用担当部署としてこれらの全体にかかわり，会議の事務局としての機能も受け持つ．また外部のコンサルタントを委託した場合も同様に，導入組織全体にかかわり，専門的な助言を行う．各会議にはそれぞれのレベルのベンダの担当者も参加し，ユーザの要望とベンダの提供する機能との調整や，提案を行う．

②**検討段階での留意点**

このような組織で電子カルテ導入を病院全体の取り組みとして進めていく場合に重要なことは，まず，各階層の会議体への確実な権限委譲が行われることである．WGメンバーの真摯な議論が上層部の一部の意見で簡単に覆されるようでは，メンバーのモチベーションは低下してしまう．WGや全体調整会議が取りまとめた意見は最大限尊重されるべきである．

それぞれの会議では速やかに議事録を作成し，次回の会議で確認を行うことにより，確実な記録と情報共有に努める．他部門との連携や分担が必要な事項については，1つのWGでは結論が出せないことがよくある．その場合は全体調整会議で解決を図る．また，会議で決定した事項を職員全体に周知することも非常に重要である．WGに出席している一部の職員だけが，運用の大きな変更に納得していても，他の多くの職員に周知されていなければ，リハーサル時や本稼働後に混乱が生じる．

3）稼働直前の準備

①マスタ整備

システムの稼働日が近づくと，さまざまなマスタの入力が必要になる．マスタとは，システムで定常的に参照されるデータを一覧表のようにまとめたもので，利用者のIDやパスワード，職種，データの参照範囲などをまとめた「利用者マスタ」や，検査項目とコード，検査名などをまとめた「検査マスタ」など数多くのマスタを正確に設定しなければならない．通常，マスタの作成はユーザの作業とされるので，それぞれの部署で，関係する部門システムのマスタを作成する．

個々のマスタが正確に作成されていることはもちろんであるが，関連する部門システム間での整合性が取れていることも重要である．例えば，電子カルテ・オーダエントリシステムの医

薬品マスタと，薬剤部システムの医薬品マスタ，医事会計システムの医薬品マスタに不整合があると，医師が処方したものとは異なる薬剤が調剤されたり，料金計算に誤りを生じるなどの重大な不具合が起こる可能性がある．事前のテストやリハーサルを通じて十分な検証が必要である．

②操作訓練とリハーサル

　本稼働に向けて，スタッフが新しいシステムの操作に習熟するための操作訓練が行われる．特に看護師は電子カルテや看護支援系のシステム等，操作すべきシステムが多い．また交代勤務であるために，全員が確実に必要な回数受講できるように，計画的にスケジューリングする必要がある．操作訓練開始の前提として，システムが一応完成しており，マスタが作成されインストールされている必要がある．本番に近い画面展開やデータで研修できなければ，訓練の意味が薄い．

　システムが要求通り完成されており，実運用に耐えられるかどうかを確認するために，リハーサルが実施される．診療業務への影響を最小限にし，できるだけ多くのスタッフが参加できるように，外来休診日に実施されるのが普通である．リハーサルの準備として，シナリオを作成する．シナリオは各外来診療科，病棟毎に，一人ひとりの模擬患者単位で，通常よく経験するケース，複雑なケースなどさまざまな場面を想定して作成する．リハーサルでは，新しいシステムの端末を現場に配置し，実際に近い環境で，各種のオーダが必ず一度は発行され，送受信が確実に行われること，指示受けから実施のフローが想定通り行われること，システムが必要十分なレスポンスで想定通り動作すること等を確認する．患者役もスタッフが担当し，患者の視線でスタッフの対応や，各部署の待ち時間，院内の動線等をチェックする．リハーサルは必要に応じて，対象業務範囲や模擬患者数を増やしながら，数度にわたって実施し，本稼働に備える．

3. システム開発過程での留意点

　これまで，電子カルテシステム導入の準備から稼働までのプロセスと注意点について解説してきたが，ここではその過程でよく遭遇する問題と，その原因，対策について述べる．

1 スタッフサイドの問題

1）従来の業務フローに固執する

　現状の業務フローは時間をかけて工夫を積み重ねて作り上げられてきたものである．電子カルテの導入に伴ってそれを変更することに，不安や躊躇があることは当然で，電子カルテが存在する状況での診療・看護業務がイメージできないときはなおさらである．従来の勤務時間の中で業務を終えられるかどうかの不安も大きい．

　WGや現場の検討会で，ベンダ担当者も入れて，電子カルテを想定した業務フローを再確認し，新しい環境下でのベストな方法を検討する．その結果をスタッフ間で情報共有できるような場を設けて，スタッフ参加型の開発を行うのがよい．すべてのスタッフが納得して電子カル

テを受け入れられれば理想だが，場合によってはトップダウンでの対応を指示することも必要になる．

2）業務分担の対立

病院という組織は本来，職種による部門の集合体で，セクショナリズムがはびこりやすい土壌がある．境界業務の分担では常々部署間の駆け引き，押し付け合いが見られる．電子カルテの導入によって一部で増加するかもしれない業務量に対する警戒感によって，防衛的になりがちである．

WGや全体調整会議の席で，全体最適の視点から各職種・各部門がなすべきことと責任分界点を再確認する．場合によっては，委託職員やクラークなど業務補助者の導入も選択肢に入れる．

3）システムに対する過大な期待

スタッフにとって，大半の通常の流れで処理できるケースは印象に残らないが，まれに起こった複雑な，例外的なケースは印象に残りやすい．電子カルテシステムの導入によって業務がスムーズに，楽になることは誰もが期待することである．しかし，すべての場合をシステムで処理しようとすると，かえってシステムの機能を複雑化させたり，大きなカスタマイズが必要になることがある．コモンケース（よくあるもの）とレアケース（まれなもの）を切り分け，レアケースはシステムで対応しないという割り切りも時には必要である．その場合は電子カルテではなく伝票運用とする等，代替手段を立案しておく．

4）検討組織外からの異論・介入

意思決定のプロセスが不明確であったり，院内コミュニケーションが不足していると，WGや全体調整会議で決定したはずのことが院内で受け入れられないことがある．例えば高い地位の医師から「これでは診療ができない」と言った声が上がり，WGの議論が振り出しに戻ってしまうことがままある．

先に述べたように，検討組織の意思決定プロセスを明確にし，権限委譲について病院管理者の承認を得ておくことが重要である．一方で，WGや全体調整会議が密室化することのないよう，決定事項の速やかな院内周知を心がけるとともに，院内各所からの意見の吸い上げにも留意する．

● 2　病院が直面するベンダサイドの問題

1）パッケージの仕様への固執

担当者レベルの打合せでは，病院側の要望と違うシステムを提示して，「これが仕様です」と，こちらの要望による修正に拒否的な態度をとるベンダ技術者が見かけられる．担当者本人に可否の判断をする権限がない場合や，そもそも担当者に判断能力がない場合などが考えられる．

ノンカスタマイズ前提の導入ではシステム修正の範囲は限られるが，病院として必須と考え

られる場合は，プロジェクト責任者と病院側の責任者との高いレベルの交渉で解決を図る．担当者のレベルが低いと考えられる場合は，後々禍根を残すことになるので交代を求めることもできる．

ただし，実績のあるパッケージであれば，病院側の運用上の工夫によってシステムを修正せずに済むことも多いので，どうすればベストなのか十分検討する必要がある．

2）技術的に可能なことと現実的に実現可能なことの区別が曖昧

修正要望に対する「可能です」というベンダの回答には，スケジュールの遅れや追加のコストが発生することを前提としていることが多い．技術的に対応は不可能ではないが，営業が介在する案件であるという意味を含んでいる．その回答に対して病院側は，無料で対応してくれるものと思いこみ，不信感が増してしまうことになる．

どこまでが当初の契約の範囲で対応可能なのか，その都度チェックをする．WG レベルよりも，全体調整会議や情報システム導入委員会レベルでの検討事項とする．

3）医療の現場や言葉を知らない技術者

ベンダの技術者，特に経験の浅い技術者は医療の現場を十分理解していないことが多く，医学用語や医療現場で使われる慣用句，略語を理解できないことがよくある．一方，医療現場のスタッフは情報システムの専門家ではないため，自分たちの要求を技術的な言葉で表現しきれない．また情報システムならではの制約条件や専門用語も理解できないことが多い．会議の席で互いに自分の世界の言葉で会話し，お互い合意していると思っていても，後日，認識の違いが表面化することがよく起こり，不信感の助長につながってしまう．議事録の作成と確認はこれを防止する意味でも重要である．

このような状況に鑑み，日本医療情報学会では，2003 年から医療現場と情報システム技術を仲立ちする人材を育成する事業として，「医療情報技師」の能力検定を行っている[5]．ベンダの技術者や病院側のシステム担当者のみならず，医療スタッフもこの資格を取得し，相互理解と良好なコミュニケーションが実現することが望ましい．

4. 電子カルテの運用と活用

1　運用中の問題解決

1）問題の抽出とシステム改修

電子カルテが本稼働を開始すると，WG での検討やリハーサルでは予見できなかった思わぬ問題点が露呈することがある．まずその原因が何であるのかをベンダと病院側双方で追求しなければならない．

システムが予定通りに完成していない場合や，プログラム上の障害（バグ）がある場合など，明らかにベンダ側に責任がある場合は，速やかな修正を促す．稼働後に現場から上がる要望は多くの場合，対応にコストが必要である．検討段階で誤解があり，システムの完成度について

双方の認識が異なる場合は協議の対象となる．開発当初の要件定義の曖昧さやWGでの詰めの甘さがここに至って影響を及ぼすことも多い．

　運用上の工夫で回避できる問題か，システムの修正が必要かの判断はWGの役目である．必要性や緊急度，改修に要するコストなどの条件を勘案して対応を決定する．

2）トラブル対応

　本稼働後，さまざまなレベルのシステムトラブルが発生する．現場のスタッフはまず現象を把握し，トラブルが発生している範囲（特定の端末機だけか，限定されたエリアか，広いエリアか）を確認した後，医療情報部門またはシステム担当者に連絡する．

　トラブル時の対応については，トラブルのレベルや内容によってさまざまである．あらかじめ医療情報部門と協力し，いろいろな状況を想定したトラブル対応マニュアルを作成しておき，スタッフに周知を図る．マニュアルはいつでも参照できるように紙メディアで作成し，非常時用の伝票類と同じ場所に保管するのがよい．定期的にトラブル時の対応訓練を実施できれば理想的である．

2　電子カルテの活用

1）データの二次利用

　電子カルテによって電子的に蓄積される診療情報は，診療・看護業務に活用されるのみならず，病院管理，臨床研究などの二次利用のための貴重なデータとなる．しかし診療情報は患者の個人情報であり，その取り扱いには注意を要する．公的なガイドライン[6,7]に準ずることはもちろん，院内における個人情報保護ポリシーと利用手順を策定し，適切な利用を心がけなければならない．

2）次世代システムに向けての計画策定

　電子カルテが稼働後，初期のトラブルや要望対応が収束すると，システムは安定稼働期に入る．通常，情報システムの設計寿命は5〜6年であり，その後半期に入ると，レスポンスの低下や，ハードウェアの故障が目立つようになる．その時期に，新たなシステムの検討に入ることになる．これまで電子カルテを使用しながら生じた問題点を洗い出すとともに，ベンダの提供する新しいパッケージの機能についても情報収集を行い，よりよい電子カルテ環境に向けて解決方法を探る．

　現在の電子カルテに不満が大きい場合は，ベンダの変更も視野に入れることになるが，標準化が遅れている現状では，データの移行に多大な労力とコスト，リスクを生じることになるので，慎重に検討を進める必要がある．

おわりに

　簡単ではあるが，電子カルテを導入する際の注意点を述べてきた．しかし，病院によって，

その規模や診療業務フローはさまざまである．また，システムに投入できる予算や導入目的も違っており，唯一最適なソリューションは存在しない．

何のため，誰のための電子カルテかを常に念頭に置き，全体最適の視点を忘れず，現実的な解を模索する努力が必要とされる．

参考文献

1) 月刊新医療 編：医療機器システム白書2012〜2013．エム・イー振興協会，2012．
2) 日本医療情報学会：「電子カルテの定義に関する日本医療情報学会の見解」．http://www.jami.jp/citizen/doc/eKarte.pdf, 2003
3) 保健医療福祉情報システム工業会：「電子カルテの段階的定義について」．http://web.jahis.jp/information/kenkai/teigi/teigi-%82%92.htm,
4) 日本医療情報学会医療情報技師育成部会 編：新版 医療情報 医療情報システム編．篠原出版新社，2009
5) 日本医療情報学会：医療情報技師育成部会 WWW サイト
   http://jami.jp/hcit/HCIT_SITES/index.php
6) 厚生労働省：医療・介護関係事業者における個人情報の適切な取扱いのためのガイドライン改訂版．
   http://www.mhlw.go.jp/topics/bukyoku/seisaku/kojin/dl/170805-11a.pdf, 2010
7) 厚生労働省：医療情報システムの安全管理に関するガイドライン第4.1版．
   http://www.mhlw.go.jp/shingi/2010/02/dl/s0202-4a.pdf, 2010

2 電子カルテ上での看護記録の現状

公立大学法人和歌山県立医科大学附属病院　**岡室　優**

はじめに

　当院は，和歌山市の南部に位置し特定機能病院としての役割を担い，1日平均外来患者 1,400人，平均在院日数 15.5 日，病床数 800 床の病院である．2003 年 1 月からドクターヘリが導入され，年間 400 回近い出動状況である．看護単位は中央部門・外来を含め，23 部署に分かれている．

　1999 年に現在地に病院移転し，それと同時にオーダリングシステムを導入した．看護情報システムは患者看護支援システム，看護業務支援システム，看護管理支援システムから成り立っていた．患者看護支援システムは，患者情報と看護介入から看護評価までを支援していた．看護問題は NANDA の看護診断ラベル，介入計画は NIC，評価は NOC を採用した．看護業務支援システムは介入計画に連携した看護オーダーができ，各種ワークシートで看護業務を支援していた．看護管理支援システムは，看護管理日誌，病棟看護管理日誌などの管理上の記録物で構成していた．2005 年に，2 期オーダリングシステムを導入して，バージョンアップした．経過記録は各職種とも紙媒体であったが，2 期システムから看護記録のみ電子化され，この時から PDA によるバーコード認証もできるようになった．2010 年 5 月に電子カルテ導入に伴い，ベンダーを変更した．セキュリティ確保のため，静脈認証システムも採用した．当院での電子カルテ上での看護記録の現状を報告する．

1. 電子カルテ導入に向けて

1　現状の看護記録の問題点の抽出

　電子カルテ導入にあたり，2009 年度の看護記録委員会で現状の看護記録の問題点を抽出し，内容を検討した上で見直すことになった．それまでは NANDA の看護診断を取り入れていたが，「看護診断の言葉がわかりにくい」「看護診断を教える人が育たない」などの意見があり，看護師長会で検討した結果，看護診断を中止し患者問題としてとらえるようにした．また，看護計画は標準看護計画を取り入れることに決定した．標準看護計画の内容を各部署にて検討し，看護目標から患者目標に変更して電子カルテに導入した．経過記録の形式は従来は，フリー（自由記載），SOAP，フォーカスチャーティング®のいずれかの記載方法をとっていた．しかし現状は，ほとんどがフリーでの方法で，看護師の視点からの記録内容となっており，患者に必要・不必要な記録の区別ができていなかった．また，看護記録に要する時間が多く，必要な記録を行いつつも時間の短縮を図りたいと検討を重ねてきた．その結果，経過記録は系統的に記録ができ，次のシフトに協調したいことを表現されるというメリットがある「フォーカスチャーティング®」で記録することに決定した．

2　標準看護計画の導入に向けた検討

　2009年度の看護記録委員会で，標準看護計画の導入に向け，他病院に見学に行き導入プロセスや現状を調査した．そして，看護記録委員会とシステム委員会が協働して導入を進めた．標準看護計画の介入計画の観察・行為は，標準化するためMEDIS-DCの用語で，コードの紐づけを行った．標準看護計画は各部署で検討し，目標は看護目標から患者目標に変更して作成した．

　はじめは電子カルテの経過記録は，フリー，SOAP，フォーカスチャーティング®のいずれでも記録できるようになっていたが，記録形式としてフォーカスチャーティング®に決定したため，フォーカスチャーティング®で記録できるように初期設定することにした．

3　電子カルテ上での看護過程の展開を目指した各種様式の決定

　電子カルテ導入に向けて，電子カルテで看護過程の展開が図れるように検討を加えた．患者情報（図1参照）は，患者の情報を入力し，患者の看護計画立案に最低限必要な項目をピンク色で示し情報を取るようにした．看護計画は，患者の疾患から「標準看護計画」（図2参照）が選択され，患者に応じた患者目標を決定し，介入計画も選択するようにした．介入計画は標準看護計画から選択するが，患者の状態によりケア頻度が異なるため，ケア項目と時期・回数の計画を立て「カーデックス」（図3参照）に反映するようにした．そして，実施記録は看護師がケアを実施した後，カーデックスのケア項目を入力すると，「経過表」（図4参照）に記録が残るようにした．その他の事項は経時記録で「フォーカスチャーティング®」（図5参照）で記録することにした．看護サマリーは，入院中の看護内容を要約してフリーで記録することにした．当院は急性期病院で，患者が比較的早期に近隣の病院へ転院することが多い．そのため，転院する患者のために患者のADLも入力した転院サマリーを作成した．

2. 電子カルテ上での看護記録の種類

1　患者情報（図1）

　患者の個別的な情報が記録されたものである．患者を理解し，現在あるいは今後必要とされるケアや患者の問題を判別し，ケアを計画し，実行する上での基礎となるものである．

2　問題リスト（看護問題）

　問題とは，看護を必要とする人が健康生活を営む上で心身の機能・能力を妨げる事項で，医療チームのメンバーが解決すべき患者の問題を列挙したものである．患者に応じた標準看護計画を問題選択，看護問題から選択する．

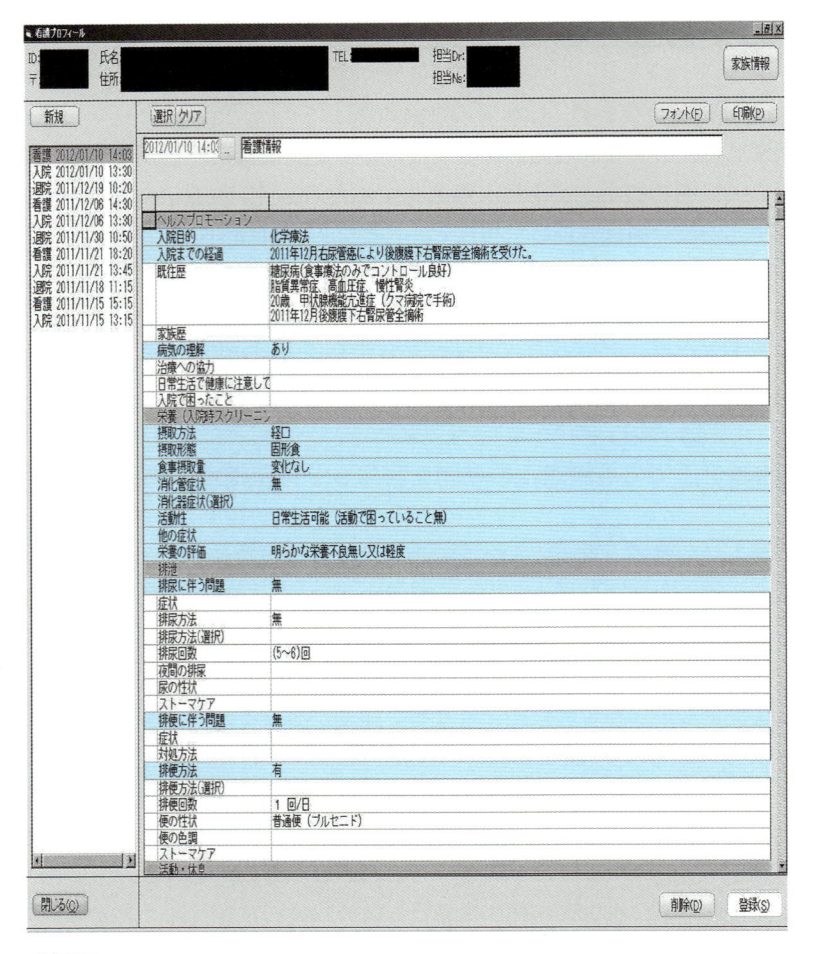

図1 患者情報（看護計画立案に必要な項目が色付き：実際にはピンク色で示される）

● 3　看護計画（標準看護計画・ケア計画）（図2）

　患者の問題を解決するための目標を設定し，援助を必要とする対象者へのケア計画を記録したものである．標準看護計画から患者に応じた患者目標と介入計画を選択する．ケア項目と時期・回数の計画を立て「カーデックス」（図3）に反映する．

● 4　経過記録

　各勤務帯の記録であり，患者の問題の経過や治療・処置・ケア・看護実践とその結果を記録したものである．経過記録には経過表（図4）と経時記録（図5）がある．
　看護記録に対して以下の決め事を作成し，看護記録ガイドラインに記載した．
　1）経時記録はフォーカスチャーティング®で記録する
　2）看護記録は書き方の基本原則を守る

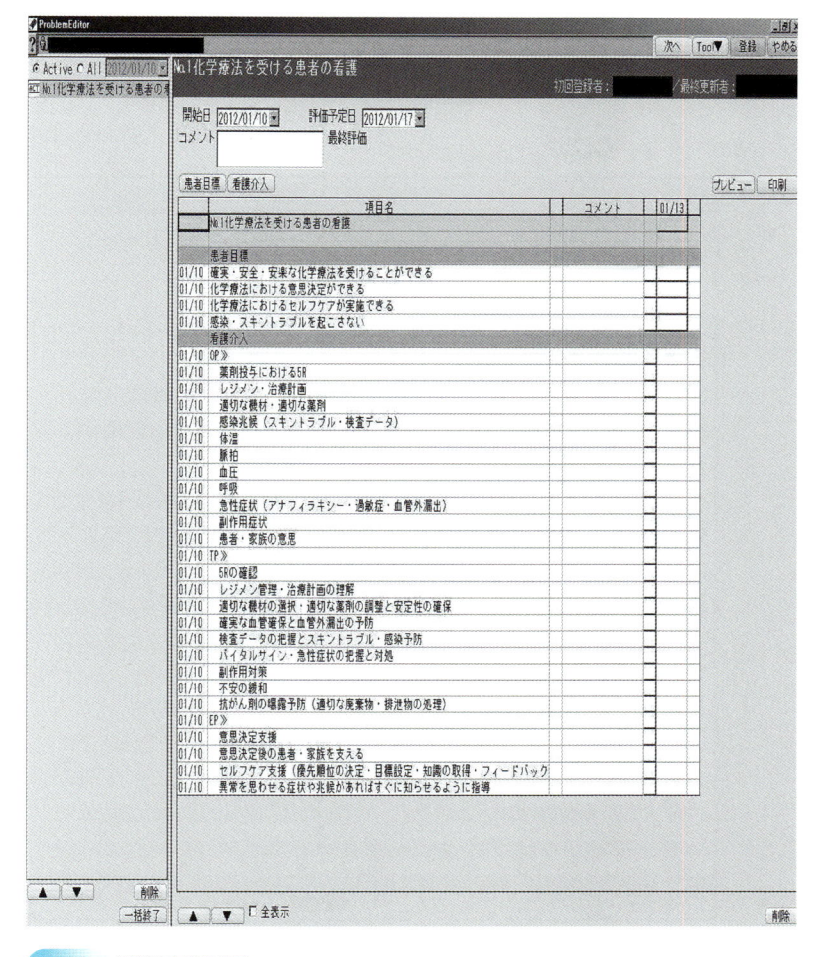

図2　標準看護計画

3）定期投与の麻薬の記録は，実施入力をもって記録に代用できる
4）麻薬導入・終了（更新時は除く）・変更時やレスキューでの使用時は，経時記録に記録する
5）入院，転入，外出・外泊，手術，退院は経時記録に記録する
6）入院診療計画書のその他の欄に看護計画を記入し，患者・家族に説明したことを記録する
7）観察・ケア・指導は実施入力をもって実施記録となる．その後患者の反応があるものは経時記録に記録する
8）実施入力後のデータは経過表に反映される

5　看護サマリー（看護サマリー，転院時看護サマリー）

　患者の看護経過・情報を簡潔にまとめたものである．継続看護に必要な情報をまとめたものであり，必要に応じて作成する．

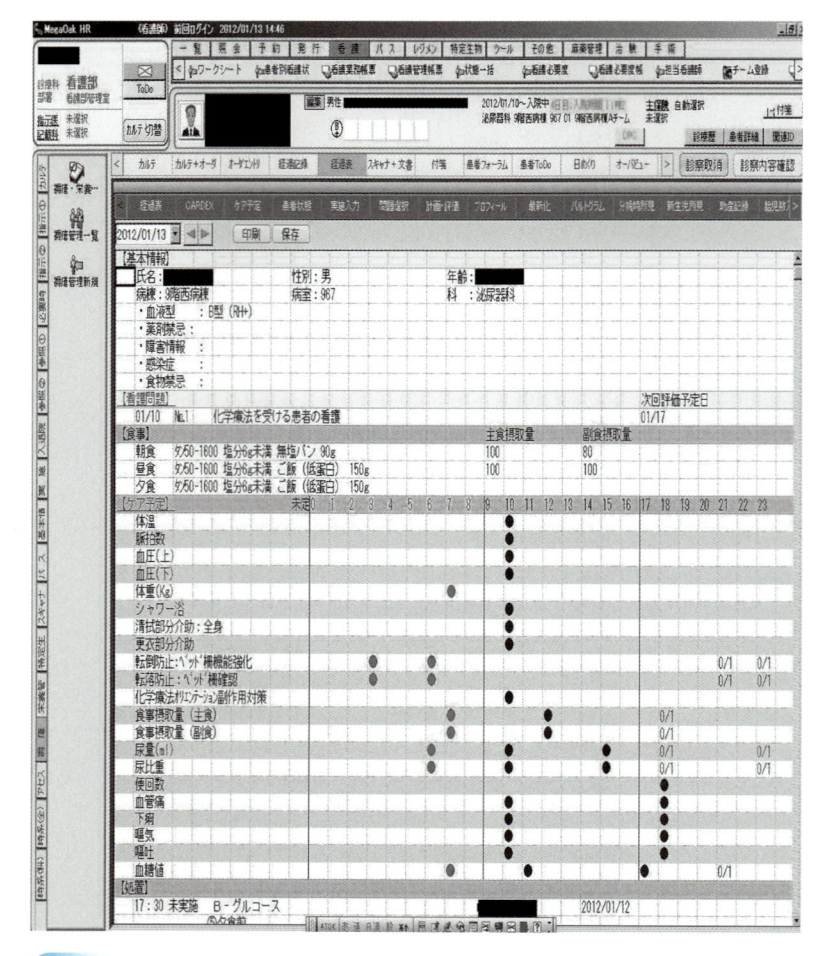

図3　カーデックス

● 6　その他（各種シート）

- 転倒・転落アセスメントシート（図6）
- 褥瘡危険因子評価票（図7）
- 退院支援アセスメントシート
- 栄養管理計画表　など

3. フォーカスチャーティング®導入に向けて

　フォーカスチャーティング®の教育については，2009年10月にはじめて川上千英子氏を迎え研修を開催した．研修の参加者は，各部署の看護の中心となるリーダー層とし，看護記録の重要さ，看護師長が責任をもって患者中心の記録ができるような学習を深めた．しかし，研修での学びを各部署で広め，看護記録の質向上につなげていくまでにはなかなか至らなかった．

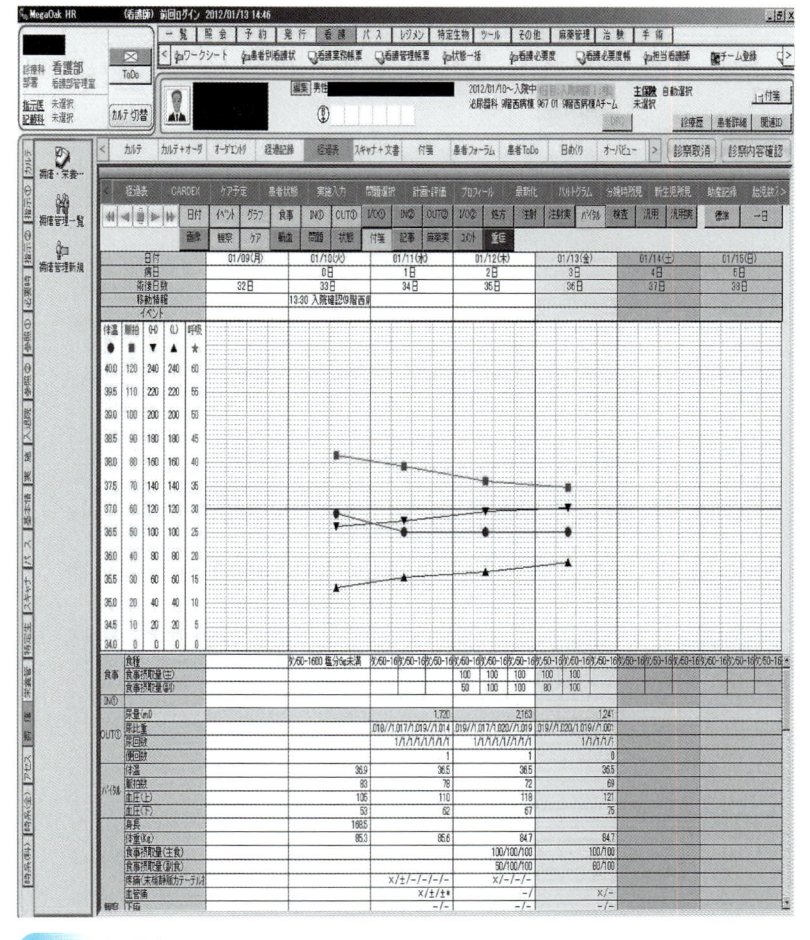

図4 経過表

　当院には以前から看護記録のマニュアルはあったが記載例などが詳細に記載されていなかったので，2009年度に看護記録ガイドライン（案）を作成した．ガイドラインの中にも看護記録の基準を設け，看護師長会で内容を検討し意見をもらい，2010年度の電子カルテ導入後は電子カルテ上で活用できる「看護記録ガイドライン」を作成した．

4. 導入後に見えてきた電子カルテの利点，問題点

1　電子カルテ利用での利点

　当院では，2010年5月に電子カルテが導入された．
　電子カルテになって，今まで紙仕様であったものが電子化された．当院では医師指示簿，診療録，コメディカルの記録などがカルテを開いてみることができるようになった．経過記録を開くと電子カルテ上で記録した内容，医師・コメディカル・看護師の経過記録が一覧できるよ

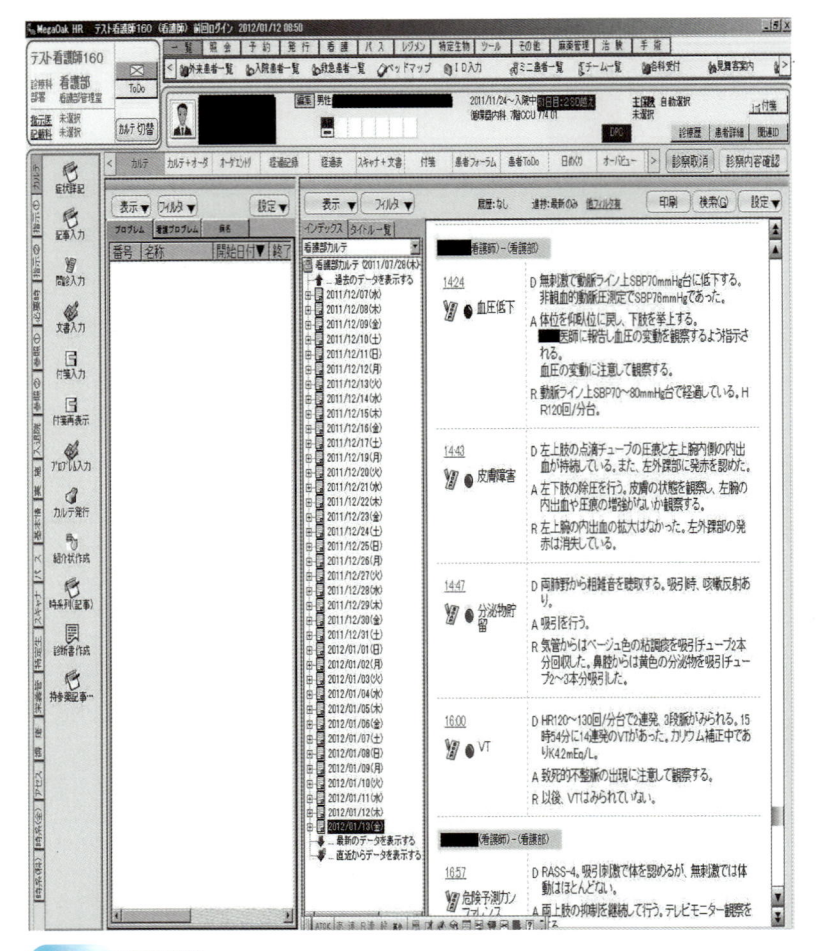

図5 経時記録

うになったため，医師が，患者の治療をどのように考えているか，リハビリでどのようなことが行われたかといった患者の状態がよりわかりやすくなった．患者の情報を経過記録で共有することができるようになったといえる．電子カルテでの経過記録では，患者の状態（フォーカスコラム）について，同じフォーカスコラムであれば記載月日の順に並べることができる．また，各職種別にフィルタをかけて，職種別での経過記録を集めることもできる．

電子カルテには，どこからでもアクセスでき患者の情報を閲覧できる．患者が病棟を変わる時，看護師は他病棟で経過記録を確認し患者の状態を確認することができるようになった．また，ノートパソコンをベッドサイドへ持参して，患者の注射・検査・他の予定などを説明できること，ベッドサイドで看護記録を入力することができ時間短縮につながっている．

2 電子カルテ使用での留意点，問題点

電子カルテは，医療情報を電子化することによって，わかりやすい医療情報を患者へ提供することができ，必要な患者情報を複数の箇所からアクセスできる．また，電子カルテは患者の

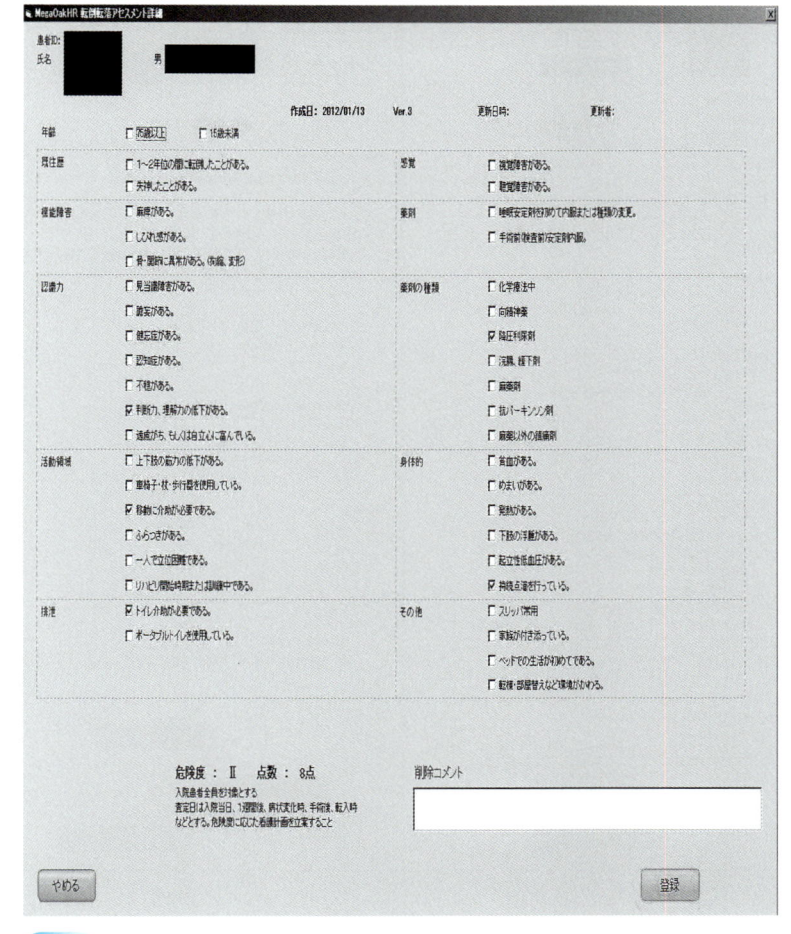

図6 転倒・転落アセスメントシート

　情報をコンパクトに扱い，保管できる．一方，電子カルテ使用時には個人情報に関する注意事項をおさえておくことが必要であった．看護師として責任をもって患者情報を取り扱わなければならない．保健師助産師看護師法（第42条の2）においても，秘密保持義務について「保健師，看護師または准看護師は，正当な理由がなく，その業務上知り得た人の秘密を漏らしてはならない．保健師，看護師又は准看護師でなくなった後においても，同様とする」と定められている．

　当院では，電子カルテを導入し，経過記録はフォーカスチャーティング®で記録することが決まったが，実際にはシステム上でどのような方式でも入力できる状態であったために，記録方式が入り乱れた看護記録になっていた．システム上で，フォーカスコラムに患者のフォーカスを記録しないで，その代わりに，「看護記録」というコラムができてしまうなど，患者の状態が縦読みできない内容になってしまった．

　これは，フォーカスチャーティング®を導入後に電子カルテが導入されて，フォーカスチャーティング®の基本と電子カルテシステムの内容が混乱してしまったことによる．電子カルテ上で，フォーカスチャーティング®で記録していくには看護スタッフの知識が不足してお

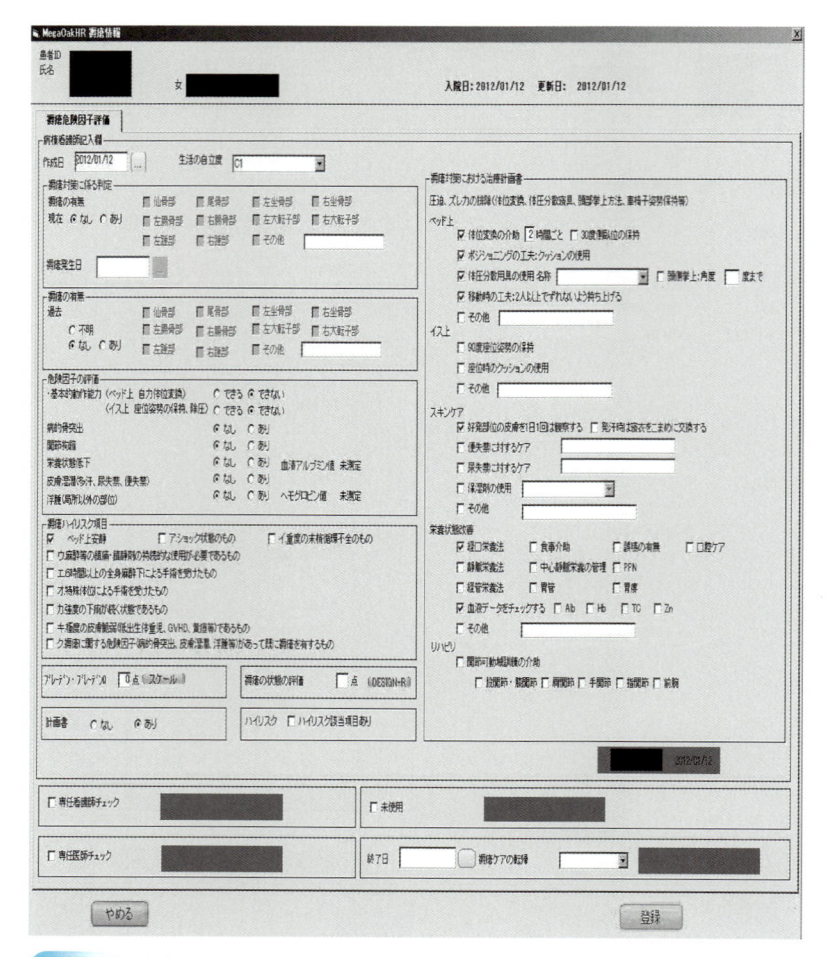

図7 褥瘡危険因子評価票

り，再度研修が必要であった．

　研修前調査と研修後調査を行ったところ，電子カルテ上での画面にこだわり，フォーカスチャーティング® の DAR の記録が認識できなかったという問題点がみえてきた．数回の研修後はそのことがクリアになり，経過記録の内容を改善することができた．

3　看護記録に関する継続的なフォロー教育

　看護記録に関する教育としては，新規採用時研修を行っているが，その後のフォローアップはされておらず，各部署での指導に任されていた．そのため，各部署で中心となる職員がフォーカスチャーティング® を理解し，活用できるような場を作ることが必要であった．2011年5月から看護記録委員会の下に，看護記録部会を立ち上げ毎月活動を行っている．メンバーは，各部署のリーダー層で構成した．看護記録委員会は，看護記録部会に対し，フォーカスチャーティング® の基本を講義し，翌月には現場の問題を提言してもらい，その問題が解決するように看護記録部会のメンバーを指導した．現在は，以前に比べ現場での看護記録の内容が

改善し，少しずつ縦読みできるようになったと評価する．

おわりに

　当院では，電子カルテを導入して2年目になる．またフォーカスチャーティング®を導入して3年目となる．電子カルテでは他職種のスタッフとも患者情報を共有できるため，患者の情報と看護師の行動がわかる看護記録ができるようにしていくことが必要である．今後は，病院全体の看護の質向上を行っていくため，1）看護記録監査を行い，看護実践したことが記録されているか確認する．2）看護記録監査を行い，フォーカスチャーティング®の記録状況を確認し，わからないところを指導する．3）看護記録の教育を継続していく．これらを継続し，充実した看護記録ができるようにしていきたい．

Chapter 9 記録の評価・監査とその教育の実際

公益財団法人仙台市医療センター　仙台オープン病院　**佐藤早苗，遠藤貞子**

　看護記録は，看護実践の記録であり，看護実践の証明となる．その記録が適切な記録であるかどうかを評価・監査するにはその施設で基準となるべき記載基準や記録のマニュアルなどが必要である．当院でも情報開示の時代に求められている看護記録を念頭に，2002年よりマニュアルの改訂・整備を行ってきた．2005年には電子カルテを導入し，その後は随時マニュアルの改訂を行った．

1. 記録マニュアル改訂・作成の視点

　記録マニュアル作成にあたって，法的位置づけ，情報開示・機能評価・看護必要度に求められる看護の質，電子カルテへの移行の3点に注目した．

1　法的位置づけ

・保健師助産師看護師法
・医療法施行規則における施設基準・診療報酬の算定要件[1]

2　情報開示・機能評価・看護必要度に求められる看護の質

1）情報開示

　重要なことは，診療記録は個人情報であり患者個人のものであると意識することである．2003年，日本看護協会では看護者の倫理綱領の中で診療情報の提供に関する看護者の基本的責務として「患者の知る権利及び自己決定権の尊重・擁護，実施する看護についての証明すること」[2]と明示している．開示できる看護記録として川上は「看護過程に添って看護実践し，そのケアを患者に説明し，患者が納得，同意でき，そのプロセスを共有，証明できるもの」[3]としている．実践したことがわかる・見える・証明できる，つまり，看護者の専門的知識を生かした実践であることが読み取れ，患者と共有できる記録にそれらが網羅されたものが開示に耐えう

る質の高い看護記録である．

2）日本病院機能評価で問われる看護の質の評価

病院機能評価の看護関連分野では，①看護介入が患者のQOLの向上に本当に役に立っているか，②患者の安全管理がなされているか，③ケアを受けた患者の反応を観察した記録や効果の記録，カンファレンス記録の記載があるかはもちろんのこと，チーム医療の充実を受けて，④多職種とのチーム医療がなされ，スタッフが協働して患者の記録を作り上げているか等が問われている．そして，看護の質向上を図るために，⑤看護に関するすべての情報が集録されており，その完成度について質的点検（監査）が行われており，記録に残されているか，⑥評価結果が個々の看護師にフィードバックされ，記録の向上に寄与しているかなどが問われている．

3）看護必要度

看護必要度においては，7：1入院基本料に導入された「看護必要度」の評価の根拠となる適切な（患者のニーズ＝提供すべき看護がわかる）看護記録が必要であるとしている．

3　電子カルテへの移行

電子情報導入の目的として一般的には，患者サービスの向上，業務の省力化・経営の健全化，質的向上，診療制度の向上，地域ネットワークの連携等があげられている[4]．

当院でも，①患者情報の一元化，情報の共有化，②業務の標準化と効率化，③安全な医療の提供，看護への貢献として，④記録時間の短縮・ベッドサイドケアの充実，等を期待して電子カルテ導入に踏み切った．

電子カルテ導入に際して看護記録に関する要望事項として，以下の3点をあげた．
①必要な記録の種類を網羅する（＝当院の望む看護記録を明確にする）．
②1個の情報を関連記録に連動させる．
③フローシート（体温表）では，紙と異なり縦方向にいくらでも増やすことができるという利点を生かし，患者の状態や治療・処置・観察項目・ケアの経過等，必要な項目を一目瞭然に理解できるものにする．

それらを実現するために，①看護の実際を概念・言語化した用語の標準化，②看護基準・手順の見直し，③効率的な入力トレーニングを検討した．幸いなことに，ベンダーが医療業界へ新規参入だったために，開発段階であり，パックのシステムを一気に導入という形ではなく，要望を聞き入れてもらい作り上げていくといった状態だった．できあがった所からトレーニング，稼働という流れで受け入れやすかったが，種々の点で限界も多かった．

2．看護記録基準

記載マニュアル作成の前に，自院の看護記録基準を明確にする必要がある．施設によって大きな違いはないが，迷った時などに拠り所となる．

当院では，概念・内容，看護記録の目的・意義，構成要素について，多くは日本看護協会「看

護業務基準」[5]「看護記録および診療情報の取り扱いに関する指針」[1]に基づき作成し，明記している．

3. 記録の監査基準

　看護記録は，看護実践の一連の過程を記載するものであり，実践の証明を記録で行うものである．したがって，記録の監査の最終目的は，行われた看護実践の適切性・妥当性を，監査基準をもとに看護記録内容を評価することにある．監査は，
・記載マニュアルを守って記されたものになっているか（形式を評価する監査）
・実践した看護プロセスの適切性・妥当性（看護経過内容の質的監査）
　①提供すべき看護が実践されているか
　②ケアの質向上につながっているか
の2方向から行う．
　院内規定の監査表（**表1・2**，後出）を用い，他病棟の記録委員2～3名が監査対象病棟のラウンド監査を行う．監査対象病棟は委員会で決定し，各病棟1回/年は監査を受けることにする．対象看護記録は各病棟1冊とし対象病棟の記録委員が選択し，フォーカスチャーティング®で記載された経過記録については監査してほしい部分を明示する．その際，1週間以内の短期入院患者は除外する．ラウンド監査の結果は既定の書式にまとめて記録委員会に提出し，委員会で再検討する．その後，全病棟にラウンド監査結果を提示し，必要時，記載基準の作成や院内勉強会を開催する．

4. 記載マニュアル

● 1　記載の基準・方法

　各フォーマットに，①何を，②どこに，③いつの時点で，④誰が記載するのか等を明確にし記載の基準・方法を決めておく．

1）基礎情報（データベース）

　看護を必要としている人の属性・個別的な情報が記載されたもので，現在あるいはこれから必要とされるケアや患者の問題を判別し，ケアを計画・実行する上での基礎となるものである．当院ではゴードンの「機能的健康パターン」を基本としているが，多職種チームとのかかわりから項目やその内容を現実に使用しやすいものに変更した．

2）問題リスト

　問題とは患者の生活上の心身の機能・能力を妨げるような事柄であり，問題リストは，医療チームメンバーが解決すべき患者の問題を列記したものである．収集した基礎情報をアセスメントし，患者の問題を明らかにすることで，看護の専門家として何を解決すればよいのか，何

を目指して看護を実践していけばよいのかが明確になる．基本的には患者の問題を中心に4つのカテゴリー（①医師が判別した問題・医学的診断，②看護実践によって解決可能な問題現象，③一時的な問題，④非活動性の問題＝既往歴等）に分類し，＃1，＃2…と問題に番号をつけて列挙する．

≪記載基準≫

①原則として，入院時ケアを行った看護師が48時間以内に記載する．
②日付，番号，患者の問題を問題ごとに記載する．
③患者の問題が解決・終了した場合は，その日の日付を記載する．
④患者の問題を修正しなければならない時は，解決・終了日に日付・終了と記載し，＃○に修正（変更）と明記する．

3）看護計画

現実的な解決すべき患者の問題に焦点を当て，問題の原因を明らかにし，その問題が標準看護計画の中にある場合は引用し，計画の中の該当項目に個別的な行為を具体的に追加していく．当院では，患者がより主体的に健康問題や治療に取り組めるよう，一部，患者参画型看護計画も運用している．患者自身が問題であることを認めることが重要だが，患者から希望を聞いて取り入れ，看護計画を共有している．

≪看護計画の構成要素と記載基準・留意事項≫

①患者の問題

問題リストと一致させる．

②目標

問題が解決された望ましい状況であり，主語は問題を持っている患者とする．目標は，現実的で看護実践によって達成可能であり，客観的に確認できる観察・測定可能な内容で，読んだだけで望ましい状態，何を目指そうとしているのかがわかる表現とする．

③ケア計画

患者の問題解決・目標達成するための具体的な看護行為を記載する．誰が読んでもその通りに実施できるように，「何を・どのように・いつ・どこで・誰が・どのくらい」が明確にわかるように書く．記載は，＃1の問題に対してP1-1・2・3……とナンバリングして，患者の問題・目標と一貫性，妥当性，適切性があるものにする．参画型の場合は患者・家族のサインが必要である．

④評価

看護実践の効果を目標に照らし合わせ，患者の問題が解決したか，目標が達成できたか，患者の期待する結果について現在どうであるかに視点を当て，ケアの継続または変更について判定する．経過記録にフォーカスチャーティング®で，レスポンスとして記載し，重複する具体的な内容の記載は必要ない．

⑤留意事項

入院後24時間以内に医師指示のもとに入院初期の患者の状態に合わせた看護初期計画を立案し，内容を説明し，患者・家族に署名してもらう．夜間帯の入院で計画立案が困難な場合には，一時的な看護計画を立て翌日に患者と一緒に計画を立案する．評価は患者の状態に合わせて行うが，1回目は入院3日目までに行う．それ以降は患者の状況に応じ受け持ち看護師が評価

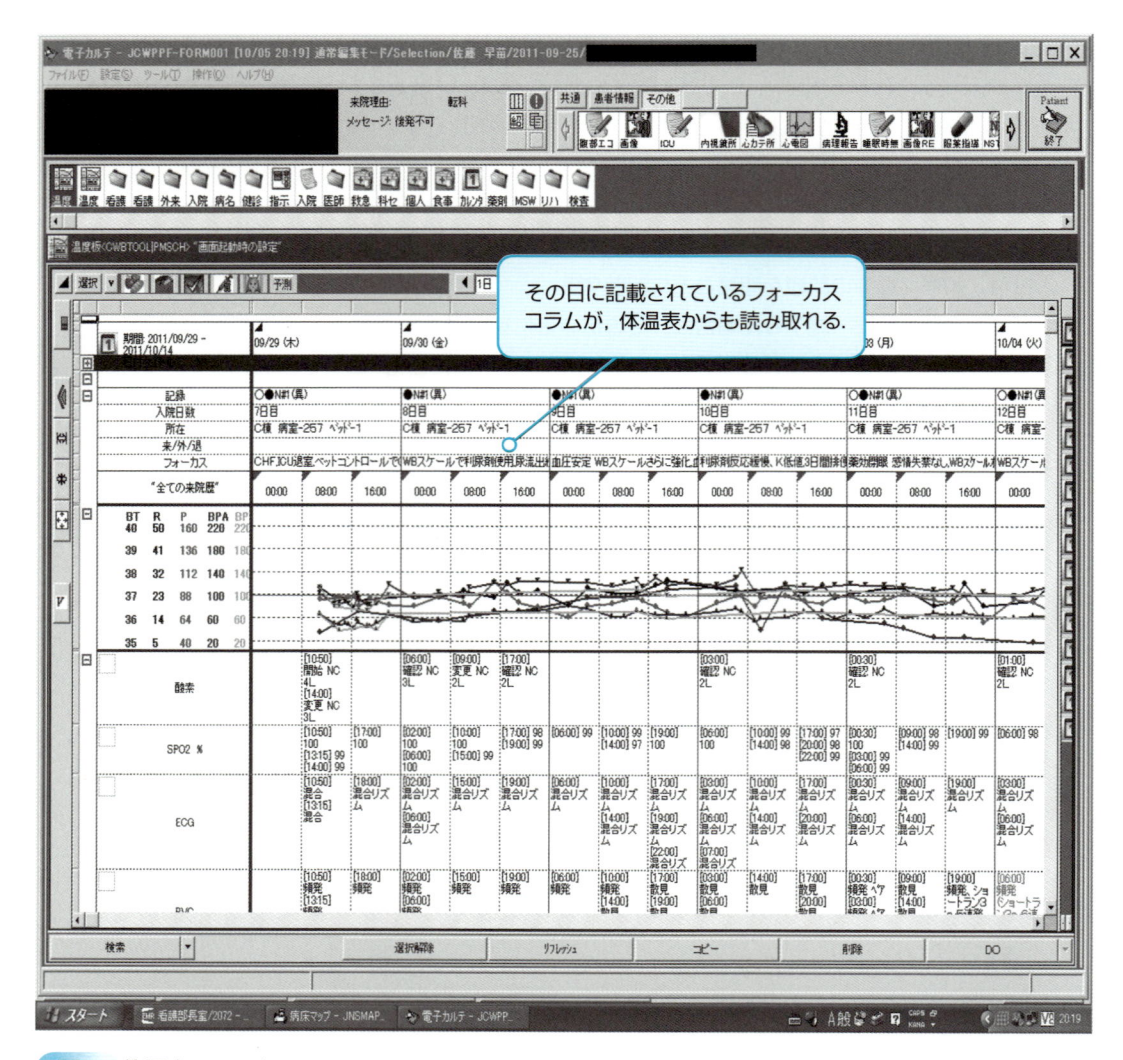

図1 体温表フローシート

日を設定し，患者・家族と一緒に目標達成度について評価する．転科・転出する場合は計画を全て評価する．

4）看護経過記録

看護を必要とする人の問題の経過や，治療・処置・ケア・看護実践とその結果を記載したものであり，体温表（フローシート）とフォーカスチャーティング®からなる．

≪方法と記載基準・留意事項≫

①**体温表（フローシート）**
- 問題の経過を一覧表で記載：患者の状態やケアの経過などが一目瞭然に理解できる．在院日数・手術日数・治療処置検査・フォーカス・バイタルサイン・医師指示・看護ケア・食事摂取量・身長・体重（**図1**）
- 観察項目：記載・入力については当院看護記録記載マニュアルに沿って行う．

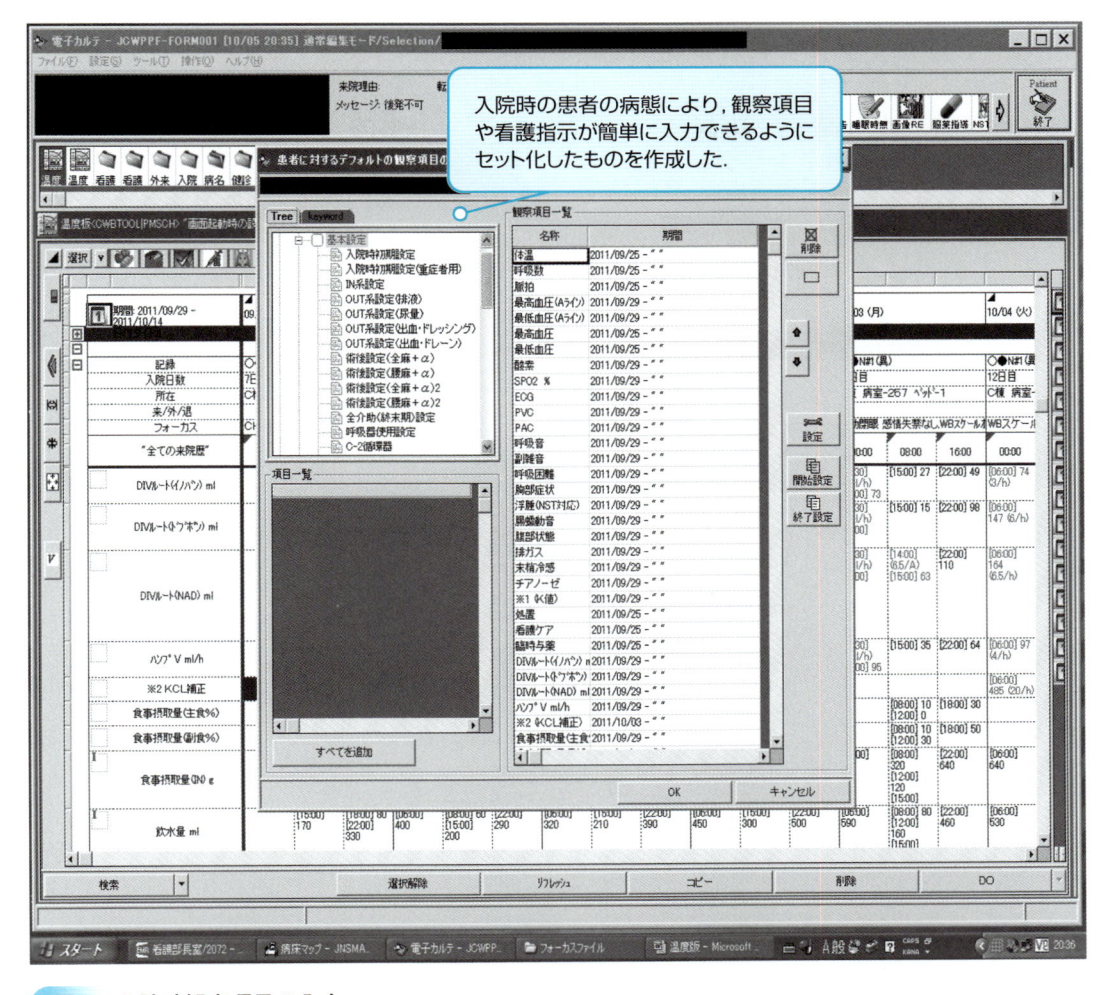

図2 入院時観察項目の入力

・項目は患者の状況・個別性に合わせて選択設定する（当院に入院する患者の病態などにより必要なものを検討・セット化し，一気に設定できるように工夫し，追加・修正は随時可能とした（図2）．
・項目のレイアウトはどの病棟も標準に従う．
・輸液時は輸液時の記載マニュアルに沿って入力し，輸血時・化学療法時・抗生剤初回使用時等はセット化された物を使用する（図3）．
・水分バランス測定指示時は水分バランス記載マニュアルに沿って入力する．

②フォーカスチャーティング®

コラム形式で，患者の経過記録を系統的に記述する記録方法である．患者の現在の状態，目標に向かっての経過状況，治療・看護介入に対する反応を記録することに焦点を当てている．状況によっては，経時記録として使用する（図4）．

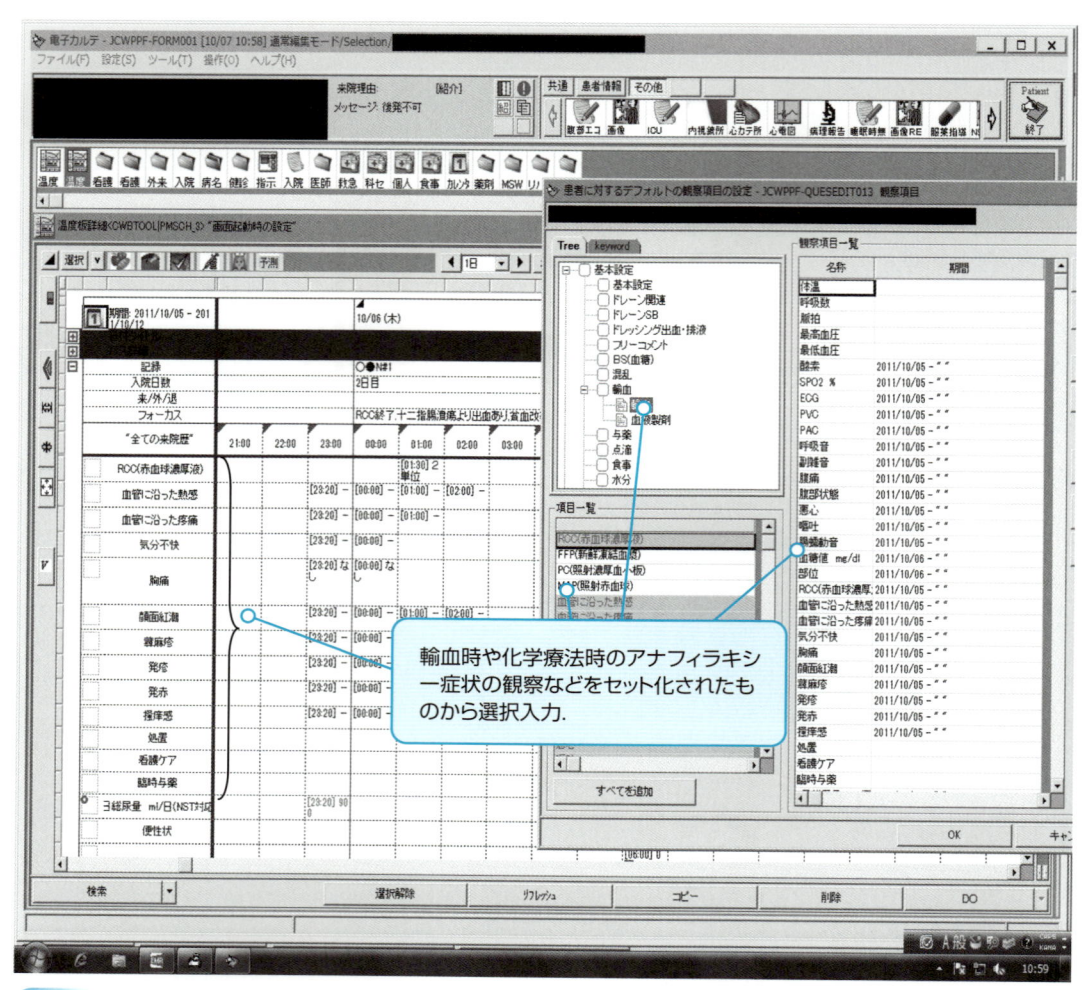

図3　輸血や化学療法時等のアナフィラキシーショック時の観察

5）看護サマリ

入院中の看護プロセスの要約であり，①患者の問題，②どのような看護を実践したか，③その結果，患者の健康状態はどう変化したか，④残っている問題は何か，⑤どのように看護を継続していくかを記載する．

2　記載の基本的事項

日本看護協会「看護記録の開示に関するガイドライン」[6]に基づき，①人権・人格を侵害する表現，②患者の状態や性格に関する否定的な表現，③客観性に乏しく誤解を招きやすい表現，④医学的診断の確定に関わる表現，⑤医療従事者が優位であるかのように感じさせる表現等を表した表現事例集と院内略語集（院内略語集にない略語・記号・造語等の使用を禁じた）を入職時に配布・指導している．

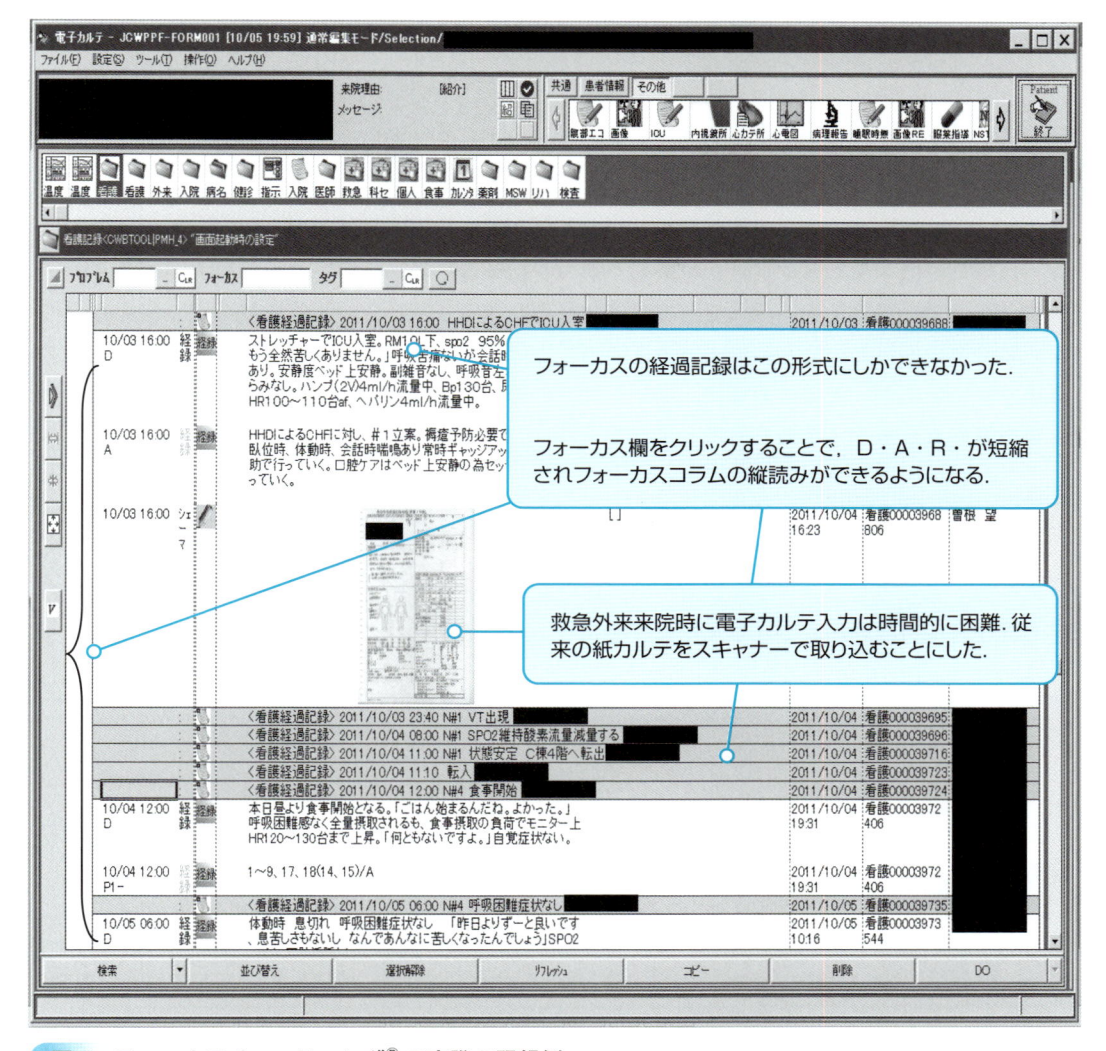

図4 フォーカスチャーティング®の実際の記録例

5. 院内研修

1 入職1年目の研修

　4月：看護における記録の意味・個人情報・記録記載の基本的事項について記録委員より講義を受ける．当院で使用している記録の種類，様式，記載基準を理解し，基準に則った記録ができることを目標としている．

　特に，看護記録記載方式＝フォーカスチャーティング®については学習・記載経験のない入職者が多いので，記録の実際と題してフォーカスチャーティング®ベーシックガイドを使用し，基本原則・記載のポイント・看護計画との連動・評価のポイントを記載事例をもとに学習する．その後，机上患者の経過をもとにフォーカスチャーティング®の経過記録を記載し，記録委員

の助言・指導を受け，基本原則に則って書けているかを互いに検討する．この研修には，各病棟の記録委員が指導者として参加する．

　記録の基本を学んだあとで，当院の電子カルテの内容・基本部分の入力シミュレーション体験をする．

　5月：新入職者の電子カルテ入力トレーニングは，1人2日間，8人前後を1グループとし，各自1台の端末を与えられ，所属部署の記録委員3名より入力指導を受ける．病棟での実際の入力に際しては，前もって，紙に記載したものを指導者に提示し，指導を受け入力する．

　12月：記録の基本の振り返りを行う．迷いや不安が残った自分の記録を持ち寄り参加者全員で記載基準に沿っているか，フォーカスの当て方は適切か，アセスメントがフォーカスとして表現されているか，表現は適切か，フォーカスの基本原則に則った記録になっているかなどを委員指導のもと監査・学習する．

2　2年目の研修

　自分のフォーカスチャーティング®の記録を取り上げ，適切な記録になっているか，記録の妥当性などを自己評価して2年目全員に提示し，記録委員指導のもと振り返り学習を行う．

3　全員対象の研修

　記録監査等により，記録上問題となった事例を取り上げ振り返り学習会を行う．
　全看護師が参加できるよう同じ内容で3回に分けて行う．近年は，必要度評価の根拠となる記録の有無，表現などを重点的に見ている．

6. 評価

1　2003〜2005年＝紙カルテの時代の監査結果（表1　監査用紙）

　監査は記録委員が2〜3名ずつ組み1冊のカルテを監査した．1冊の監査に2・3時間の労力を要した．その内容は記録委員会で報告・委員が課題を共有，検討した．監査結果の病棟へのフィードバックはその病棟の委員が各病棟で勉強会を設けた．

　全体に向けて，委員会として監査の結果から，フォーカスチャーティング®の記載に問題のあるものをピックアップし，模範となる内容を記載事例として表し院内全体の勉強会を開催した．問題とされた内容は次のようなことである．
①形式：記載漏れ（日時・サイン・麻薬使用時間の記入漏れ），判読不可能な字，簡略的に勝手に使用している略語や記号・サイン代わりの印鑑使用等が目立った．
②データベース，体温表：検査データの未記入，患者の状況が良くなっても観察項目に変更がなく，中止・終了・追加記入が少ない．
③看護計画：標準看護計画のままであり個別性が加味されていることが少なく，評価・修正がされていない時がある．看護目標が具体性に乏しく客観的に確認できない．

表1　看護記録監査表（2003～2009年まで使用）

【 看護記録監査表 】

　　　　　　月　　　　　　病　棟

		監査項目	評価	コメント
Ⅰ. データベース		1. 記載基準に沿って必要な情報が収集されている		
		2. 個別性を踏まえ、必要に応じて情報が記載されている		
Ⅱ. 体温表		1. 記載基準に沿って記載されている		
		2. ルーティーンケアや頻回な観察項目を載せている		
Ⅲ. 看護計画	1. 看護計画の立案	1) データベースから抽出された患者の問題、看護上の問題で、解決に急性期の場合は24h以上、慢性期の場合は48h以上を要する場合は診断名をあげ計画を立案している		
		2) 同じフォーカスが長く続いている場合は診断名をあげ看護計画を立案している		
		3) 看護計画立案時のデータには、健康問題を裏付ける症状や徴候、問題の要因を記録している		
	2. 患者の個別性	1) 立案時標準看護計画をそのまま使用せず個々の状態に応じてプランを修正している		
		2) 計画には「何時に、何を用いて、どこで、どの程度、いつまで行うか」を明記している		
	3. 患者家族の要望	1) 立案時、患者の訴えや要望を聞いて計画に具体的に取り入れている		
		2) 問題や看護計画は患者、家族が了承し、倫理的問題がないか確認している		
	4. 目標は現実的、理解可能、測定可能、行動可能、達成可能な目標をあげている			
	5. 問題点計画の評価	1) 計画作成の際、評価日を設けている　また、その評価日に必ず評価を行っている		
		2) 評価の記述は1問題ごとに日、時分、F:Rで記載し、F:Rの記録を青枠でくくっている		
		3) フォーカスの欄には問題表現そのままを全て書いている		
		4) 評価のRには目標に向けての患者の成果を述べ全ての目標に達しているか、ケアがこのままで良いか、追加・修正を要するかの判断が記載されている		
		5) 計画の修正・変更を行う場合は、Rの中で根拠となる情報を書き、目標・計画の修正、変更を記載している。また、問題変更を行った場合はナンバーへ変更と記載している		
		6) 患者の状態が変化した時や、目標達成の進行が悪い時は修正されている		

Chapter 9

表1 つづき

		監査項目	評価	コメント
IV. 経過記録	基本	1) F、D、A、Rの内容が基本に沿って書かれている 　F：患者の出来事 　D：フォーカスを支持するデータ 　A：フォーカスに対する医療者の行為 　　　計画実施時はP－/Aで記載する 　　　医師の指示を実施した場合は行為内容の後に 　　（Dr○○）と記載する 　R：Aを行ったことの患者の反応		
		2) フォーカスとD、A、Rの内容は関連している 　　F→D　F→A　F→Rになっている		
		3) 院内の記載基準に沿って書かれている 　　輸血 　　血液製剤 　　麻薬 　　化学療法 　　入院 　　転棟 　　眠剤 　　内視鏡検査 　　CV挿入 　　インシデント 　　安全帯 　　急変 　　（該当項目のみ評価点数を記載）		
	Fの内容	1) 観察や行為を行うごとにフォーカスするのではなく、問題の発生・変化・成果に焦点を当て、F、D、A、Rを記録している		
		2)「〜による〜」といった原因が追究されたフォーカスが記載できている 　　＊手術に対する不安、便秘による腹部膨満		
		3) 入院時のフォーカスは入院の目的及び状況を記録している 　　＊呼吸困難でストレッチャー入院		
		4) 現在の患者の異常な状態を数値でしか表せない場合や致死的なデータ以外はデータ値をフォーカス用語として使用していない		
		5) 致死的データはフォーカスに記載している 　　＊BP30、$SpO_2$60%		
		6) 改善されていない出来事に対して継続記載がされている		

表1 つづき

		監査項目	評価	コメント
Ⅳ．経過記録	Fの内容	7) フォーカスは患者の立場から表現されている ＊知識不足、理解不足、自己抜去		
	Dの内容	1) データは客観的内容で記載され、フォーカスの内容を証明している		
		2) フォーカスにあげた内容はデータには記載せず重複記録を避けている		
		3) データにはフォーカスを証明する患者の言葉を観察したことをそのまま記録している		
		4) 他の医療者の説明や処置の場合、データに処置内容記載後行った医師名を記録している ＊MRIの結果の説明（Dr○○）		
	A、Rの内容	1) フォーカスに対して適切な看護ケアが記載されている		
		2) フォーカスに対して薬剤使用に至るまでの看護ケアが記載されている		
		3) フォーカスに対して適切な薬剤の使用である		
		4) 行った看護ケアが簡潔・明瞭に記載されている（計画も）		
		5) Aに対するRが記載されている。すぐにRが出ない場合は反応を得た時に記録している		

Ⅴ．改善点とそれに対する対応策・その他

評価方法
- 4 ： 書かれている　　　　　（80%～100%）
- 3 ： まあまあ書かれている　（50%～80%）
- 2 ： ほとんど書かれていない（50%以下）
- 1 ： 全く書かれていない　　（0%）
- 0 ： 該当なし

④経過記録：フローシートとの重複やフォーカスが長く，患者の問題（アセスメント）表現が適切でないために，フォーカスの縦読みでの患者把握が困難なこともある．計画と連動しているフォーカスが少ない．フォーカスの基本原則が守られていないフォーカスコラムがある．

　上記のような課題は，監査・勉強会を重ねることで，内容が整理され，3.5平均の記録がみられるようになった．

2　2006～2010年＝電子カルテに移行する際の記録委員の活動

- 電子カルテ導入の詳細内容検討
- 看護の実際を概念・言語化した用語の標準化
- 標準看護計画の見直しと標準看護計画のマスター入力
- トレーニングのプログラム作りと適切な入力指導
- 多職種チーム記録との連動
- 看護必要度の学習会・指導・入力指導＝後付けでシステムに導入した．

　電子カルテ導入に際しては，専任のスタッフを置かず看護に関するものは記録委員が中心に行い，観察項目や，看護指示，当院の標準看護計画のマスター入力やトレーニング指導等の際は勤務から外してもらうなどの協力を得た．結果，どの病棟でもある程度，指導できるスタッフがいる体制が整った．

　また，各委員が，所属する部署スタッフの入力に関する問題を拾い上げ，混乱しないよう端末PCごとに誘導メモ付箋を貼り，迷わないようにする等の工夫がみられた．当初，280名程のスタッフの中には，パソコンに触れるのも初めての者もいたが，市中のパソコン教室を利用する姿や，休日にトレーニングに参加する姿がみられた．指導の効率を上げるために，年代別にトレーニングを計画することもあり，そのほうが効果的だった．結果として，電子カルテ導入による退職者を出すことはなかった．

3　電子カルテ導入後の監査

　フォーカスチャーティング®の経過記録が電子カルテで稼働するようになってからの監査は，該当病棟スタッフと記録委員が一堂に会して監査を行うことができるようになった．同時に同じ画面を見て行うことで，形式の監査に偏ることなく，看護実践のプロセスの適切性・妥当性を評価（過程の監査）に及び，看護の質に関わる看護展開のあり方等の討論に発展するようになった．議論が白熱し，1事例2時間に及ぶこともあった．また，病棟へのフィードバックという点では，疑問などがその場で解決でき効果的であった．スタッフの記載に際しての悩みや迷いが表出されやすくなり，記録委員がその場で問題を把握することができた．そこで不十分な記載内容に関しては事例から添削例を提示し，院内勉強会を開催（同じ内容で3回に分散し必ず出席を義務付けた），どの病棟でも適切な記録が書けるように指導した．各病棟の記録委員が病棟単位で指導をするより，同じレベルの指導を受けられるので効果的であった．それらを記載マニュアル集に集録し，積み重ねていくこととした．

　（例）麻薬・輸血・血液製剤使用時・救急外来と入院病棟の記録の連動・入院時の記録・転出時・臨時与薬時・転倒事故発生時・インシデント時・不穏時・カンファレンス記録・急

表2　看護記録監査表（改訂版）

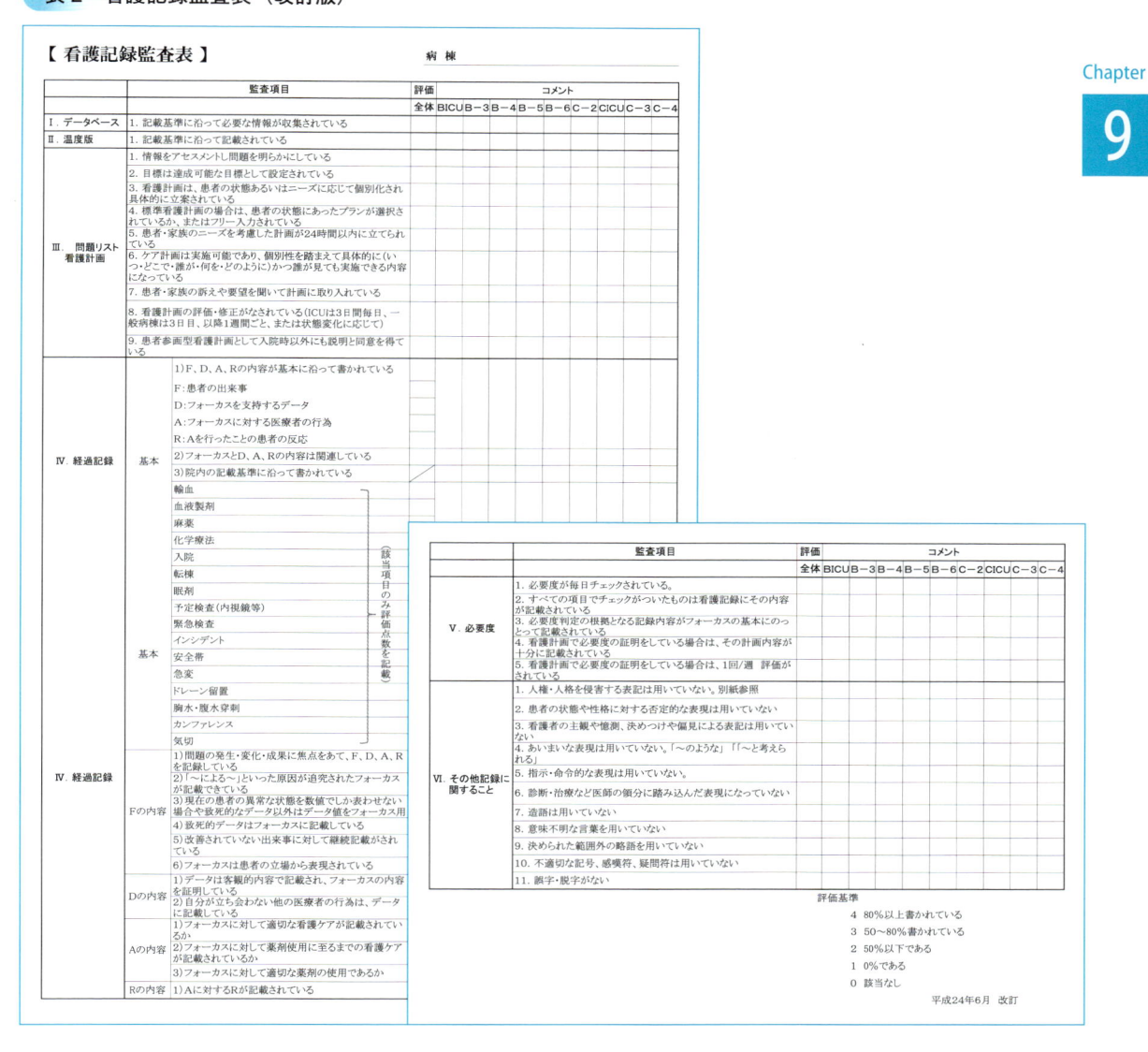

変時・消化器外科術前・術後記録規定等

4　2010〜2011年の監査結果から

　2010年度は，監査に時間がかかることから，記録の監査用紙を簡略化し，改訂した．2011年度は同じ監査用紙を使用し，記録委員ではなく全員が自分の記録を監査するという自己評価方式を試みた（**表2**　改訂監査用紙）．

　2010年度（記録委員評価）・2011年度（自己評価方式）の監査結果を比較すると，「問題リスト・看護計画」「経過記録」「その他記録に関すること」で全体的に自己評価方式の今年度のほうが高い評価となった．しかし，記録委員の印象は自己評価結果ほど高くはない．全スタッフが監査できるような監査表を目指し作成したが，〇×評価のため簡単だが各個人により評価基

準が異なり，正確な結果が得られなかった．監査表の見直し・修正が必要である．

7. 今後の課題

　電子カルテ導入により，記録者サインや時間・実施の有無の記録が抜けるという問題は解決されたが，記録から「看護がわかる・見える・証明できる質の高い記録」という点ではまだまだ不十分である．数年前と同じ課題がまだ残されている．原因は，一言で言うと「残すべき記録についてのアセスメント能力不足」ではないかと考えられる．

　アセスメント能力を高める記録の指導方法の1つとして，自院の記載事例を出し，そのケースを振り返り，どんな看護が必要なのか，必要だったのかを議論すること，そして残すべき記録は何かを明確にし，記載例としてマニュアルの中に積み重ねていくことが効果的であると感じる．今後もそのような繰り返しを積み重ねていくことが，自分の看護を振り返り，看護の質の向上への1つの手法であると信じる．

引用文献

1) （社）日本看護協会：看護記録および診療情報の取り扱いに関する指針．2005年．
2) （社）日本看護協会：看護者の倫理綱領．2003年．
3) 川上千英子：フォーカスチャーティング® ベーシックガイド．第3版, p.35, JFCヘルスケアマネジメント研究所，2007．
4) 川上千英子：フォーカスチャーティング® ベーシックガイド．第3版, p.48, JFCヘルスケアマネジメント研究所，2007．
5) （社）日本看護協会：看護業務基準（2006年度改訂版）．
6) （社）日本看護協会：看護記録の開示に関するガイドライン．2000．
7) 公益財団法人　仙台市医療センター　仙台オープン病院看護記録委員会：看護記録マニュアル．2010．

患者・利用者記録として表現できない用語・熟語　1 急性期編

日本医科大学武蔵小杉病院　駒形由未加，高木　聡，苅田明子，川上　薫

番号	用語・熟語	使用できない理由	好ましい表現の例
1	経済状況・社会的身分・宗教	医療・看護に必要ではない情報は記録しない．個人情報は不必要ならば書かない．患者問題として記録が必要ならば患者情報用紙や経過記録に記録する．	D 「エホバの証人の信者なので**輸血はしたくありません**」． D 「～教徒なので肉は食べられません」
2	信条で看護に不必要な情報	個人情報であり不必要ならば書かない．ただし患者自身が医療者に対して「知っておいてほしい」と望んでいる情報などは書く．	D 「私は～主義なんですよ．だから～のようにしてください．お願いします」
3	日系○○人のため意思の疎通がとれず	偏見を含んでいる．意思の疎通がとれないのは日系人だからではなく，日本語が話せない，読めないからである．	D　**日本語が話せない，読めない**ため意思の疎通がとれない．
4	○○のような仕事をしていた	「～のような」という表現は曖昧である．記録する必要がある場合は患者の言葉をそのまま書く．仕事に関して記録に残す場合は正式名称で残す．記録者の憶測で書かない．	D　**職業は大工であり，過去にアスベスト吸入歴がある．** D 「私は～の仕事をしています」
5	隠し子・非嫡出子	個人情報であり不必要ならば書かない．記録する必要がある場合は患者の言葉をそのまま書く．記録者の憶測で書かない．	D 「私は実は～の隠し子なんですよ」
6	おじいちゃん・おばあちゃん	患者・利用者の記録に書く表現としてふさわしくない．	患者・利用者との関係を続柄で記載する（例えば祖母，祖父，伯父，叔母）．
7	ご主人と母親の仲が悪い	「仲が悪い」という表現は記録者の主観である．	記録者の主観で記載するのではなく，患者・利用者の「主人と母親の仲が悪い」という言葉等，仲が悪いという根拠をありのまま記載する．つまり，読み手が仲が悪いかどうか判断する．
8	障害給付金が生計の中心である	個人情報であり不必要ならば書かない．退院調整などで必要な場合，確実な情報であることを確認した後，記録する．	D　**収入は障害給付金のみであり早期からのMSW介入が必要である．**
9	母が熱心な○○教の信者である	「熱心な」という表現は記録者の主観である．特に問題がないのならば記録しなくてよい．問題がないのに記録していれば偏見である．	患者の意思決定などに母親の信条が関与している場合は，**患者問題について母親が「～」と主張している**等とDに書く必要がある．また，**記録者や同僚，患者が勧誘された**等のエピソードがあれば，診療記録以外の記録で情報の共有を図り，対策していく必要がある．

番号	用語・熟語	使用できない理由	好ましい表現の例
10	両上肢の抑制を外すとルート類をいじったり，暴力的になる	「暴力的」は記録者の主観である．	看護師の腕をつかむ・ひっかく・看護師を叩く・ぶつ・殴る・足で蹴る，など暴力的と感じた行為をDに具体的に書く．
11	日中は覚醒しており，マイペースに過ごしている	「マイペース」は記録者の主観である．また患者・利用者の記録に書く表現としてふさわしくない．	ベッド上でTVを見て過ごしている・談話室で他患者と話したり，散歩に行ったりしている，などと行動をDに具体的に書く．
12	急変時ナチュラルコース	正式な用語ではない．	気管挿管はしない．心臓マッサージは行わない，などD（データ）に具体的に書く．具体的な医師指示書がある場合は「指示書参照」でよい．
13	自己流で安全性まったくなし	記録者の主観であり，かつ偏見を含んだ表現である．	D インスリン自己注射用パンフレットにある手順は無視して，施行している．注射後の針の取り外し時には自分の指を刺してしまうことも多々ある．など具体的に書く．
14	暴言を吐く	「暴言」は記録者の主観である．	D 看護師に「死ね」「殺すぞ」「ふざけんな，てめー」と言う．など暴言と感じた言葉を具体的に書く．
15	暴れる	「暴れる」は記録者の主観である．	D 帰ろうとするため看護師3人で押さえつけた．など暴れていると感じた状況を具体的に書く．
16	口のほうが盛ん	患者・利用者の記録に書く表現としてふさわしくない．	もし，「口のほうが盛ん」と感じる出来事があった場合はその内容をDに具体的に書く．
17	没収する	患者・利用者の記録に書く表現としてふさわしくない．	D ～のため病棟金庫に預かった．など，理由と預かった場所を明記する．
18	訴えを聞く程度にとどめる	患者・利用者の記録に書く表現としてふさわしくない．患者・利用者の訴えを聞くのは当然のことである．	訴えを聞いても何の対策もしていないならば書く必要はない．
19	話が通じない	記録者の主観である．記録者の伝え方に問題があるのかもしれないし，話が通じないのは記録者のほうかもしれない．	D 狭心症発作を起こす可能性があるため外出できないことを説明したが，「点滴して治ったから家に帰るんだよ．」とエレベーターに乗ろうとする．など話が通じないと感じた状況をDに具体的に書く．
20	何度言ってもわからない	記録者の主観である．「何度」というのは個人によって解釈が異なる．また記録者の伝え方に問題があるのかもしれない．	D 各勤務帯で，転倒のリスクがあるためナースコールの必要性を説明していたが自分で歩き出してしまう．30分ラウンド毎にナースコールの必要性を説明したが自分で歩き出してしまう．など，状況を具体的に書く．

番号	用語・熟語	使用できない理由	好ましい表現の例
21	しばらくほっといたら食べ始めた	患者・利用者の記録に書く表現としてふさわしくない．また，プロの看護職・介護職としてありえない行為でもある．	D　セッティングし，また見に戻ってくること，必要ならば介助することを伝えてその場を離れた後，自分で食べ始めた．など．
22	家族も精神的に落ち着いたようでトラブルなし	「トラブルなし」は患者・利用者の記録に書く表現としてふさわしくない．	家族との関係に問題がないならば記録に書く必要はない．必要ならば，家族の精神状態が落ち着いたと感じた場面をDに具体的に書く．
23	本日は娘かなり機嫌が悪いので，今後もフォローを要する	「かなり」という表現は個人によって解釈が異なるため記録としてふさわしくない．「機嫌が悪い」は記録者の主観である．また家族がフォローを必要とするのは当然のことである．具体策を記録に残すべきである．	D　ベッドサイドで患者と娘が大声で怒鳴りあっていた．帰り際，娘に「大丈夫ですか？」と声をかけたが，何も言わずに帰ってしまった． A/P　まず患者から情報収集して問題点を明確にした後，娘へのアプローチ方法をチーム内で検討していく．など．
24	患者は家族の面会を望んでいるが家族のサポートが不十分	「不十分」というのは記録者の主観である．	家族のサポートが「不十分」と判断した現状をDに具体的に書く．
25	ボケ症状	正式な用語でなく，また偏見を含んでいるように受け取れる．	実際に見た認知症様症状をDに具体的に書く．
26	まだらボケ	正式な用語ではない	しっかりとしている部分と見当識障害があるさまをDに具体的に書く．
27	日中ボーとしている	記録者の主観である．	「ボーとしている」と感じた様子をDに具体的に書く．必要ならばJCSなどの指標を記録する．
28	反応鈍い	記録者の主観である．	「反応鈍い」と判断した状態をDに具体的に書く．必要ならばJCSやRASSスコアなどの指標を記録する．
29	理解力低下・理解力悪い・理解力不良	記録者の主観である．また偏見を含んでいる．	「理解力低下・理解力悪い・理解力不良」と判断した状況をDに具体的に書く．
30	歳が若いわりにストッパーのかけ方を習得できない	「歳が若いわりに」という表現は記録者の主観であり，また患者・利用者の記録に書く表現としてふさわしくない．	A（アクション）に実際に行った指導方法，内容を記録し，R（レスポンス）にどの部分がどのようにできていないのか具体的に記録する．対策をA/Pで書く．
31	年齢によるボケもあるのか，説明したことが覚えられない	「年齢によるボケもあるのか」という表現は記録者の主観であり，患者・利用者の記録に書く表現としてふさわしくない．	Aに実際に行った説明内容を記録し，Rにどの内容が覚えられないのか具体的に記録する．対策をA/Pで書く．

番号	用語・熟語	使用できない理由	好ましい表現の例
32	目つきがきつい	記録者の主観であり患者・利用者の記録に書く表現としてふさわしくない.	「目つきがきつい」と感じた状況を，目つきだけでなく雰囲気なども合わせ具体的にDに書く. D　医師の説明中ずっと眉間にしわを寄せて医療者を見ていた．など
33	悪臭がする	記録者の主観であり患者・利用者の記録に書く表現としてふさわしくない.	Dに，アンモニア臭，酸性臭，ケトン臭など具体的な性状を書く.
34	どもる	差別用語であり患者・利用者の記録に書く表現としてふさわしくない.	言葉につまる様子をDに具体的に記録する.
35	うつ状態	診断がされていない場合はあくまで記録者の主観である.	実際に見たうつ様症状を具体的にDに記録する.
36	太りすぎ	記録者の主観である.	身長・体重からBMIやIBWで評価しDに記録する.
37	不潔にしている	記録者の主観である.	「不潔にしている」と感じた状況を具体的にDに記録する. D　入院時一週間入浴していなかった．など.
38	がんこ	記録者の主観である.	D　「私はこの薬じゃないと絶対にだめだ」と変更を拒否する．など.
39	わがまま	記録者の主観である.	D　「入浴はこの時間にする．他の人をずらしてくれ」「採血は自分のところに一番にとりにこい」など.
40	神経質	記録者の主観である.	D　「ごみ箱に少しでもごみがたまっているといやなんだ」「テーブルが少しでもぬれたらいやだからお茶はいらない」など.
41	気難しい	「気難しい」という表現は記録者の主観である.	D　「私より若い医者の言うことなんて聞く気がしない」など.
42	機嫌が悪い	「機嫌が悪い」という表現は記録者の主観である.	機嫌が悪いと感じた理由を患者の言葉や態度など，ありのままDに表現する. D　今日は表情が暗く，笑顔が見られない．眉間にしわを寄せている.
43	しつこく聞いてくる	「しつこく」という表現は記録者の主観である.	「しつこく」と感じた状況を客観的にDに表現する. D　同じ質問を10分間に3回繰り返す.
44	無頓着	「無頓着」という表現は記録者の主観である.	「無頓着」と感じた理由を客観的にDに表現する. D　点滴ラインを気にせず歩行している.

番号	用語・熟語	使用できない理由	好ましい表現の例
45	やろうとする姿勢が見られず	「やろうとする姿勢」という表現は記録者の主観である．	やろうとする姿勢が見られないと感じた理由を客観的にDに表現する． D 自ら行う姿は見られなかった．
46	聞く耳をもたない	「聞く耳をもたない」という表現は記録者の主観である．	聞く耳をもたないと感じた理由を客観的にDに表現する． D 説明をするが，「うるさい」と言われた．
47	寝ぼけている	「寝ぼける」という表現は記録者の主観である．	寝ぼけていると感じた理由を客観的にDに表現する． D 午睡後に，「朝でしょう」と言っている．
48	仏頂面	「仏頂面」という表現は記録者の主観である．	仏頂面と感じた理由を客観的にDに表現する． D 無言で口角を下げている．
49	安静について説明したが勝手に動いている	「勝手に」という表現は，患者の自尊心を傷つける恐れがある．	説明していたが，患者が勝手に動いていたことが伝わるよう，ありのままをDに表現する． D 安静については，車椅子と説明していたが，一人で歩いている．
50	自分からやろうとする意志がない	「意志がない」いう表現は記録者の主観である．	D 薬を内服するように勧めたが，「あなたがやってよ」と口を開けて待っている」など．
51	患者の不安が強いため，手を握っていてくださいと伝えたが，依存的で，家族は何もしない	家族が患者の手を握らなかったことを，「依存的で，家族は何もしない」と表現するのは記録者の主観である．	D 家族は「私はよくわからないから看護師さんが全部やってください．私は何もできないのでよろしくお願いします」と言ったなど．
52	授乳中にベビーが排便した時，パニックになっている	「パニックになっている」という表現は記録者の主観である．	D 「どうしようどうしよう」と手を胸にあて，ベビーを取り落としそうになるなど．
53	雑誌を見ながら表情穏やか，痛いとは思えない態度に見える	「痛いとは思えない態度に見える」という部分は記録者の主観と憶測である．	雑誌を見ながら表情穏やかであると客観的な表現の部分で終わらせ，痛みはスケールでDに記載する．
54	本人のストレス耐性が極端に低い	「極端」という表現は記録者の主観であり，曖昧な表現である．	ストレスに対して患者はどれくらい耐性がないのか，誰が読んでも同じ理解ができる表現でDに記載する．
55	自立する意志がみられない	「意志がみられない」という表現は記録者の主観である．	自立する意志がみられないと感じた患者の言動を具体的にDに記載する．
56	この年代では無理であろう	「無理であろう」は憶測表現である．	憶測ではなく，年齢や患者の状況をアセスメントして記載する．問題となるならばフォーカスコラムに，「高齢による～」，患者情報であるならばDに具体的に記載する．

番号	用語・熟語	使用できない理由	好ましい表現の例
57	当直医なかなかつかまらず，他科の当直医師に連絡	事実をありのままに表現することは大切である．しかし，記録者の主観かつ社会性のない表現である．自らの施設を貶める表現は避ける．	D　当直医に連絡したが連絡がとれず，他科の当直医に連絡．
58	家族に連絡したが，連絡つかず	緊急連絡先の情報があるはずなので，「連絡つかず」ではなく，連絡をとろうと努力したことを具体的に表現する．	D　緊急連絡先1番の長男に，何時何分に電話連絡したがつながらなかった．緊急連絡先2番の…．
59	ナースコール頻回	頻回ではどのくらい頻繁にナースコールがあったのかわからない表現である．	ナースコールの回数を具体的にDに表現する． D　30分間に5回のナースコールがあった．
60	必要時看護師介助	「必要時」は曖昧な表現であり，解釈に個人差がでる表現である．	A/P　車椅子移乗時は，看護師1人で腰を支え，立ち上がりと方向転換を介助する．
61	BS162 スライディングにはひっかからず	血糖値の単位が記載されていない，"スライディング""ひっかからず"は正式な用語ではない．	D　BS 162 mg/dl なので，インスリン注射は必要なかった．
62	患者から点滴をしなくてもよいようだと報告あり	曖昧な表現であるし，患者から報告があるという表現も適切ではない．	患者の言葉をそのままDに記載する．
63	巡視時に転落しているところを発見 ア）動きが激しいため抑制 イ）抑制帯装着	ア）もイ）もインシデント時の記録としては望ましくない．	F　床に座っている（患者の発見時の状態や状況を記載する） D　ラウンドすると，ベッド柵は上がったままで患者は床にいた．どうしたのか尋ねるが，明確な返答はなかった．ナースコールは押せず． A　体幹安全帯装着する．（安全帯の承諾書の有無を確認する必要あり）
64	医師の言葉がショックだったように思われる	患者記録は事実をありのままに記載することであるから，「…だったように思われる」は憶測である．	D　「そんな…ショックです」と流涙される．
65	治療に対して家族は協力的に見える	「見える」は記録者の主観である．	D　家族は「面会時間以外もそばにいて，食事の手伝いをしてあげたい」と言う．
66	看護者の反応を見て楽しんでいる	「楽しんでいる」は記録者の主観である．	D　「こんな写真どう思う？」と雑誌を看護師に見せ，笑っている．
67	レベル今一つ	何のレベルが今一つなのかわからない曖昧な表現である．	患者の意識レベルについて表現するならば，JCSまたはGCSで具体的にDに記載する．
68	BSコントロール今一つ	「今一つ」という表現は，共通認識できない曖昧な表現である．	血糖値の現状をDに記載する．
69	多量，中等量，少量	曖昧な表現である．	誰でも同じように理解できる指標を用いて，FまたはDに記載する．

番号	用語・熟語	使用できない理由	好ましい表現の例
70	汚い痰	「汚い」という表現は，人によって捉え方が違い，曖昧な表現である．	誰もが共通認識できる表現でFまたはDに記載する．例えば**黄土色で粘稠**
71	自分でやらせる	「やらせる」は命令形である．	患者に自ら行ってもらいたいことを具体的にFまたはDに記載する．例えば，**内服薬の自己管理，食事の自己摂取，インスリンの自己注射**
72	付き添い，トイレまで歩かせた	「歩かせた」は命令形である．	**付き添い，トイレまで歩行すると**DまたはAに記載する．
73	BSチェックをさせておいた	「させておいた」は命令形であり，倫理的に問題がある表現である．	自分で血糖測定ができるのであれば，**自分で血糖測定を行ってもらう**とDまたはAに記載する．
74	看護者の指示に従うよう（看護者の言うことを聞くよう）に注意した	看護者が上位に立つかのような表現である．	A　トイレに行く時にはナースコールを押し，付き添わせていただくことを伝えた．
75	患者に指示した	介助者が上位に立つかのような表現である．	上記同様
76	指示に従わず	介助者が上位に立つかのような表現である．	何をどのように伝え，患者は納得し同意したのか，同意したが行動が伴わなかったことを具体的にDに記載する．
77	勝手に起きようとしたため，身体がずれた	一人で起き上がってはいけない患者であると仮定して，「勝手」という表現は患者を非難している．また，記録者が目撃したのか，想像なのかはっきりしない表現である．	D　一人で起き上がってはいけない患者であると仮定して，「起き上がりたい時は，看護師をナースコールで呼んで下さい」と説明していたが，一人で起き上がろうとしており，身体の位置がずれていた．
78	答えさせた	命令形である．	尋ねるはアクションで，このように答えたという表現はレスポンスである．
79	安静度はきちんと守られている	「きちんと」は記録者の主観である．	患者の行動を具体的にDに記載する．
80	注意すると，その時はじっとしているが，そばにいないと一人で動き出す	介助者が上位に立つかのような表現であり，患者の状況がわからない．（一人では動けない安静度なのか，一人で動き出すと転倒の恐れがあるのか）	一人で動き出してはいけない理由がわかるようにDに記載する．
81	棚を下げてあげる	介助者が上位に立つかのような表現であるため	（介助者が）棚を下げる．
82	食べさせる	介助者が上位に立つかのような表現であるため	（介助者が）食事介助を行う．
83	着させる	介助者が上位に立つかのような表現であるため	（介助者が）着衣介助を行う．

番号	用語・熟語	使用できない理由	好ましい表現の例
84	準備させる	介助者が上位に立つかのような表現であるため	（介助者が）準備を促す.
85	○○先生に報告	職種が不明なため	○○医師に報告
86	看護師さん	医療者間に敬語や職種の優劣を示すような表現は不要	看護師
87	上申する	医療者間に敬語や職種の優劣を示すような表現は不要	報告する.
88	指示を仰ぐ	「仰ぐ」とは，教えや援助などを求める，という意味「指示」とは，誰かに行動を命令することであるから，命令を求める（つまり，相手から命令というものをもらう）という意味で「仰ぐ」が使われる．医療チームとして妥当ではない．	指示を受ける.
89	○○先生に家族への説明をしていただいた	医療者間に敬語や職種の優劣を示すような表現は不要	○○医師より家族へ説明した.
90	監視下で	介助者が上位に立つかのような表現であるため	見守りのもと
91	監視する	介助者が上位に立つかのような表現であるため	見守る
92	要監視	介助者が上位に立つかのような表現であるため	見守りを要する.
93	外泊の許可が下りる	介助者が上位に立つかのような表現であるため	外泊が可能となる.
94	外泊が許可される	介助者が上位に立つかのような表現であるため	外泊が可能となる.
95	守るべき注意事項	介助者が上位に立つかのような表現であるため	注意事項
96	バルーンカテーテルを入れたことによる膀胱炎か？	膀胱炎は診断名であり，看護師が診断すべき事項ではない．また，？の記号は使うべきではない	Fとして膀胱炎を疑う実際の所見，Dとして膀胱炎を示唆する症状・検査データを記載する.
97	発熱38.5℃，他症状なし，腫瘍熱か？	腫瘍熱は診断名であり，看護師が診断すべき事項ではない．また，？の記号は使うべきではない．	Fとして腫瘍熱を疑う実際の所見，Dとして腫瘍熱を示唆する症状・検査データを記載する.
98	嘔気（＋），嘔吐（＋）ネオフィリン中毒か？	ネオフィリン中毒は診断名であり，看護師が診断すべき事項ではない．また，？や＋の記号は使うべきではない．	Fとしてネオフィリン中毒を疑う実際の所見，Dとしてネオフィリン中毒を示唆する症状・検査データを記載する.
99	ラシックスの効果あり　尿量↑	↑の記号は使うべきではない．また「増量」「上昇」は人によって捉え方が違う．	Aとしてラシックスの使用，Rとして実際の尿量を記載する.

番号	用語・熟語	使用できない理由	好ましい表現の例
100	パニくっている	正しい日本語とは言えない．また，パニックをどう捉えるかは人によって違う．	パニックを示す具体的な行動，言動を記載する． 「どうしよう，どうしよう，助けて」と叫び，柵を揺らす．
101	ステる	正しい日本語ではない．	死亡する，亡くなる．
102	ガス抜き	意図が伝わらない．	実際の処置を記載する． A　ネラトンカテーテルを直腸内に挿入する．
103	QQ車	正しい日本語ではない．略語は使うべきではない．	救急車
104	Q外	正しい日本語ではない．略語は使うべきではない．	救急外来
105	来W	正しい日本語ではない．略語は使うべきではない．	来週
106	G音	正しい日本語ではない．略語は使うべきではない．	腸蠕動音
107	腸G	正しい日本語ではない．略語は使うべきではない．	腸蠕動音
108	R側	正しい日本語ではない．略語は使うべきではない．	右側
109	L側	正しい日本語ではない．略語は使うべきではない．	左側
110	ドロドロ眠らせた状態	「ドロドロ」が何を指すか不明．また，医療者が上位に立つかのような表現であるため．	Aとして鎮静剤・眠剤の使用，Rとして入眠状況を示す症状（RASSスコア，呼びかけに反応しないなど）を記載する．
111	口パク	正しい日本語ではない．略語は使うべきではない．	見たままをありのまま記載する．**発語なく口を動かしている**など．
112	尿失禁超多量	「超多量」がどの程度を指すのか不明．	カウントが可能なら実際の尿量，不可能なら尿失禁の状態を記載する．**寝衣・シーツ3分の1に尿汚染**．
113	爆睡	正しい日本語ではない．「爆」がどの程度を指すのか不明．	実際の入眠状況を示す症状（RASSスコア，呼びかけに反応しないなど）を記載する．
114	弾包	正しい日本語ではない．略語は使うべきではない．	弾性包帯
115	耳ターゲス	正式な用語ではない．	耳から採血しターゲスを行う
116	インシュリンの決め打ち	「インシュリン」ではなく「インスリン」とする． 「決め打ち」は現在使われていない．	インスリンの固定打ち（糖尿病認定看護師より）
117	点注	正しい日本語ではない．略語は使うべきではない．	実際を具体的に記載する． A　**生理食塩水500mlにアスパラカリウム10mlを注入**

番号	用語・熟語	使用できない理由	好ましい表現の例
118	看室	正しい日本語ではない．略語は使うべきではない．	ナースステーション
119	終抜	正しい日本語ではない．略語は使うべきではない．	実際を具体的に記載する． A　生理食塩水の点滴が終了次第，左上腕22Ｇインサイトを抜針する．
120	R 苦	正しい日本語ではない．略語は使うべきではない．	D　呼吸困難
121	無 R	第三者が読んで理解できない．	D　無呼吸
122	肺雑	第三者が読んで理解できない．	D　肺副雑音
123	経養	第三者が読んで理解できない．	A　経管栄養を行う．
124	ケモ	第三者が読んで理解できない．	A　ケモテラピィ（化学療法）を行う．
125	f/u	第三者が読んで理解できない．	A　経過観察する．
126	心マ	第三者が読んで理解できない．	A　心臓マッサージを行う．
127	P トイレ	第三者が読んで理解できない．	A　ポータブルトイレへ移動する． ポータブルトイレを使用することを説明する．
128	SW 浴	第三者が読んで理解できない．	A　シャワーを浴びる．
129	体交	身体は交換できない．	A　体位変換を行う．
130	ボトル授乳・ビン哺	第三者が読んで理解できない．	A　哺乳瓶で授乳する．
131	挿肛	第三者が読んで理解できない．	A　肛門に挿入する．
132	Fa	第三者が読んで理解できない．	家族
133	Ba カテ	第三者が読んで理解できない．	A　膀胱留置カテーテルを挿入する． バルーンカテーテルを挿入する．
134	Com	第三者が読んで理解できない．	何の意味かわからないため，略語としては成立しない．
135	Sp	第三者が読んで理解できない．	A　坐薬を使用する．
136	ED	第三者が読んで理解できない．	A　経管栄養を行う．
137	NP	第三者が読んで理解できない．	問題なし（という意味か？）．患者は変わらないことはないので患者記録には記載できない．
138	ラキソ	薬品名を正しく記載する．	ラキソベロン
139	レシカル	薬品名を正しく記載する．	レシカルボン坐薬
140	ボルズポ	薬品名を正しく記載する．	ボルタレン坐薬
141	ペンアタ	薬品名を正しく記載する．	ペンタジン，アタラックス-P
142	アテレク	第三者が読んで理解できない．	A　無気肺
143	エピカテ	第三者が読んで理解できない．	硬膜外カテーテル
144	メタ	第三者が読んで理解できない．	転移
145	デクビ形成	第三者が読んで理解できない．	D もしくは R　褥瘡発生
146	排尿＋−	何を基準に＋−なのかがわからない．	D もしくは R　排尿あり

番号	用語・熟語	使用できない理由	好ましい表現の例
147	疼痛＋－	何を基準に＋－なのかがわからない．	DもしくはR　疼痛あり　2/5
148	体温↑↓	何を基準に↑↓なのか測定値を正しく記載する．	DもしくはR　発熱あり　38.0℃
149	上腹部～両側腹部	部位の特定が読んだ人によって違いがでる．	上腹部と両側腹部
150	「骨からくる痛みでしょうか」と聞いてくるが…	患者の話と言葉はそのまま記載し，主観は記載しない．	D　「骨からくる痛みでしょうか」○○の痛みあり
151	宿便or肝機能不良に伴う腹部症状か？	診断は看護師ができないため記載しない．	具体的な腹部の状態を記載する．D　排便○日なし，黄疸あり，腹壁固い
152	説明が必要か？	疑問形は看護師の主観となるため記載しない．	A　説明の必要あり
153	症状軽快しているか？	疑問形は看護師の主観となるため記載しない．	DもしくはR　症状軽減，疼痛3/5から1/5となる
154	Ns介助	第三者が読んで理解できない．	A　看護師が介助を行う．
155	痛み強く訴えるようなら整Drと調整してもらえるか検討必要	診断は看護師ができないため記載しない．	A　整形外科担当医師と調整し診察を依頼する．
156	症状改善にて	～にては日本語の文法としておかしい．	DもしくはR　症状改善する．
157	当院受診にて	～にては日本語の文法としておかしい．	A　当院受診する．
158	腰背部痛あるも下肢のしびれ感なし	～あるも～は，～あるも～そうろうとなるため現代語としておかしい．	D　腰背部痛あるが下肢のしびれ感なし
159	変わらないとのこと	日本語の文法としておかしい．	D　「変わらない」
160	鼻汁垂れる	第三者が読んで理解できない．	D　鼻汁が出る．
161	排便マイナス4	第三者が読んで理解できない．	D　排便4日出ていない．
162	良眠する	客観的に評価ができない．	DもしくはR　寝息を立てていた．いびきをかいていた
163	変わりなし	患者は変わらないことはない．	患者は変わらないことはないので患者記録には記載できない．
164	著変なし	患者は変わらないことはない．	患者は変わらないことはないので患者記録には記載できない．
165	特変なし	患者は変わらないことはない．	患者は変わらないことはないので患者記録には記載できない．
166	キーパーソン	家族の中で中心となって選択に関与する人物であり患者の意思決定能力が乏しいときには使用しない．	後見人，法的後見人
167	患者の性格	客観的に評価ができない．	客観的に判断ができないため記載しない．

患者・利用者記録として表現できない用語・熟語　2 精神科編

油山病院　桑島裕子，井上美穂

番号	用語・熟語	使用できない理由	好ましい表現の例
1	経済状況・社会的身分・宗教	個人情報は治療上必要な事柄のみを取り上げる．記載が必要な場合は，事実や患者の言葉として記載する．	F　食事内容の宗教上の配慮 D　「〜教徒なので肉は食べられません」 A　栄養士と相談し内容を検討する．
2	信条で看護に不必要な情報	個人情報は治療上必要な事柄のみを取り上げる．記載が必要な場合は，事実や患者の言葉として記載する．	F　信条による対人関係の不調 D　「私は〜主義なんです．誤解しないように説明してください」 A　関係調整し理解を求める
3	日系○○人のため意思の疎通がとれず	偏見や差別的表現をしない．具体的に理由を特定する．	F　言語によるコミュニケーションの障害 D　日本語が理解できず，説明が理解できない． A　友人に通訳をお願いする．
4	○○のような仕事をしていた	曖昧で憶測を含んだ表現をしない．記載が必要な場合は，事実や患者の言葉として記載する．	F　職歴に関連した既往症 D　「以前，内装業をしていてアスベストを吸入したことがあります」
5	隠し子・非嫡出子	個人情報は治療上必要な事柄のみを取り上げる．記載が必要な場合は，事実や患者の言葉として記載する．	F　出生に関する不安 D　「私は隠し子なんです．彼に知られたくないんです」
6	おじいちゃん・おばあちゃん	口語的表現は不適切	祖父・祖母
7	ご主人と母親の仲が悪い	主観的表現はしない．記載が必要な場合は，事実や患者の言葉として記載する．	F　家族の関係不調によるストレス D　「夫と私の母との仲が悪いんです．いらいらします」
8	障害給付金が生計の中心である	個人情報は治療上必要な事柄のみを取り上げる．退院調整で必要な情報であれば，事実を確認し取り扱う．	F　退院後の生活に経済的不安がある． D　収入は障害給付金のみであり，家族の支援はない． A　PSW が介入し，十分な支援体制を整える．
9	母が熱心な○○教の信者である	個人情報は治療上必要な事柄のみを取り上げる．記載が必要な場合は，事実や患者の言葉として記載する．主観的表現をしない．	D　「母は熱心な○○教の信者で入院に反対なんです」
10	両上肢の抑制を外すとルート類をいじったり，暴力的になる	「暴力的」は主観的表現である．	F　生命維持のための一時的抑制 D　両上肢の抑制を外すと，点滴ルートを抜き，看護者を叩くなどし治療が継続できない．
11	日中は覚醒しており，マイペースに過している	「マイペース」は，曖昧で主観的表現である．	D　ベッド上でテレビを見ている．ホールで他患者と談笑したり，散歩に行ったりしている．など具体的に書く．

番号	用語・熟語	使用できない理由	好ましい表現の例
12	自己流で安全性まったくなし	主観的・否定的表現である.	F　自己判断により危険性がある. D　インスリン注射の手順通りに行わず, 単位の間違い, 針の処置に不安がある.
13	暴言を吐く	主観的・感情的表現である.	具体的に記載する. D　「死ね」「殺すぞ」
14	暴れる	主観的表現である.	D　物を投げる, 蹴るなど危険な行動をする.
15	口のほうが盛ん	主観的・感情的表現である.	D　看護師の説明に対し自分の考えや反対意見を述べるが, 自ら行動しない.
16	没収する	管理的表現は避ける.	F　危険物の所持 D　鋭利なはさみを所持していた. A　本人の了解を得て預かる.
17	訴えを聞く程度にとどめる	曖昧な表現であり, 記載の必要はない.	
18	話が通じない	主観的・否定的表現である. 状況を具体的に記載する.	D　興奮状態で説明に理解が得られない.
19	何度言ってもわからない	主観的・否定的表現である. 状況を具体的に記載する.	F　認知機能の障害 D　「はい, はい」と言うが, 同じ間違いをしている. A　簡潔に, 繰り返し説明が必要
20	しばらくほっといたら食べ始めた	「ほっといた」は表現が不適切で, 行ってはいけない行為	D　少し離れて見守ると自分で食べ始めた.
21	家族も精神的に落ち着いたようでトラブルなし	曖昧で憶測を含んだ表現をしない. 記載が必要な場合は, 事実や患者の言葉として記載する.	D　母「入院させたことで夫と喧嘩しましたが, 今はもっと早く入院させればよかったと思います」
22	本日は娘かなり機嫌が悪いので, 今後もフォローを要する	曖昧で主観的表現である. 助詞を正しく使い文章を整える.	D　面会時, 娘が大声で母に怒鳴り, 泣きながら帰った. 「今日は娘の機嫌がとても悪くどうしていいかわかりません」 A　娘に病状や入院の必要性などを説明し不安の軽減に努める.
23	患者は家族の面会を望んでいるが家族のサポートが不十分	「不十分」は主観的表現	D　電話で面会の希望を伝えるが, 「忙しい, 用事がある」と面会の日時が決まらない.
24	ボケ症状	正しい用語を使用する.	F　認知症症状の悪化 D　食事をしたことを忘れている.
25	まだらボケ	正しい用語を使用する.	F　認知機能の部分障害症状
26	日中ボーとしている	曖昧で主観的表現である. 状況を具体的に記載する.	D　窓の外を1時間以上ながめたりして過ごし, 意欲・目的のある行動をしない.

番号	用語・熟語	使用できない理由	好ましい表現の例
27	反応鈍い	曖昧で主観的表現である．状況を具体的に記載する．	D 「なんですか」「そうですね」と問いに対し明確な答えが返らない．
28	理解力低下・理解力悪い・理解力不良	曖昧で主観的表現である．状況を具体的に記載する．	D 「最近，何かよくわからないことが多くなって困っています」
29	歳が若いわりにストッパーのかけ方を習得できない	「歳が若いわりに」は主観的表現である．患者問題として必要がなければ記載しない．	A ドアが急に閉まらないようにストッパーのかけ方を指導した． R ストッパーがかけられず，何度もやり直している．
30	年齢によるボケもあるのか，説明したことが覚えられない	「年齢によるボケもあるのか」は主観的表現である．患者問題として必要がなければ記載しない．	D 毎日同じ事柄を説明しているが，覚えていない．
31	目つきがきつい	曖昧で主観的表現である．状況を具体的に記載する．	D にらむような鋭い視線で見ている．
32	悪臭がする	曖昧で主観的表現である．種類を具体的に記載する．	刺激臭・腐敗臭など
33	どもる	差別用語であり，適切な言葉を使用する．	吃音
34	うつ状態	診断がない場合は使用しない．具体的に状況や患者の言葉を記載する．	F 原因を特定できない，意欲の低下，気分の落ち込み D 「何もしたくない」「何をしてもうまくいかない気がする」
35	太りすぎ	主観的表現である．	標準体重との比較やBMIで記載する．
36	不潔にしている	主観的表現である．具体的に状況を記載する．	D 衣服が汚れているが着替えない．汚れた手で食事をする．
37	がんこ	主観的表現である．具体的に状況を記載する．	D より効果的な方法を説明するが，自分のやり方を変えない．
38	わがまま	主観的表現である．具体的に状況を記載する．	D 「気が変わったから」と約束した時間を守らない．
39	神経質	主観的表現である．具体的に状況を記載する．	D 「衣類や日用品が決まった順番に，決まった位置にないと落ち着かないんです」
40	気難しい	主観的表現である．具体的に状況を記載する．	D 「話し方や態度が気に入らない」「説明が悪い」などと言い，リハビリに参加しない．
41	機嫌が悪い	主観的表現である．具体的に状況を記載する．	D 「今日はそんな気分じゃない」と散歩の誘いを断る．
42	しつこく聞いてくる	主観的表現である．具体的に状況を記載する．	D 「今日の話し合いは中止ですか，どうしてですか，本当ですか，次はいつですか」
43	無頓着	主観的表現である．具体的に状況を記載する．	D 髪の毛が伸び，衣類はしわが多く汚れているが「ああ，そうですか」と，気にしない．

番号	用語・熟語	使用できない理由	好ましい表現の例
44	やろうとする姿勢が見られず	主観的表現である．具体的に状況を記載する．	D　リハビリの目的や方法を説明するが行動に移そうとしない．
45	聞く耳をもたない	主観的表現である．具体的に状況を記載する．	D　誤解を解こうと話しかけるが「うるさい，聞きたくない」と避ける．
46	寝ぼけている	主観的表現である．具体的に状況を記載する．	D　夜中の3時に，上着を裏表に着て「おはようございます」とあいさつする．
47	仏頂面	主観的表現である．具体的に状況を記載する．	D　「あの人は，話しかけても答えないし，不機嫌そうな顔をしています」
48	安静について説明したが勝手に動いている	「勝手に」は主観的・感情的表現である．必要のない言葉は記載しない．	D　安静について説明したが，動いている．
49	自分からやろうとする意志がない	主観的表現である．具体的に状況を記載する．	D　親や友人が一緒なら行動するが，一人では進んで行動しようとしない．
50	患者の不安が強いため，手を握ってくださいと伝えたが，依存的で家族は何もしない	「依存的」は，主観的表現である．必要のない言葉は記載しない．	D　家族へ「患者の不安が強いため，手を握っていてください」と伝えたが，家族は手を握らない．
51	授乳中にベビーが排便した時，パニックになっている	「パニックになっている」は，主観的表現である．	F　授乳中の混乱 D　授乳中にベビーが排便した時，どうしていいかわからなくなっている．
52	雑誌を見ながら表情穏やか，痛いとは思えない態度に見える	「痛いとは思えない態度に見える」は，主観的表現である．必要のない言葉は記載しない．	F　疼痛の緩和 D　雑誌を見ながら表情は穏やかである．疼痛スケール0
53	本人のストレス耐性が極端に低い	「極端に」は，曖昧で主観的表現である．具体的に状況を記載する．	F　ストレスに影響されやすい D　「私は，少しでもプレッシャーやストレスを感じると何もできなくなります」
54	自立する意志がみられない	「意志がみられない」は主観的表現である．	F　自立への積極性がない D　「まだ一人では無理です」
55	この年代では無理であろう	曖昧・憶測での表現である．必要のない言葉は記載しない．具体的に判断できる情報を記載する．	D　「20代の若者には戦争の怖さを本当に理解するのは難しい」

Column 災害時の診療情報の管理とは

阿南　誠（九州医療センター医療情報管理センター）

1. 阪神・淡路大震災の経験

　2011年3月11日の東日本大震災における未曾有の被害に対する復興は，1年を経過した今も遅々として進まない状況である．まだ記憶も新しい1995年1月17日の阪神・淡路大震災における復興はご存じのとおり目覚ましかったという印象が強いが，この違いは影響を与えた範囲と被害そのものの性質が異なることによるとされる．

　実は，これらの大災害に伴って発生した診療記録に関する問題も同様に，その性質は随分異なる．もっとも，この16年の間に阪神・淡路大震災において指摘された問題や改善すべき課題がクリアされ，経験を役立てていたのかというと，十分とは言い難い印象が強い．

　筆者の属する「日本診療情報管理学会」では，この度の震災を予見したわけではないが，阪神・淡路大震災発生から14年を経て，2009年9月に開催された，「第35回日本診療情報管理学会学術大会」（浜松市，堺常雄学術大会長）で，震災時の記録についてのシンポジウムが企画，開催された．その時の論拠とされた主な材料は阪神・淡路大震災や新潟県中越地震であった．このように，過去の大きな災害が発生する度に，医療者は問題提起をしてきた．しかしながら，それが実際の有事の際に問題解決の材料になったかというと，正直なところ残念だったと言わざるを得ない．もちろん，被害の甚大さや性質はそれぞれであり，また，東日本大震災の津波被害のような想像を超えたものであれば，もしかしたら，何をやっていても同じだったのかもしれない．医療の現場，すなわち医療機関そのものが濁流に流され，場所すらなくなってしまうような状況になれば，どのような手段をとっても診療そのものに対しては無駄だったかもしれないが，診療情報に限って言えば，診療情報が使えるまでの復旧の速度等は大いに違ったのではないかとも考える．

　実は，筆者自身，阪神・淡路大震災時に当時の国立病院の1メンバーとして現地に赴き医療支援部隊として活動した．さらに，この震災後，国立病院の診療情報のネットワークシステム構築に関与した．その時の議論を思い出しながら，今回の大災害時の診療情報を考えてみたい．

2. 2つの大震災における相違：経験は生かされたのか？

　まず，阪神・淡路大震災で問題になったのは，災害時の診療情報として何（どのような事項，どのような使い方等）が必要なのか，そして，それを活用するためにはどのようなインフラが必要なのかということであった．今から考えると阪神・淡路大震災時も，火災のために診療記録（いわゆる紙カルテ）を消失した，もしくは消火のためのスプリンクラーの作動や放水による汚損が発生した．しかし，さすがに今回の津波被害のように，インフラを含めて流失したということは経験しなかった．それゆえ実際に「ものが消失する」ことに対する議論はそれほど大きなことではなかった．情報の流通に関していえば，電話線等のインフラ喪失が一時期あったために（それでも，全てが失われたわけではない），緊急対応が困難となったという問題は発生している．もっとも，有事の際には電話そのものの利用が激増してつながらない等の障害が発生したことを踏まえて，緊急用の専用回線やデータ転送手段が必要なことは指摘されていた．そして，さらに大きな災害が発生した場合，簡単にいうと，東西日本を分断しかねないよ

うな災害が発生した場合は，情報の共有や流通については十分過ぎる対策を立てておく必要があるとされていた．

阪神・淡路大震災の尊い犠牲の上に，その後は，災害医療の議論が沸騰し，DMAT等の組織はいうに及ばず，災害拠点病院の設置等，甚大かつ広域災害への対策等がなされたことは周知のとおりである．

このような議論と並行して，われわれが生業とする診療情報管理においてもさまざまな議論がなされていたが，阪神・淡路大震災から今回の震災までの10数年間，少なくとも診療記録についての反省は十分に生かされたのかというと，あまりの想像を絶する被害だということを差し引いても，決して十分ではなかったという印象である．なぜなら，やはり基本的には同じ議論が繰り返されているからである．診療情報管理に関わる立場からすると反省せざるを得ないことは多い．

3. 問題点の整理

ここで，阪神・淡路大震災時の診療情報について問題整理をしてみたい．
1) 災害時の記録についてその様式等を統一すべきだという議論
2) 電子化を進めてネットワークでデータを共有し，患者の移動，異なる場所（仮設診療所等）での診療に対応できることが必要であるという議論
3) 災害や緊急時のネットワークインフラの確保
4) データを保管する地点の分散化が必要であるとする議論
5) 関連する法律の整備

等が実際に議論されている．しかし，今現在も大半は同じ問題を抱えている．

以下，各々の問題について，阪神・淡路大震災の時と今回の震災を比較して記す．

1) については，いくつかの学会から代表が集まり議論が緒に就いたところではあるが，これはすでに阪神・淡路大震災時に問題になっていたことである．当時も，何を記したらいいのか判然としないまま，各医療機関の判断に委ねられていたのが実態であった．今回もそれと同じであったことが，2011年の9月に開催された「第37回日本診療情報管理学会学術大会」（福岡，吉田晃治学術大会長）のシンポジウムでも複数のプレゼンターが指摘していた．すなわちこの「基本的な問題」は，残念ながら同じことを繰り返したことになる．

2) については，当時は今でいう「電子カルテ」というレベルのものは存在しなかったが，すでにオーダーエントリーシステムを導入している医療機関も多数あり，少なくともデータを貯めておくことは可能であった．阪神・淡路大震災が発生した1995年頃はインターネットの黎明期であり，その時点ではネットワークを通じてデータを集積することの実現は無理だったにしても，構想そのものは存在した．特に，厚生省（当時）が国立病院をネットワーク化して災害に役立てるという発想は当然にしてあった．実際，3) と絡めて，災害で1カ所のネットワークを消失しても，他のラインから迂回してネットワークを確立するということは実現されていた．また，4) についても，データストレージ（診療に関するデータの保存）を，東日本と西日本に分散し二重化することによって，広範囲の地域が被災しても，データそのものは他の地域にも保管され活用することが可能であるとしていた．さらに，そのネットワークを使って，今でいうIP電話を実現し，病院同士でテレビ電話で相互の情報交流が可能としていた．これらのシステムの構想はその基盤を全国ベースとしており，これこそ，国が構築するネットワークと

いうものであったと考えている．
　その後，国公立病院は，国の方針から，独立行政法人化や民営化等の流れにのり，かつてのように，国や地域レベルの公共的なシステムは構築しにくくなっている可能性は否めない．もっとも，インターネットの普及によりそのような垣根を取り払うことができるが，やはり，患者の個人情報を扱う診療情報に関するシステムとしては，個人情報の保護に関する法律等を持ち出すまでもなく，セキュリティの確保を第一に考える必要があり，現状では一部地域のシステム連携等を閉じた環境で行うことにも，関係者の多大なる努力を必要としている．
　このように，誰でも使えることがセキュリティの破綻とトレードオフという側面もあるので，簡単に解決する有効な手段をいまだわれわれは持ち合わせていない．すなわち病院間のネットワークについては，15年間の時間を経てもいまだに，なきに等しいということが図らずも今回の震災においても明確になったといえる．
　さて，残る5）の法律の整備について触れておきたい．今回の震災において，多くの医療機関が診療記録を消失し（もしくは医療機関そのものも消失し），医師法第24条の診療録の5年間の保存義務，それ以外の診療に関する記録についても法的な保存義務に関する規定を満たせないことがすぐに判明した．この問題については，震災発生後，即座に顕在化し，（社）日本病院会，日本診療情報管理学会，日本診療情報管理士会が共同で厚生労働省に照会し，厚生労働省も異例の早さで対応をしたところである．災害を想定した診療記録等に関する規定があるわけではないので，あくまでも当座の対応として，流失したもしくは判読できない程に汚損した診療録の取り扱いについての見解が出ただけであり，むしろ，今後のことはこれからの議論に任されることになり，今からが本番である．その意味では，診療情報管理を生業とする者の責務は極めて重いと考えている．

4．求められる備え

　おそらくバラツキはあるものの，現在の医療機関の情報化や社会的なインフラを考えると，今すぐは無理にしても，阪神・淡路大震災後の時代とは，はるかに違ったレベルでの対応策の議論が可能であろう．前に指摘した問題点も，現在の技術や環境においても十分に実現や改善が可能であると考えている．電子化されたデータを医療機関中だけではなく，複数に分散し，患者や国民の財産としてデータ管理を行う．そして，ネットワーク環境を整備して，日本全国どこでも患者や診療する現場の移動に追随できるようにする．しかし，今回のような津波被害等を想定すると，電柱を利用したような有線ネットワークは無力であり，最近，普及が著しいワイヤレスネットワークの構築が必須であろう．周知のとおり，スマートフォン等の普及で急激に無線LAN環境等が構築されており，人口密集した都市部ではネットワークに接続する環境には不自由しない．インフラ整備への投資に依存するが，一般の地域対象ネットワークの他に，衛星通信技術を生かした災害ネットワーク，診療情報ネットワーク等を構築すれば，どのような僻地の災害にも対応が可能となろう．
　以上述べたように，阪神・淡路大震災の時の反省が十分に生かされたとは言い難いが，当時は議論はできても，現実として今では珍しくもない電子カルテや無線LAN等を語ることは夢であった．災害は二度と起きてほしくないが，起こった時には，今度こそ，せめて「準備しておいてよかった，助かった」と言えるように，十分に議論して必要な投資をしておきたいものである．

【編著者略歴】

川上　千英子（かわかみ　ちえこ）

JFC FC Guidance Specialist
JFC（日本フォーカスチャーティング®）ヘルスケアマネジメント研究所　主席研究員
特定非営利活動法人日本フォーカスチャーティング®協会　元理事長　現在 清算人

略歴
東邦大学医学部附属病院救命救急センター，済生会中央病院CCU・中央手術室，社会保険都南中央病院婦長，八潮中央総合病院総婦長・顧問
1997年　フォーカスチャーティング®の開発者スーザン・ランピーを顧問としフォーカスチャーティング®研究会発足
2000年　クリエイティブヘルスケアマネジメント社からフォーカスチャーティング®・フォーカスケアノート®の登録商標の権利取得，JFC FC Guidance Specialist 認可
2003年　特定非営利活動法人日本フォーカスチャーティング®協会設立
2005年　JFCヘルスケアマネジメント研究所設立（クリエイティブヘルスケアマネジメント社の窓口業務）
2015年　特定非営利活動法人日本フォーカスチャーティング®協会　解散・消滅

説明責任を果たせる患者記録
看護実践を証明する
フォーカスチャーティング®　　ISBN978-4-263-23566-9

2012年6月10日　第1版第1刷発行
2018年6月5日　第1版第5刷発行

編著者　川　上　千英子
発行者　白　石　泰　夫
発行所　医歯薬出版株式会社
〒113-8612　東京都文京区本駒込1-7-10
TEL. (03)5395-7618(編集)・7616(販売)
FAX. (03)5395-7609(編集)・8563(販売)
https://www.ishiyaku.co.jp/
郵便振替番号　00190-5-13816

乱丁，落丁の際はお取り替えいたします　　印刷・三報社印刷／製本・愛千製本所
Ⓒ Ishiyaku Publishers, Inc., 2012. Printed in Japan

本書の複製権・翻訳権・翻案権・上映権・譲渡権・貸与権・公衆送信権（送信可能化権を含む）・口述権は，医歯薬出版（株）が保有します．

本書を無断で複製する行為（コピー，スキャン，デジタルデータ化など）は，「私的使用のための複製」などの著作権法上の限られた例外を除き禁じられています．また私的使用に該当する場合であっても，請負業者等の第三者に依頼し上記の行為を行うことは違法となります．

JCOPY ＜(社)出版者著作権管理機構　委託出版物＞
本書をコピーやスキャン等により複製される場合は，そのつど事前に(社)出版者著作権管理機構（電話03-3513-6969，FAX 03-3513-6979，e-mail:info@jcopy.or.jp）の許諾を得てください．